U0395945

临床内分泌学实习指导

LINCHUANG NEIFENMIXUE SHIXI ZHIDAO

主编 孙 红 陈思予

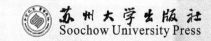

苏州大学出版社
Soochow University Press

图书在版编目(CIP)数据

临床内分泌学实习指导/孙红,陈思予主编. --苏
州:苏州大学出版社,2023.12
ISBN 978-7-5672-4684-3

Ⅰ.①临… Ⅱ.①孙…②陈… Ⅲ.①内分泌学
Ⅳ.① R58

中国国家版本馆 CIP 数据核字(2024)第 014996 号

书　　名:临床内分泌学实习指导
- -
主　　编:孙　红　陈思予
策划编辑:孙茂民
责任编辑:吴　钰
助理编辑:王明晖
- -
出版发行:苏州大学出版社(Soochow University Press)
社　　址:苏州市十梓街 1 号　邮编:215006
印　　装:广东虎彩云印刷有限公司
网　　址:www. sudapress. com
邮　　箱:sdcbs@ suda. edu. cn
邮购热线:0512-67480030
销售热线:0512-67481020
- -
开　　本:889 mm×1 194 mm　1/16　印张:12.5　字数:335 千
版　　次:2023 年 12 月第 1 版
印　　次:2023 年 12 月第 1 次印刷
书　　号:ISBN 978-7-5672-4684-3
定　　价:45.00 元
- -
凡购本社图书发现印装错误,请与本社联系调换。服务热线:0512-67481020

本书编写组

主　编　孙　红　陈思予

副主编　孙　蓉

编　者　(按姓氏笔画排序)

　　　　朱雨竹　孙　红　孙　蓉

　　　　陈思予　郭　丹　曹雪琴

前　言

　　这本《临床内分泌学实习指导》是在前沿科学的引领和实际临床需求的推动下应运而生的，是全体编写人员对于内分泌和代谢疾病的诊疗知识、技能以及实践理念的重新审视与梳理。

　　在现代社会的快速发展中，内分泌与代谢疾病呈现出日益增长的发病趋势，其对公共健康构成的挑战促使临床医师必须始终保持知识的更新和技能的精练。本书基于最新的临床研究成果、指南更新和临床实践经验编写而成，希望可以提供一个全面的结构化知识框架，帮助医学生、实习医师以至临床医师都能在日益复杂的医疗环境中找到指引，做出最佳决策。

　　内分泌与代谢学科的进步日新月异，本书的编写遵循了最新的研究方向和治疗策略，将前沿的医学知识用通俗易懂的表述方式讲解，希望能为读者理解复杂机制和治疗原则提供清晰的线索。本书不仅包含了内分泌学的传统主题，如肾上腺皮质功能亢进、糖尿病、甲状腺疾病、生殖内分泌异常等疾病，还涵盖了代谢综合征、骨质疏松症、低血糖症以及与日常生活紧密相关的营养与代谢问题。此外，还强调临床应用的重要性，针对常见的临床问题，提供具体的诊断和治疗方案，能够真正帮助各位医学生、实习医师在临床实习阶段获益。

　　本书虽经过全体编写人员的精心打磨和修改，但鉴于时间和经验有限，以及医疗知识的不断发展，书中可能仍存在不足之处，敬请广大读者批评指正。

《临床内分泌学实习指导》编写组

目　录

第一章　下丘脑和垂体疾病 ………………………………………………………… 1

　　第一节　肢端肥大症 …………………………………………………………… 1

　　第二节　高催乳素血症 ………………………………………………………… 10

　　第三节　生长激素缺乏性矮小症 ……………………………………………… 20

　　第四节　中枢性性早熟 ………………………………………………………… 26

第二章　甲状腺疾病 ………………………………………………………………… 33

　　第一节　甲状腺功能亢进症 …………………………………………………… 33

　　第二节　甲状腺功能减退症 …………………………………………………… 40

第三章　甲状旁腺和钙磷代谢疾病 ………………………………………………… 47

　　第一节　甲状旁腺功能亢进症 ………………………………………………… 47

　　第二节　甲状旁腺功能减退症 ………………………………………………… 57

　　第三节　骨质疏松症 …………………………………………………………… 70

第四章　肾上腺疾病 ………………………………………………………………… 90

　　第一节　库欣综合征 …………………………………………………………… 90

　　第二节　原发性醛固酮增多症 ………………………………………………… 97

　　第三节　嗜铬细胞瘤和副神经节瘤 …………………………………………… 105

　　第四节　肾上腺皮质功能减退症 ……………………………………………… 111

第五章　营养代谢性疾病 …………………………………………………………… 116

　　第一节　糖尿病 ………………………………………………………………… 116

　　第二节　低血糖症 ……………………………………………………………… 155

　　第三节　肥胖症 ………………………………………………………………… 161

　　第四节　多囊卵巢综合征 ……………………………………………………… 169

　　第五节　脂代谢异常 …………………………………………………………… 177

参考文献 ……………………………………………………………………………… 191

第 一 章

下丘脑和垂体疾病

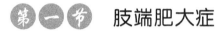 肢端肥大症

【实习目的】

熟悉及掌握肢端肥大症的发病原因、诊断标准、鉴别诊断、治疗方法等。

【实习准备】

带教老师准备：

（1）事先选好肢端肥大症的实例和病例照片。

（2）准备相关PPT，包括患者的体格检查视频等。

（3）预先制订课程计划，确保每一个病例和话题都有足够的讨论和解析时间。

学生准备：

（1）预先学习肢端肥大症的基础知识，阅读和研究相关的病例和医学文献。

（2）预习老师提供的实例图片和视频，了解疾病的具体表现、诊断和治疗过程。

（3）准备一些问题用于课堂讨论，这有助于学生更深入地理解和掌握肢端肥大症的内容。

【实习内容】

一、疾病的认识

肢端肥大症（简称肢大）是一种起病隐匿的慢性进展性内分泌代谢性疾病。肢大的病因是体内产生过量的生长激素（GH），其中超过95%的肢大患者是由分泌GH的垂体腺瘤所致。GH刺激肝脏产生胰岛素样生长因子1（IGF-1），肢大患者长期过量分泌的GH和IGF-1促进全身软组织、骨和软骨过度增生，导致患者出现典型肢大症状、体征，并可引起呼吸系统、心血管系统、消化系统等多器官、多系统的并发症。垂体腺瘤局部压迫或侵袭可致患者头痛、视觉功能障碍和腺垂体功能减退等。肢大及相关并发症严重影响患者健康、生活质量和寿命。

20 世纪 80、90 年代研究显示,全球肢端肥大症发病率为每年 2.8~4 例/百万人。21 世纪以后报道,肢端肥大症的发病率约为每年 10 例/百万人,患病率为每年 40~60 例/百万人,诊断中位年龄为 40~50 岁,男女发病比例无显著差异。由于发病迟缓和早期诊断困难,诊断往往平均延误 7~10 年,与普通人群相比,肢端肥大症患者死亡风险增加 2 倍,但可通过疾病生化控制而逆转,与肢端肥大症相关的死亡可由心血管疾病、呼吸系统疾病、脑血管疾病和癌症所致。临床上诊断和治疗的延误使得并发症发生率明显增加,早期发现、早期诊断及治疗对改善垂体生长激素瘤患者预后极为重要。

二、病因与机制

95% 以上肢端肥大症由分泌 GH 的垂体肿瘤引起,起源于垂体生长激素细胞或垂体前叶混合分泌 GH 及催乳素的细胞。异位生长激素分泌瘤、促生长激素释放激素分泌瘤患者约占肢大患者总数的 5%。垂体 GH 分泌受下丘脑激素的双重调控,促生长激素释放激素刺激 GH 分泌,生长抑素受体(SSTR)2 型介导的生长抑素信号通路能抑制 GH 分泌,另外 IGF-1、类固醇激素和旁分泌生长因子等也参与调节 GH 的分泌。GH 通过 GH 受体刺激肝脏 IGF-1 分泌,高水平的 IGF-1 促进细胞增殖,抑制细胞凋亡。垂体生长激素瘤因高度分化的生长激素细胞增殖失调,生长激素细胞合成和分泌增加,引起 GH 的过量产生和表达。

垂体生长激素瘤发生的分子生物学机制至今仍不明确,目前认为与编码 G 蛋白调节亚单位(Gαs)基因(*GNAS1*)和垂体瘤转化基因(*PTTG*)有关。约 40% 散发性生长激素肿瘤与 *GNAS1* 发生点突变有关,Gαs 激活使腺苷环化酶呈持续兴奋状态,细胞内环磷酸腺苷(cAMP)水平增高,使蛋白磷酸化及细胞生长和分化,导致垂体生长激素瘤的发生。*PTTG* 在正常垂体组织中不表达,在体内或体外显示较强的肿瘤转化作用,提示其可能导致垂体生长激素瘤的发生。

随着遗传学技术的发展,发现部分患者(特别是巨人症型肢大患者)的垂体生长激素腺瘤与单基因突变等相关。至今已知和肢大相关的遗传缺陷性疾病包括多发性内分泌腺瘤病 1 型和 4 型(*MEN1* 和 *CDKN1B*)、家族性孤立性垂体腺瘤(*AIP*)、多发性骨纤维发育不良伴性早熟综合征(McCune-Albright)综合征(*GNAS1*)、卡尼综合征(*PRKAR1A*)、3P(副神经节瘤、嗜铬细胞瘤、垂体腺瘤)综合征(*SDHA*、*SDHB*、*SDHC*、*SDHD*)、X 染色体连锁肢端肥大性巨人症(*GPR101*)等。

三、临床表现

垂体生长激素腺瘤所致肢大患者的临床表现包括 GH 和 IGF-1 过量分泌相关的临床表现、腺瘤占位效应和侵袭所致的症状、腺垂体功能减退、垂体卒中和其他临床表现。

(一) GH 和 IGF-1 过量分泌相关的临床表现

患者临床表现隐匿,常在起病后较长时间被察觉,多数患者是因相关并发症就诊时得以诊断。

1. 肢体与面容改变

高水平的 GH 和 IGF-1 可以促进骨骼及软组织增生,可导致骨骺尚未闭合的儿童发生巨人症,而成年患者出现肢大相关的肢体及面容改变,包括眉弓和颧骨突出、鼻翼增宽、嘴唇增厚、齿列稀疏、舌体肥厚、反咬合、下颌前突、手足肥大等。此外,患者可出现多汗、皮脂腺分泌旺盛、皮肤粗糙增厚和褶皱等。

2. 心血管系统并发症

心血管疾病是肢大患者最常见的并发症之一。左心室肥厚在肢大患者中发生率在 70% 以上;

14%的患者可出现心肌纤维化;高达60%的患者心脏存在舒张功能障碍,但临床表现较轻或无临床症状;不足3%的患者会进展为心肌收缩功能障碍;30%~60%的肢大患者合并高血压;心律失常在肢大患者中不常见,部分患者心电图可出现长QT间期改变或室性心律失常。此外,肢大患者高血压、高脂血症和糖代谢异常等并发症会增加患者缺血性心脏病的发生风险。心血管系统并发症是肢大患者常见死亡原因之一。

3. 糖脂代谢相关并发症

（1）葡萄糖代谢:GH过量分泌导致肢大患者发生胰岛素抵抗,病程较长者可发生胰岛素分泌不足,从而引起糖代谢异常。糖代谢异常是肢大患者最常见的代谢并发症,20%~56%的患者发生糖尿病,16%~46%的患者存在糖耐量异常。

（2）脂代谢:GH通过增加脂肪分解引起游离脂肪酸水平升高,进而导致高甘油三酯血症、高密度脂蛋白胆固醇降低,13%~51%的肢大患者出现血脂代谢紊乱。

4. 呼吸系统并发症

GH和IGF-1过量分泌刺激患者上颌骨及下颌骨生长、软组织增厚、上呼吸道结构改变,导致患者出现睡眠呼吸暂停综合征。60%~80%的患者出现睡眠呼吸暂停,尤以男性多见,其中2/3患者为阻塞性睡眠呼吸暂停。呼吸系统并发症是增加手术期麻醉风险的重要因素之一,临床研究显示62.5%的肢大患者存在麻醉插管困难,且血清IGF-1水平为独立预测因子。

5. 骨和骨关节系统并发症

肢大相关的骨关节并发症包括关节软骨增厚、骨关节病和椎体骨折。50%~70%的肢大患者并发骨关节病,患病率是正常人群的2倍,常累及肩、膝和髋关节;肢大患者的椎体骨折患病率是正常人群的3~8倍,活动性椎体骨折的发生率可高达60%。GH和IGF-1过量分泌使骨转换增加,致松质骨和皮质骨微结构损伤,控制GH水平可以改善骨转换异常,降低患者骨折发生风险。然而由于骨微结构的不可逆性损伤,部分肢大患者即使病情控制稳定,仍存在较高的椎体骨折风险。

6. 神经、肌肉系统并发症

肢大患者较常出现双手麻木疼痛、肌力下降等症状,神经检查可发现正中神经运动和感觉传导功能异常。骨、软骨和软组织增生可压迫正中神经引起腕管综合征。长期病情活跃的肢大患者可出现活动耐力下降,肌电图可有肌病的表现。有效控制GH水平后肌力可逐渐改善。

7. 肿瘤相关并发症

恶性肿瘤是肢大患者的主要死亡原因之一。有关肢大患者合并恶性肿瘤发生风险的流行病学资料仍不一致。但肢大患者发生结肠息肉的风险显著增加是明确的,结肠息肉的患病率为27%~55%。多项研究显示肢大患者结肠癌的风险也较正常人群增加2~14倍。肢大患者甲状腺结节的患病率可高达75%,其中部分患者为甲状腺恶性肿瘤。

（二）腺瘤占位效应和侵袭所致的症状

腺瘤占位效应和侵袭所致的症状包括头痛、视功能损害、脑神经受累症状及高催乳素血症等。

1. 头痛

60%以上的肢大患者出现头痛,头痛的严重程度与腺瘤大小不相关。头痛可能反映了腺瘤生长对硬脑膜的牵拉或者腺瘤侵袭海绵窦对三叉神经的刺激。

2. 视功能损害

垂体微腺瘤的"盗血"现象以及大腺瘤对视交叉的直接压迫,可导致肢大患者视力下降、双眼或单眼颞侧视野缺损,持续压迫严重者可导致失明。

3.脑神经受累症状

垂体腺瘤侵犯海绵窦时可能累及第Ⅲ、Ⅳ和Ⅵ脑神经,表现为患侧眼球运动障碍、眼睑下垂、瞳孔扩大、对光反应迟钝和复视等。

4.高催乳素血症

部分肢大患者存在高催乳素血症,由垂体柄效应或腺瘤激素共分泌导致,高催乳素血症可导致女性患者月经紊乱或闭经、溢乳,男性患者乳房发育和性功能减退等症状。

(三)腺垂体功能减退

约80%的GH腺瘤为大腺瘤。由于腺瘤对正常垂体的压迫和侵袭,约2/3的患者存在不同程度的腺垂体功能减退。性腺功能减退可致女性月经紊乱、闭经和不孕,男性性功能减退;甲状腺功能减退可引起畏寒、便秘和水肿;肾上腺皮质功能减退可引起乏力和纳差。

(四)垂体卒中

垂体腺瘤患者中垂体卒中的发生率为2%~12%。垂体卒中的临床表现包括突然发生的头痛、视力下降、视野缺损或复视、垂体功能减退等,甚至有意识障碍。当患者突发上述症状时,应警惕急性垂体卒中的可能。

(五)其他临床表现

垂体腺瘤体积巨大时,患者还可能出现梗阻性脑积水。混合型垂体腺瘤,如GH和促甲状腺激素混合型腺瘤患者可合并出现与甲状腺功能亢进相关的高代谢症状。单基因突变导致的肢大患者可出现其他相关临床表现,如McCune-Albright综合征的肢大患者可出现颅骨等多发骨纤维异常增殖症、皮肤呈牛奶咖啡斑等表现。

肢大起病隐匿,临床上须注意筛查高危患者,以期早诊断、早治疗。以下情况须警惕肢大可能,必要时进行血清GH和IGF-1筛查:无高危因素出现新发糖尿病、高血压;心室肥大或收缩、舒张功能障碍等心脏疾病;多关节疼痛;无诱因出现乏力、头痛、腕管综合征、睡眠呼吸暂停综合征、多汗、视力下降、结肠多发息肉和进展性特征性面容改变。

肢端肥大症临床特征见表1-1-1。

表1-1-1　肢端肥大症临床特征

临床特征	比例/%
肢端肥大	86
颌面变化	74
多汗	48
关节疼痛	46
头痛	40
性腺功能减退症状	38
视野缺损	26
乏力	26
体重增加	18
溢乳	9

四、辅助检查

（一）实验室检查

当临床怀疑肢大时，应检测患者空腹或随机血清 GH、IGF-1 水平，必要时行口服葡萄糖生长激素抑制试验（OGTTGH 抑制试验）明确诊断。

（1）血清 GH 检测：肢大患者 GH 水平升高，但正常人应激状态下 GH 分泌也会升高，故不推荐单纯依赖空腹或随机 GH 水平作为诊断肢大标准。当随机 GH < 1.0 μg/L 且 IGF-1 水平在正常范围内时可排除活动性肢大。

（2）血清 IGF-1 检测：血清 IGF-1 检测是肢大的重要生化诊断指标，推荐用于存在典型肢大临床表现的患者，以及因睡眠呼吸暂停、糖尿病、高血压或垂体占位等疑诊患者的筛查。健康成人的 IGF-1 水平随着年龄增长逐渐降低，因此，应以年龄和性别匹配的正常范围作为参考指标。此外，妊娠期和青春期 IGF-1 水平会升高，全身炎症状态、慢性肝病、肝硬化、营养不良和神经性厌食、糖尿病控制不佳以及甲状腺功能减退症患者的 IGF-1 水平可能降低。

（3）OGTTGH 抑制试验：推荐采用口服葡萄糖生长激素抑制试验中 GH 谷值（OGTTGH 谷值）明确肢大诊断。试验方法：口服 75 g 无水葡萄糖，分别在服用前（0 min）和服用后 30 min、60 min、90 min 及 120 min 采血测定血糖及 GH 水平。2014 年美国内分泌学会的肢端肥大症实践指南推荐将 OGTTGH 谷值≥1.0 μg/L 作为诊断肢端肥大症的界值。随着高灵敏度 GH 测定方法的广泛应用，GH 的检测低限可达 0.10～0.30 μg/L，部分国家指南推荐 OGTTGH 谷值诊断界值降至 0.4 μg/L。《中国肢端肥大症诊治共识（2021 版）》仍推荐肢大诊断标准为 OGTTGH 谷值≥1.0 μg/L。如 OGTTGH 谷值 < 1.0 μg/L，但 IGF-1 水平升高，仍建议进一步评估肢大诊断的可能性，必要时密切随诊。

（二）影像学检查

影像学检查是肢大患者诊断和治疗后随访的重要检查。首选鞍区磁共振成像（MRI）以了解 GH 腺瘤的位置、大小、形态及侵袭性。增强高分辨薄层、3D 薄层等体素采集及动态增强 MRI 扫描等技术可有效提高垂体微腺瘤的检出率，了解大腺瘤与邻近组织的关系。如存在 MRI 检查的禁忌证情况则建议行鞍区增强螺旋 CT 检查。当腺瘤侵犯颅底骨质时，可考虑 MRI 联合 CT 检查。当生化检验结果证实肢大而 MRI 检查提示未发现垂体腺瘤时，应考虑生长抑素标记的核素显像和胸腹盆腔影像学检查，用于排除异位分泌生长激素释放激素（GHRH）或 GH 的肿瘤。其他器官累及情况可结合 CT 增强扫描或 X 线摄片检查辅助诊断。

（三）其他评估

肢大患者除垂体 GH/IGF-1 轴的临床和生化评估外，还需要关注垂体腺瘤的占位效应如其他腺垂体功能评估，视力视野检查，肢大相关并发症如糖尿病、高血压、心脏和呼吸系统疾病、骨骼和骨关节病变、甲状腺结节、肠道息肉及恶性肿瘤的检查。另外，也需要注意评估是否合并高催乳素血症和中枢性甲状腺功能亢进症。

（1）其他腺垂体功能评估：垂体相关激素检查包括催乳素（PRL）、促肾上腺皮质激素（ACTH）、促甲状腺激素（TSH）、黄体生成素（LH）、卵泡刺激素（FSH）、相关靶腺激素水平如血皮质醇（血F）/唾液皮质醇/24 h 尿游离皮质醇（24 h UFC）、血清游离或总甲状腺素（FT$_4$ 或 T$_4$）、游离或总三碘甲状腺原氨酸（FT_3 或 T_3）、血清雌二醇（E_2）、睾酮（T）。

根据实际情况必要时选择功能试验评估垂体靶腺储备功能,如胰岛素低血糖试验可用于评估垂体肾上腺皮质轴功能低下。患者若有显著多尿、烦渴多饮,须鉴别排除垂体后叶肿瘤和非垂体腺瘤的鞍区疾病所致的中枢性尿崩症。

（2）视功能检查:简单无创的眼科检查有最佳矫正视力和视野检测,可用于确定鞍区病变视交叉受损及监测鞍区病变的复发。视野检测中的平均视野缺损指数等指标可以作量化分析。光学相干断层扫描（OCT）测定视网膜神经纤维层（RNFL）厚度,可以评估视神经纤维损伤程度;视觉诱发电位（VEP）检测可以客观评估视路传导情况;弥散张量成像（DTI）等功能 MRI 检查,可以评估视束、视放射和视觉皮质等情况。

（3）其他肢大相关并发症评估:OGTT 可评估糖代谢状态。已诊断为糖尿病的患者,应监测血糖、糖化血红蛋白及糖尿病相关并发。血压测量和血脂检测是评估肢大并发症的重要内容。对心脏病变的评估主要采用心电图、心脏彩超等无创心功能检查,若临床上考虑存在心肌病变,可选择心脏MRI 检查,必要时测定血清脑利钠肽和心肌酶水平。呼吸系统主要通过多导睡眠监测,必要时行动脉血气分析和肺功能评估。建议通过血清肿瘤标志物、粪便隐血试验和相关影像学检查筛查肿瘤,如甲状腺超声或穿刺活检（评估有无甲状腺肿大、结节或甲状腺癌）、肠镜（评估有无结肠息肉或结肠癌）等。通过骨密度、骨关节影像学检查以及高分辨外周定量 CT 等评价骨和骨关节并发症。建议重视对肢大患者的焦虑、抑郁等情感障碍和生活质量的评估。

（4）遗传缺陷相关肢大患者的筛查:垂体 GH 腺瘤确诊后须关注患者是否存在遗传缺陷导致肢大的相关临床表现,并进行相关合并症筛查,如关注血钙和甲状旁腺激素水平以及胰腺神经内分泌肿瘤如胃泌素瘤、胰高血糖素瘤、胰岛素瘤等肿瘤的相关症状,以排查患者是否存在多发性内分泌腺瘤病 1 型（MEN1）等综合征。

五、诊断与鉴别诊断

当患者无明显肢端肥大症特征性表现,但出现≥2 个下述症状时须进行筛查:新发糖尿病,多发关节疼痛,新发或难以控制的高血压,心室肥大或收缩、舒张功能障碍等心脏疾病,乏力、头疼,胸管综合征、睡眠呼吸暂停综合征、多汗、视力下降、结肠息肉和进展性下颌突出。

根据患者的临床表现、实验室检测以及影像学检查,通过综合分析做出肢大的诊断,同时要对患者的病情活动程度、各系统急慢性并发症及治疗后患者病情控制情况做出明确的判断。如果临床诊断考虑与遗传综合征相关,建议进行相关遗传学检测,并进一步对有关合并症进行筛查和诊断。临床上须与出现类似肢大或巨人症（身材高大、身高加速增长）表现的疾病进行鉴别,这些疾病通常生长激素轴分泌正常,如原发性肥厚性骨关节病、Sotos 综合征、Weaver 综合征和 Beckwith Wiedemann 综合征等,患者病史和特征性体征可提供临床线索,通过遗传学检测协助明确诊断。肢端肥大症诊断流程图见图 1-1-1。

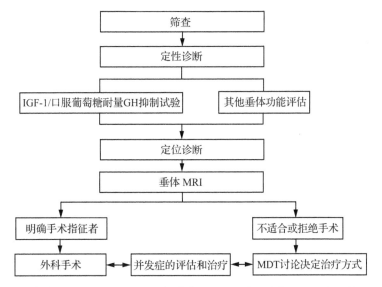

IGF-1:胰岛素样生长因子1;GH:生长激素;MRI:磁共振成像;MDT:多学科团队。

图1-1-1 肢端肥大症诊断流程图

六、治疗

（一）肢大治疗的生化缓解和临床控制目标

（1）生化缓解：① 血清 GH 水平下降至空腹或随机 GH < 1.0 μg/L（如 GH ≥ 1.0 μg/L,须行 OGTTGH 抑制试验,OGTTGH 谷值 < 1.0 μg/L）;② 血清 IGF-1 水平下降至与年龄和性别匹配的正常范围内。

（2）临床控制：① 腺瘤消除或者缩小,并防止其复发;② 肢大的临床表现及心血管、呼吸系统和代谢并发症得到改善;③ 尽量保留腺垂体功能,已有腺垂体功能减退的患者应给予相应靶腺激素的替代治疗。

（二）肢大的治疗方法

手术治疗、药物治疗和放射治疗是肢大的治疗方法。须兼顾治疗的安全性、疗效的最大化及垂体功能的保护,结合患者的具体情况制订个体化治疗方案。

1.手术治疗

手术切除腺瘤是垂体 GH 腺瘤患者的首选治疗方法。手术可达到消除或缩小腺瘤、降低 GH 和 IGF-1 水平的治疗目标。通常术后 1 周 GH 下降甚至恢复正常,同时糖代谢水平、心脏结构和功能、呼吸系统症状和软组织肿胀等逐渐改善。

2.药物治疗

治疗肢大的药物包括生长抑素类似物（SRLs）、多巴胺受体激动剂（DAs）和 GH 受体拮抗剂（GHRA）三大类,主要用于手术后未缓解患者的治疗。对于腺瘤侵犯海绵窦、预期手术无法完全切除达生化缓解且无腺瘤压迫症状的患者,不能耐受手术的患者（如因气道问题麻醉风险高、严重肢大并发症如心功能衰竭、重度高血压和未控制的糖尿病等患者）,拒绝手术的患者,也可首选药物治疗。

（1）SRLs:天然生长抑素（somatostatin, SS）是下丘脑分泌的作用于垂体生长抑素受体（somatostatin receptor, SSTR）抑制 GH 等分泌的多肽,血浆半衰期短于 3 min。人工合成的 SRLs 主要作用于 SSTR2 和 SSTR5,作用时间显著延长,可有效抑制 GH 分泌,同时控制垂体 GH 腺瘤增大甚至缩小腺瘤,为治疗肢大的首选药物。目前国内可选的长效 SRLs 包括醋酸奥曲肽微球(每支 20 mg 或 30 mg,每 4 周注射一次)、醋酸兰瑞肽(每支 40 mg,每 2 周注射一次)、醋酸兰瑞肽缓释注射液(每支 60 mg、90 mg 或 120 mg,每 4 周注射一次),国外已上市的 SRLs 还有长效帕瑞肽(每支 40 mg 或 60 mg,每 4 周注射一次)。2020 年 6 月美国 FDA 批准奥曲肽口服胶囊剂型(OOC)上市,用于长效 SRLs 注射剂型的序贯治疗。

(2) DAs:DAs 通过与 GH 腺瘤细胞表面多巴胺受体 D2(D2R)结合直接抑制 GH 合成分泌。常用的 DAs 包括溴隐亭和卡麦角林。对于术后未达到生化缓解而血清 IGF-1 水平仅轻度升高的肢大患者,可试用 DAs 单药治疗。

(3) GHRA:培维索孟(pegvisomant,PEG)通过竞争性地与 GH 受体结合而阻断 GH 刺激 IGF-1 生成,从而缓解肢大相关的临床症状,并非直接作用于垂体腺瘤。目前该类药物尚未在国内上市。

(4) 药物联合治疗:采用 SRLs 治疗后部分有效但未达到生化缓解的肢大患者,联合使用作用机制不同的药物可提高生化缓解率。可以选择 SRLs 与 DAs 联合或与 PEG 联合治疗。

3. 放射治疗(简称放疗)

(1) 放疗的作用:垂体 GH 腺瘤放疗后血清 GH 水平下降较慢,可能引起垂体功能减退等并发症,通常不作为垂体 GH 腺瘤的首选治疗。放疗常用于术后未缓解或复发不能再次手术的患者,药物治疗效果不佳或不能耐受药物治疗的患者也可以选择放疗。常规的分割放疗通常需要 6 个月至 2 年起效,部分需要 5~15 年达到最大疗效,用于控制腺瘤生长并达到生化缓解的目的。

(2) 放射外科治疗:放射外科治疗主要包括立体定向放射外科(SRS)治疗(伽玛刀及 X 刀)和质子束治疗。

(3) 放射治疗的并发症:无论分割放疗还是放射外科治疗,最常见的并发症都为垂体前叶功能减退,其发生率随时间延长而增加,通常需要激素替代治疗。

4. 肢大合并妊娠患者的诊治

对部分育龄期女性肢大患者,由于垂体腺瘤直接影响下丘脑垂体性腺轴功能和催乳素生长激素混合型腺瘤相关高催乳素血症等因素可引起卵巢功能障碍和不孕症,经有效治疗控制 GH 和 IGF-1 的水平以及妇科内分泌辅助生育治疗后能显著提高生育率。但肢大患者的妊娠时机须根据病情控制情况、治疗方法等因素综合考虑:① GH 和 IGF-1 高分泌所引起的代谢、心血管系统并发症对母亲和胎儿的影响;② 妊娠对垂体 GH 腺瘤或残留腺瘤的影响;③ 妊娠对 GH 和 IGF-1 分泌的影响;④ 手术、放疗及药物治疗对胎儿发育的影响。

5. 难治性垂体 GH 腺瘤的诊治

少部分垂体 GH 腺瘤在影像学上呈侵袭性生长,较一般腺瘤生长快,对标准的手术、药物及放疗等常规治疗有抵抗性,常在术后早期复发或再生长,此类腺瘤被称为难治性垂体 GH 腺瘤。难治性垂体 GH 腺瘤的诊断标准包括:① 影像学上腺瘤呈侵袭性生长,且生长快速,Ki67 细胞增殖指数≥3%;② 即使手术全切,腺瘤也在短期(6 个月)内复发;③ 标准的手术、药物和放疗等常规治疗后腺瘤继续生长;④ 全身检查未见颅脑椎管内或全身其他系统的转移灶。

难治性垂体 GH 腺瘤的治疗方法包括:① 手术仍是难治性垂体 GH 腺瘤首选治疗方法,推荐由具有丰富垂体手术经验的神经外科医生实施手术。其病灶常广泛侵袭鞍底、斜坡或海绵窦等重要结构,手术常难以完全切除腺瘤,可能需要多次手术。② SRLs、DAs、GHRA 等药物可用于治疗难治性垂体 GH 腺瘤。当在足量、足疗程甚至多药联合使用仍不能控制腺瘤生长及激素过量分泌时,应考虑尽早启动替莫唑胺治疗。替莫唑胺是难治性垂体腺瘤和垂体腺癌的一线治疗药物。目前国内药品说明书的适应证中未列入难治性垂体腺瘤,临床使用前应经医院伦理委员会审核通过,并向患者充分交代病情及药物可能的不良反应,在患者签署知情同意书后方可启动治疗。

6.垂体腺癌的诊治

垂体腺癌罕见,仅占垂体腺瘤的 0.1% 左右。颅内、椎管内转移或全身其他系统转移是区分垂体腺瘤和垂体腺癌的关键。如患者出现用垂体腺瘤不能解释的症状(如颈部、背部疼痛或神经系统症状),和(或)GH 水平与可见腺瘤体积不一致,应深入评估是否发生垂体腺癌伴转移。常见的转移部位包括脑、脊髓和颈淋巴结,肝脏、骨和肺转移少见。检查手段应根据具体情况选择 MRI、CT 或功能影像(18F-FDG 或生长抑素受体 PET/CT)。为早期诊断垂体腺癌,垂体 GH 腺瘤术后病理提示 Ki67 细胞增殖指数≥10% ,即使尚未发现转移证据,也应密切关注腺瘤变化,必要时及早考虑再次手术,或放疗同步进行替莫唑胺治疗。根据患者病情,适时地切除转移灶和开展靶向免疫治疗或系统性化疗、肽受体介导的放射性核素治疗(PRRT),可能有助于提高患者生存率。

【思考问题】

(1)肢端肥大症主要是由于生长激素分泌过多引起,那么生长激素分泌过多的原因有哪些?

(2)治疗肢端肥大症的方式有哪些?

第二节 高催乳素血症

【实习目的】

（1）理解和掌握高催乳素血症的临床表现、病因和诊断方法。

（2）提高临床思维和病例分析能力,能通过病史、检查等综合信息,对高催乳素血症的患者进行鉴别诊断。

【实习准备】

带教老师准备：

（1）事先选好高催乳素血症的实例和病例照片。

（2）准备相关 PPT,包括患者的体格检查视频等。

（3）预先规划课程,确保每一个病例和话题都有充分的讨论时间。

学生准备：

（1）学习高催乳素血症的基础知识,包括定义、发病机制、临床症状、诊疗方法等。

（2）阅读和研究相关的病例和医学文献,了解病情的变化、诊断、治疗方法的科学依据和疗效。

（3）预习老师预先准备好的病例照片和影片。

【实习内容】

一、疾病的认识

各种原因引起的外周血催乳素（PRL）水平持续增高的状态称为高催乳素血症（HPRL）。正常育龄期妇女血清 PRL 水平一般低于 30 ng/mL（1.36 nmol/L）。

据研究报道,25～34 岁妇女中 HPRL 的年发病率为 23.9/10 万,高于男性。继发性闭经及闭经泌乳患者中 HPRL 各占 10%～25% 及 70%～80%。HPRL 中异常泌乳约占 90%。月经正常的妇女中 5%～10% 可有泌乳,月经正常伴泌乳的妇女中约 27% 有 HPRL。垂体腺瘤占所有颅内肿瘤的 10%～15%。催乳素腺瘤是最常见的垂体功能性腺瘤,约占全部垂体腺瘤的 45%,是临床上病理性 HPRL 最常见的原因。催乳素腺瘤多为良性肿瘤,根据直径大小可分为微腺瘤（肿瘤直径≤10 mm）和大腺瘤（肿瘤直径＞10 mm）。总体来说,催乳素腺瘤的年发病率为 6/100 万～10/100 万,患病率为 60/100 万～100/100 万。最近的研究表明,催乳素腺瘤的患病率可能远不止于此,要在此基础上增加 3～5 倍。

二、病因与机制

HPRL 是一种临床病理生理状态,而不是一种疾病。HPRL 可由多种生理、药理、病理等情况引起。

（一）生理性

垂体 PRL 由 198 个氨基酸组成,相对分子质量为 23 000,其中 16% 的氨基酸序列与生长激素（GH）一致。血清 PRL 由垂体前叶 PRL 分泌细胞合成及分泌,其中少部分兼有 GH 活性。正常生理情况下,PRL 细胞占腺垂体细胞总数的 15%～25%,妊娠期 PRL 细胞增多（占 70%）使垂体体积增大近 1 倍。子宫内膜也可生成 PRL。

垂体 PRL 分泌有脉冲波动,频率约 90 次/min。月经周期中期血 PRL 水平可有高峰,黄体期保持较高水平。妊娠期血 PRL 水平升高约 10 倍,可高于 200 ng/mL（9.1 nmol/L）。自然临产时血 PRL 水平下降,于分娩前 2 h 左右达低谷,产后 2 h 内又升至高峰。不哺乳者,血 PRL 水平在产后 3～4 周恢复正常;哺乳者,因乳头吸吮刺激促使 PRL 分泌,血 PRL 水平在产后 6～12 个月恢复正常,延长哺乳时间则高 PRL 状态相应延长。入睡后 60～90 min 血 PRL 水平开始上升,早晨醒前达峰值,醒后 1 h 内迅速下降,上午 9～11 时进入低谷。睡眠时间改变时 PRL 分泌节律也随之改变。

进餐 30 min 内 PRL 分泌增加 50%～100%,尤其是高蛋白、高脂饮食。应激状态如情绪紧张、寒冷、麻醉、手术、低血糖、性生活、运动时 PRL 分泌有即时短暂性升高。乳房及胸壁刺激可通过神经反射使 PRL 分泌增加。

（二）药理性

通过拮抗下丘脑多巴胺或增强催乳素释放因子刺激而引起 HPRL 的药物有多种,具体见表1-2-1。

药理性 HPRL 者多数血清 PRL < 100 ng/mL（4.55 nmol/L）,可有典型症状;服酚噻嗪类、利培酮者血 PRL 可达 200 ng/mL（9.1 nmol/L）;12%～30% 服用含较高雌激素的口服避孕药者血 PRL 水平略升高。

表 1-2-1　影响血 PRL 水平的常用药物

种类	药物名称
多巴胺受体拮抗剂	吩噻嗪类、丁酰苯类（氟哌啶醇）、甲氧氯普胺（胃复安）、多潘立酮、舒必利等
多巴胺耗竭剂	甲基多巴、利血平
多巴胺转化抑制剂	阿片肽、吗啡、可卡因等麻醉药
多巴胺预吸收阻断剂	诺米芬辛
二苯氮类衍生物	苯妥英、地西泮等
组胺和组胺 H_2 受体拮抗剂	西咪替丁（甲氰咪胍）等
单胺氧化酶抑制剂	苯乙肼等
激素	雌激素、口服避孕药、抗雄激素类药物、TRH
其他	异烟肼等

注:PRL,催乳素;TRH,促甲状腺激素释放激素。

（三）病理性

1. 下丘脑或邻近部位疾病

肿瘤如颅咽管瘤、神经胶质瘤等;头部外伤引起垂体柄切断;脑膜炎、结核、组织细胞增多症或头部放疗等影响多巴胺的分泌或运送;下丘脑功能失调。

2. 垂体疾病

(1)垂体腺瘤:HPRL 中 20%～30% 有垂体瘤,最常见的类型为 PRL 瘤,其他类型有 GH 瘤(25%～40% 有 HPRL)、促肾上腺皮质激素(ACTH)瘤、无功能细胞瘤。21～30 岁时 PRL 瘤发生率男女比例为 1:10,50 岁后男性较常见。PRL 瘤按体积分为微腺瘤及大腺瘤,前者直径≤10 mm,位于鞍内;后者直径 >10 mm,局限于鞍内或向鞍外扩展,可引起压迫视交叉、下丘脑及第三脑室等的症状;偶可侵蚀蝶窦和海绵窦,累及脑神经,被称为"侵袭性 PRL 瘤"。垂体瘤可出血、变性而形成囊肿,极少恶性变。

(2)空泡蝶鞍症:尸检资料显示,空泡蝶鞍症的发生率为 5.5%～23.5%,以多产妇和中年肥胖妇女居多,分原发性和继发性两类。原发性因鞍隔先天性解剖缺陷所致。继发性因鞍内肿瘤经放疗、手术、自发梗死后或妊娠时垂体增大、产后复旧缩小等情况使鞍内空间增大,加上某些颅压升高的因素引起脑脊液进入鞍内,垂体柄受压所致。

(3)原发性甲状腺功能减低:TRH 水平升高引起 PRL 细胞增生,垂体可增大,约 40% 的患者血 PRL 水平升高。

(4)慢性肾功能不全:PRL 清除减慢,70%～90% 的患者有 HPRL,一般 PRL < 100 ng/mL(4.55 nmol/L);肾透析后不下降,肾移植后可下降。

(5)肝硬化、肝性脑病:5%～13% 的患者有 HPRL。

(6)异位 PRL 分泌:见于支气管癌、肾癌、卵巢畸胎瘤等。

(7)胸壁疾病或乳腺慢性刺激:如创伤、带状疱疹、神经炎、乳腺手术、长期乳头刺激等。

(8)多发性内分泌瘤病 I 型(MEN-I):该病罕见,患者有 PRL 瘤并可伴甲状旁腺功能减低、胃泌素瘤。

(9)其他:多囊卵巢综合征(PCOS)患者中 6%～20% 可出现溢乳及轻度 HPRL,可能因持续雌激素刺激,PRL 分泌细胞敏感性增高所致。此外,子宫内膜异位症患者中 21%～36% 血 PRL 水平轻度升高,尤其是伴不孕者,可能为痛经不孕造成精神应激所致。

(四)特发性

指血 PRL 水平轻度增高并伴有症状,但未发现任何使血 PRL 水平升高的原因。可能为 PRL 分泌细胞弥漫性增生所致。有报道,本病患者中随诊 6 年后 20% 自然痊愈,10%～15% 发展为微腺瘤,发展为大腺瘤者罕见。

三、临床表现

(一)女性临床表现

(1)月经改变和不孕:HPRL 可引起女性月经失调和生殖功能障碍。当血清 PRL 水平轻度升高(4.55～6.82 nmol/L)时,可引起黄体功能不足而发生复发性流产;而随着血清 PRL 水平的进一步升高,可出现排卵障碍,临床表现为功能失调性子宫出血、月经稀发或闭经及不孕症。

(2)溢乳:HPRL 时,在非妊娠期及非哺乳期出现溢乳者占 27.9%,同时出现闭经和溢乳者占 75.4%。这些患者血清 PRL 水平一般都显著升高。

(3)其他:HPRL 者通常存在体重增加。长期 HPRL 可因雌激素水平过低导致进行性的骨痛、骨密度降低、骨质疏松。少数患者可出现多毛、脂溢及痤疮,这些患者可能伴有多囊卵巢综合征等其他异常。

（二）男性临床表现

（1）男性勃起功能障碍:HPRL 是导致男性勃起功能障碍的常见原因之一。反之,勃起功能障碍常常是 HPRL 的最早临床表现之一。导致男性勃起功能障碍的机制尚未完全阐明,目前认为,睾酮水平降低为其原因之一。但不少患者睾酮水平完全正常,却仍然表现出明显的勃起功能障碍。此外,若不将血清 PRL 水平降到正常,补充睾酮治疗效果并不明显,说明 HPRL 对阴茎勃起功能可能有直接的作用。不能射精和性高潮障碍等也是 HPRL 常见的性功能障碍表现。

（2）性欲减退:HPRL 时,下丘脑分泌 GnRH 的频率和幅度均明显降低,使垂体分泌 LH 与 FSH 的频率和幅度也减退,睾丸合成雄激素的量明显下降,因而引起性欲减退,表现为对性行为兴趣下降甚至消失。

（3）生精能力减退及不育:HPRL 可导致生精能力减退。当垂体分泌 LH 与 FSH 的频率和幅度减退时,精子生成的能力就明显下降。

（4）第二性征减退:长期处在 HPRL 状态,可导致男性第二性征的减退。表现为胡须生长速度变慢、发际前移、阴毛稀疏、睾丸变软、肌肉松弛等。此外,尚有不少患者出现男性乳腺发育。

（5）其他:长期 HPRL 导致雄激素水平降低,可能会造成骨质疏松。

（三）垂体前叶腺瘤的压迫症状

PRL 腺瘤是病理性 HPRL 的最常见病因。肿瘤占位的临床表现包括头痛、视力下降、视野缺损和其他脑神经压迫症状、癫痫发作、脑脊液鼻漏等。15%～20% 的患者存在垂体腺瘤内自发出血,少数患者还可发生急性垂体卒中,表现为突发剧烈头痛、呕吐、视力下降、动眼神经麻痹等神经系统症状,甚至蛛网膜下腔出血、昏迷等危象。男性垂体 PRL 腺瘤患者,常因血清 PRL 水平升高引起的症状轻而未能及时就诊,导致病程延长。直到肿瘤体积较大,压迫视交叉引起视力下降、视野障碍或垂体瘤卒中出现剧烈头痛时就诊才获得诊断。

四、辅助检查

（一）实验室检查

育龄期妇女出现月经紊乱时应常规行血清 LH、FSH、PRL、雌二醇、睾酮、孕酮测定。测定血 PRL 水平时,采血有严格的要求:早晨空腹或进食纯碳水化合物早餐,于上午 9～11 时到达医院,先静坐半小时,然后取血,力求“一针见血”,尽量减少应激。同时测定其他 5 项生殖激素有助于鉴别月经紊乱的其他病因。HPRL 患者血 LH、FSH 水平正常或偏低,血雌二醇水平相当或低于早卵泡期水平,睾酮水平不高。为鉴别 HPRL 的病因,必要时须行血人绒毛膜促性腺激素（hCG）、甲状腺功能、其他垂体激素、肝肾功能、盆腔 B 超、骨密度等检查。

（二）影像学检查

MRI 对软组织分辨率高,无放射线损伤,在排除或确定压迫垂体柄、垂体 PRL 微腺瘤及空泡蝶鞍症等鞍区病变的定性、定位诊断等方面有明显优势,是鞍区病变首选的影像学检查手段。MRI 平扫加增强检查的病变检出率较高,有时为鉴别有无微腺瘤应行鞍区动态增强 MRI 检查。CT 增强检查对确认微腺瘤或识别其与周围组织结构的关系方面敏感性较差,如无 MRI 检查条件时可选用。

五、诊断与鉴别诊断

详细询问月经紊乱的出血模式、泌乳量、婚育分娩哺乳史,发病前手术、放疗、应激、服药史,有无肥胖、头痛、视力改变等,既往甲状腺、肝、肾、胸壁、乳房疾病,脑炎、脑外伤史,采血时有无应激等。

查体时注意生殖器官萎缩程度、泌乳量、有无面貌异常、肥胖、高血压、多毛等。

常规测定血6项生殖激素水平。若血 PRL < 100 ng/mL(4.55 nmol/L),应先排除诸多生理性或药理性因素、甲状腺及肝肾病变等引起的 HPRL。通常血 PRL 水平高低与 PRL 瘤体积大小相关联。若血 PRL 水平持续高于 100 ng/mL,有临床症状者应行鞍区 MRI 平扫加增强检查明确有无占位性病变。

如血 PRL 水平在 31 ~ 100 ng/mL(1.41 ~ 4.55 nmol/L)且伴有症状,各种检查均未找到原因,可归为"特发性 HPRL"。血 PRL 水平中度增高且无症状,可能是"大分子 PRL 血症",经聚乙烯二醇沉淀才能确定,但临床无此检测条件。

HPRL 的诊断流程见图 1-2-1。

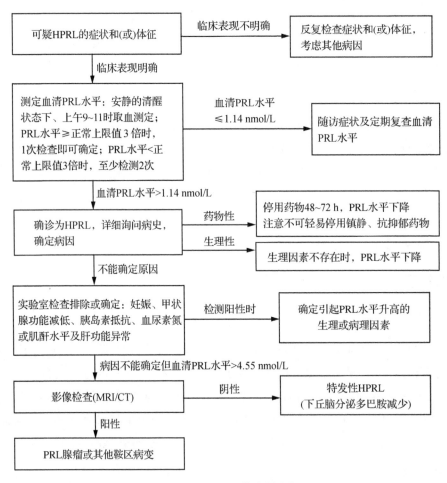

图 1-2-1 HPRL 的诊断流程

须与以下疾病进行鉴别诊断。

(1) PCOS:主要病理生理特征是高雄激素血症、高胰岛素血症。症状以月经稀发最多见。非肥胖PCOS 患者血 LH 水平升高,肥胖患者常有糖脂代谢异常,血雌二醇相当于中卵泡期水平。血 PRL 水平轻度升高。超声检查显示卵巢体积＞10 mL,鞍区影像学检查未见异常。应按 PCOS 处理,一般不需要使用溴隐亭。

（2）其他垂体肿瘤:GH 瘤可有 HPRL 及溢乳,但体形或面貌有特征性,血 GH 功能试验可以鉴别。垂体无功能瘤压迫垂体柄引起血 PRL 水平中度升高,DAs 治疗后血 PRL 水平降低但瘤体不缩小,MRI 检查也有助于鉴别。

（3）空泡蝶鞍症:临床表现与垂体瘤相仿,但程度较轻。2/3 的患者内分泌检查正常。鞍区 MRI 检查可识别。

（4）子宫内膜异位症:可有轻度 HPRL(血 PRL ＜100 ng/mL)。患者有痛经、盆腔结节或肿块。确诊须进行腹腔镜检查。

（5）特发性泌乳:有异常泌乳,但其月经周期、排卵及血 PRL 水平均正常。

六、治疗

HPRL 的治疗目标是控制血 PRL 水平、恢复女性正常月经和排卵功能或恢复男性性功能、减少乳汁分泌及改善其他症状(如头痛和视功能障碍等)。

在确定 HPRL 后,首先要决定是否需要治疗。垂体 PRL 大腺瘤及伴有闭经、泌乳、不孕或不育、头痛、骨质疏松等临床表现的微腺瘤患者都需要治疗;仅有血清 PRL 水平升高而无以上表现者,可随诊观察。其次是确定治疗方案。垂体 PRL 腺瘤不论是微腺瘤还是大腺瘤,都可以首选 DAs 治疗;对于药物疗效欠佳、不能耐受药物不良反应及拒绝接受药物治疗的患者可以选择手术治疗。选择治疗方法时,医师应该根据患者的自身情况,如年龄、生育状况和要求,在充分告知患者各种治疗方法的优势和不足的情况下,尊重患者的意见,帮助患者做出适当的选择。

（一）药物治疗

DAs 治疗适用于有月经紊乱、不孕或不育、泌乳、骨质疏松及头痛、视交叉或其他脑神经压迫症状的所有 HPRL 患者,包括垂体 PRL 腺瘤。常用的药物有溴隐亭、卡麦角林和喹高利特。

1. 溴隐亭

溴隐亭是第一个在临床应用的 DAs。为了减少药物的不良反应,溴隐亭治疗从小剂量开始渐次增加,即从每晚睡前 1.25 mg 口服开始,递增到需要的治疗剂量。如果反应不大,可在几天内增加到治疗量。常用剂量为 2.5 ~ 10.0 mg/d,分 2 ~ 3 次服用,大多数患者用量在 5.0 ~ 7.5 mg/d 已显效。剂量的调整依据是血清 PRL 水平。达到疗效后,可分次减量到维持量,通常为 1.25 ~ 2.5 mg/d。溴隐亭治疗可以使 70% ~ 90% 的患者获得较好疗效,表现为血清催乳素水平降至正常、泌乳现象消失或减少、垂体腺瘤缩小、女性恢复规则月经和生育能力、男性恢复性欲和生精能力并纠正男性不育。

应注意的是,溴隐亭只是使垂体 PRL 腺瘤可逆性缩小、抑制肿瘤细胞生长,长期治疗后肿瘤出现纤维化。但停止治疗后垂体 PRL 腺瘤会恢复生长,导致 HPRL 再次出现,因此需要长期治疗,只有少数病例在长期治疗后达到临床治愈。

溴隐亭的不良反应主要是恶心、呕吐、头晕、头痛、便秘,多数患者的这些不良反应可在短期内消失。由小剂量开始逐渐加量的给药方法可减少不良反应,如在增加剂量时出现明显不耐受现象,可减少递增剂量。大剂量时可能发生雷诺现象和心律异常。该药最严重的不良反应是初始剂量时少数患者发生体位性低血压,个别患者可出现意识丧失,故初始剂量一定要小,服药时不要进行可使血压下降的活动,如突然起立、热水淋浴或盆浴。溴隐亭治疗期间,不要同时使用致血清 PRL 水平升高的药物。长期服用剂量高于 30 mg/d 时,个别患者可能发生腹膜后纤维化。

约 10% 的患者对溴隐亭不敏感,疗效不满意,或有严重头痛、头晕、胃肠反应、便秘等不良反应且持久不消失,不能耐受治疗剂量时,可更换其他药物或手术治疗。

2. 其他药物

卡麦角林和喹高利特是具有高度选择性的多巴胺 D2 受体激动剂,是溴隐亭的换代药物,抑制 PRL 的作用更强大而不良反应相对减少,作用时间更长。对溴隐亭抵抗(15 mg/d 溴隐亭效果不满意)或不耐受溴隐亭治疗的 PRL 腺瘤患者,改用这些新型 DAs 仍有 50% 以上有效。喹高利特每天服用 1 次,75 ~ 300 μg;卡麦角林每周只需服用 1 ~ 2 次,常用剂量为每次 0.5 ~ 2.0 mg,患者顺应性较溴隐亭更好。

3. 药物治疗后的随诊

DAs 治疗 HPRL、垂体 PRL 腺瘤时,无论是降低血清 PRL 水平还是使肿瘤体积缩小,都是可逆的,须长期用药才能维持疗效。给予初始治疗剂量达到血清 PRL 水平正常、月经恢复后,原治疗剂量可维持不变,3 ~ 6 个月后微腺瘤患者即可开始减量;大腺瘤患者此时须复查 MRI,确认 PRL 腺瘤已明显缩小(通常肿瘤越大,缩小越明显),血清 PRL 水平正常后也可开始减量。减量应缓慢分次(2 个月左右 1 次)进行,通常每次减量幅度为在原每日剂量的基础上减少 1.25 mg,以保持血清 PRL 水平正常的最小剂量为维持量。每年至少随诊 2 次,以确认血清 PRL 水平正常。在维持治疗期间,一旦再次出现月经紊乱或血清 PRL 水平不能被控制,应查找原因,如药物影响、妊娠等,必要时复查 MRI,决定是否调整用药剂量。对小剂量溴隐亭维持治疗期间,血清 PRL 水平保持正常、腺瘤基本消失的患者,5 年后可试行停药,若停药后血清 PRL 水平再次升高,则仍需长期用药。

对于 PRL 大腺瘤患者,在使用 DAs 治疗后,如果血清 PRL 水平正常,而垂体大腺瘤不缩小,应重新考虑是否诊断为非催乳素腺瘤或混合性垂体腺瘤,是否需要改用其他治疗(如手术治疗)。治疗前有视野缺损的患者,治疗初期即应复查视野,视野缺损严重者在初始治疗时可每周查 2 次视野(已有视神经萎缩者相应区域的视野会永久性缺损)。如果药物治疗满意,通常在 2 周内可改善视野缺损,但是对药物反应的时间存在个体差异。对视野缺损无改善或只有部分改善者应在溴隐亭治疗后 1 ~ 3 周内复查 MRI,以决定是否需要手术治疗,缓解视交叉压迫。

(二) 手术治疗

由于垂体的解剖位置以及在内分泌方面的重要作用,垂体 PRL 腺瘤患者可以出现由于肿瘤压迫和下丘脑-垂体轴功能紊乱而导致的局部或全身各系统功能紊乱,治疗上有一定的困难。近年来,随着神经导航、内镜等仪器设备的发展及微创手术技术水平的提高,使经蝶窦入路手术更精确、更安全、损伤更小、并发症更少。因此,经蝶窦入路手术也是垂体 PRL 腺瘤患者除药物治疗之外的另一选择。

1. 手术适应证

① 药物治疗无效或效果欠佳者;② 药物治疗反应较大不能耐受者;③ 巨大垂体腺瘤伴有明显视力、视野障碍,药物治疗一段时间后无明显改善者;④ 侵袭性垂体腺瘤伴有脑脊液鼻漏者;⑤ 拒绝长期服用药物治疗者。手术也可以治疗复发的垂体腺瘤,在药物治疗之前或之后都可以采用手术治疗。

手术几乎没有绝对禁忌证,而绝大多数相对禁忌证均与全身状态差及脏器功能障碍相关。对于这些患者,应在手术之前进行相应的治疗,改善全身一般情况。另有观点认为,DAs 能使肿瘤纤维化,可能增加手术的困难和风险。

手术的成败取决于术者的经验和肿瘤的大小。微腺瘤的手术效果较大腺瘤好。60%～90%的微腺瘤患者术后血清 PRL 水平可达到正常,而大腺瘤患者达到正常的比例则较低。另外,在手术后血清 PRL 水平恢复正常的患者中,长期观察仍有20%的患者会复发。经蝶窦入路的手术死亡率和病残率分别为0.5%和2.2%,并发症主要涉及内分泌、局部解剖和医源性3个方面。内分泌方面的并发症包括新出现的垂体前叶功能低下和暂时性或持续性尿崩症,以及抗利尿激素分泌紊乱的症状,术后持续性垂体前叶功能减退症与原发肿瘤体积相关;局部解剖方面的并发症包括视神经的损伤、周围神经及血管的损伤、脑脊液鼻漏、鼻中隔穿孔、鼻窦炎、颅底骨折等,其中颈动脉海绵窦段的损伤是最严重的并发症,常常危及生命。其他与手术相关的并发症包括深静脉血栓和肺炎等,发生率均很低。但是也有内分泌专家认为,术后垂体功能低下的发生率应高于上述各种并发症。

2. 手术治疗后的随访和处理

手术后,均需进行全面的垂体功能评估。存在垂体功能低下的患者需要给予相应的内分泌激素治疗。手术后3个月应行影像学检查,结合内分泌学变化,了解肿瘤切除程度。视情况每半年或1年再复查1次。手术后仍有肿瘤残余的患者,需要进一步采用药物治疗或放疗。

(三) 放疗

1. 放疗的适应证

放疗主要适用于大的侵袭性肿瘤、术后残留或复发的肿瘤、药物治疗无效或不能耐受药物不良反应、存在手术禁忌证或拒绝手术的患者以及部分不愿长期服药的患者。

2. 放疗的方法

放疗方法分为传统放疗(包括普通放疗、适形放疗、调强适形放疗、IMRI)和立体定向放疗。传统放疗因照射野相对较大,易出现迟发性垂体功能低下等并发症,目前仅用于有广泛侵袭的肿瘤的术后治疗。立体定向放疗适用于边界清晰的中小型肿瘤,最好选择与视通路之间的距离大于3 mm 的肿瘤,一次性治疗剂量可能需要达到18～30 Gy。

有研究发现,DAs 可能具有放射保护作用。因此,建议在治疗 PRL 腺瘤的同时,最好停用 DAs。

3. 放疗的疗效评价

放疗的疗效评价应包括肿瘤局部控制以及血清 PRL 水平下降的情况。通常肿瘤局部控制率较高,而血清 PRL 水平恢复至正常则较为缓慢。有文献报道,即使采用立体定向放疗,2 年内也仅有25%～29%的患者血清 PRL 水平恢复正常,其余患者可能需要更长时间随访或需要加用药物治疗。

4. 放疗的并发症

传统放疗后2～10 年,有12%～100%的患者出现垂体功能低下,此外,1%～2%的患者可能出现视力障碍或放射性颞叶坏死。立体定向放疗后也有可能出现视力障碍和垂体功能低下。放疗还需要特别注意可能出现对生育功能的影响。

(四) HPRL 合并妊娠的相关处理

HPRL 合并妊娠时,基本的处理原则是将胎儿对药物的暴露限制在尽可能少的时间内。未治疗的 PRL 微腺瘤患者妊娠后,约5%的患者会发生视交叉压迫,而大腺瘤患者妊娠后出现这种危险的可能性达25%以上。

对微腺瘤合并妊娠者,应在明确妊娠后停用溴隐亭,因为肿瘤增大的风险较小。停药后应定期测定血清 PRL 水平和检查视野。正常妇女妊娠后,血清 PRL 水平可以升高至非妊娠期的 10 倍左右,如果患者血清 PRL 水平显著超过治疗前时,要增加血清 PRL 水平监测及视野检查的频度。一旦发现视野缺损或海绵窦综合征,须立即加用溴隐亭,可望在 1 周内改善症状,若不见好转,应考虑手术治疗。

对于有生育要求的大腺瘤妇女,须经溴隐亭治疗腺瘤缩小后方可妊娠。所有垂体腺瘤合并妊娠者,在妊娠期需要每 2 个月评估 1 次。妊娠期间腺瘤再次增大者,给予溴隐亭仍能抑制其生长,但整个孕期须持续用药直至分娩。药物对母亲和胎儿的影响可能比手术小,但药物治疗需要严密的监测,对溴隐亭治疗无反应及视力、视野进行性恶化者,应该行经蝶窦入路的手术治疗并尽早终止妊娠(妊娠接近足月时)。

HPRL、垂体 PRL 腺瘤妇女应用溴隐亭治疗期间妊娠时,其自发性流产、胎死宫内、胎儿畸形等的发生率在 14% 左右,与正常妇女的异常妊娠发生率相近。没有证据支持哺乳会刺激肿瘤生长。对于有哺乳意愿的妇女,除非妊娠诱导的肿瘤生长需要治疗,一般要到患者欲结束哺乳时再使用 DAs。

尽管妊娠前的放疗(随后用溴隐亭)可使肿瘤增大的危险降至 4.5%,但放疗很少能够治愈垂体 PRL 腺瘤。放疗还可以导致长期的垂体功能低下,因此这种治疗方法的可接受性较小,不建议使用。

(五)女性 HPRL 患者不孕、不育的治疗

1. 枸橼酸氯米芬促排卵

经药物治疗血清 PRL 水平正常后仍无排卵者,可采用枸橼酸氯米芬(clomiphene,CC)促排卵治疗。采用 DAs 治疗后的 HPRL 妇女,90% 以上血清 PRL 水平可降至正常并恢复排卵。若血清 PRL 水平下降而排卵仍未恢复者,可联合诱发排卵药物(如 CC)促排卵。CC 为非甾体类抗雌激素药物,其结构与雌激素相似,具有抗雌激素和微弱雌激素的双重活性。通过抑制内源性雌激素对下丘脑的负反馈作用,CC 间接促进下丘脑 GnRH 的释放,刺激垂体促性腺激素(gonadotropin,Gn)的分泌,刺激卵巢,促进卵泡的发育。CC 还具有微弱的雌激素作用,可直接作用于垂体和卵巢,提高其敏感性和反应性,并促进卵巢性激素合成系统的活性,增加性激素的合成和分泌,促进雌二醇的正反馈效应。由于排卵前出现的雌二醇峰对下丘脑-垂体-卵巢轴(HPOA)起正反馈效应,激发垂体 LH 峰而促进排卵。CC 用于促排卵只适用于下丘脑和垂体有一定功能的患者,而对垂体大腺瘤患者或手术破坏垂体组织较严重、垂体功能受损时,CC 促排卵无效。

2. Gn 促排卵

对 CC 促排卵无效或垂体瘤术后垂体组织遭破坏、功能受损而导致低 Gn 性闭经的患者,可用外源性 Gn 促排卵。Gn 分为人垂体 Gn 和人绒毛膜 Gn(humanc horionic gonadotropin,hCG)。人垂体 Gn 又分为 FSH 和 LH。垂体肿瘤术后低 Gn 者应以人绝经后尿促性腺激素(hMG,每支含 75 U 的 FSH 及 75 U 的 LH)促排卵治疗为宜,促进卵泡发育、成熟,并用 hCG 诱发排卵。由于卵巢对 Gn 的敏感性存在个体差异,故应以低剂量 hMG 开始,一般可从 hMG 75 U,每日 1 次开始,连续使用 5~7 d,然后行超声监测卵泡发育,如果无明显卵泡发育,每隔 5~7 d 增加 hMG 用量 75 U。切忌过快增加 Gn 用量,以防严重的卵巢过度刺激综合征(ovarian hyperstimulation syndrome,OHSS)发生。当最大卵泡直径达 18 mm 时,注射 hCG。

(六)男性 HPRL 不育的治疗

男性 HPRL 经药物治疗血清 PRL 水平降至正常后,下丘脑-垂体-性腺轴的功能异常一般可以恢复,勃起功能障碍和性欲低下症状明显改善,生精能力也逐渐恢复。但有部分患者因垂体腺瘤压迫,导致 Gn 细胞功能障碍,在血清 PRL 水平下降后睾酮水平仍不能恢复正常,故应该同时进行雄激素补充治疗,以恢复和保持男性第二性征,或用 Gn 治疗恢复生育功能;也可用多巴胺受体拮抗剂,如酚噻嗪类、丁酰苯类等神经精神科药和甲氧氯普胺、多潘立酮、舒必利等。

【思考问题】

(1)高催乳素血症的主要病因有哪些?与催乳素分泌的生理过程有什么关系?

(2)高催乳素血症的治疗过程中,如何进行病程监护与评估?什么样的临床表现或实验室指标提示患者的病情有所改善或恶化?

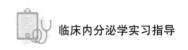

第三节 生长激素缺乏性矮小症

【实习目的】

了解生长激素缺乏性矮小症的病因、临床表现和诊断流程。

【实习准备】

带教老师准备：

（1）选择具有代表性的生长激素缺乏性矮小症的实例和病例照片，以便学生更直观地看到疾病的表现。

（2）准备一份详细的 PPT，包括疾病的定义、病因、发病机制、诊断方法、治疗方法及预防等内容。

（3）选择或制作一些病例的体格检查影片，以便模拟真实检查流程和效果。

（4）拟定课程计划，合理安排每个环节的时间，确保每个病例和相关话题都能有足够的讨论和解析时间。

学生准备：

（1）学习生长激素缺乏性矮小症的基础知识。

（2）阅读和研究相关的病例和医学文献，了解病情的变化、诊断和治疗过程，以及治疗效果和可能的并发症。

（3）预习老师提供的病例图片和视频。

【实习内容】

一、疾病的认识

生长激素缺乏性矮小症（growth hormone deficiency，GHD）是由于腺垂体合成和分泌生长激素（growth hormone，GH）部分减少或完全缺乏，或由于 GH 分子结构异常等所致的生长发育障碍性疾病。

GHD 是儿科临床常见的内分泌疾病之一，大多为散发性，少数为家族性遗传。发生率约为 20/10 万 ~25/10 万，男性多于女性，男：女约为 3：1。

二、病因与机制

（一）原发性儿童 GHD

1. 下丘脑-垂体功能障碍

垂体发育异常，如垂体不发育、发育不良或空蝶鞍、视中隔发育异常等均可引起 GH 合成和分泌障碍。由下丘脑功能缺陷所造成的 GHD 远多于垂体功能不足导致者。其中因神经递质-神经激素功能途径的缺陷,导致GHRH分泌不足引起的身材矮小者称为生长激素神经分泌功能障碍(GHND),这类患儿的GH分泌功能在药物刺激试验中可能表现正常。

2.遗传性GH缺乏

GH功能相关基因缺陷,包括激素异常或者受体异常,如GH基因缺陷、GH分子结构异常、GH受体缺陷以及IGF-1受体缺陷等。

(二)继发性儿童GHD

继发性儿童GHD多为器质性,常继发于下丘脑、垂体或颅内肿瘤,如颅咽管瘤、神经纤维瘤、错构瘤等。感染、细胞浸润以及放射性损伤和头颅创伤等也可引起继发性GH缺乏。长期疾患、社会心理抑制以及原发性甲状腺功能减退等可造成GH分泌功能暂时性低下,在外界不良因素消除或原发疾病控制后即可恢复正常。

三、临床表现

GHD多见于男孩,主要有以下表现。

1.生长障碍

出生时身长、体重均正常;1岁后出现生长速度减慢,身高落后比体重低下更为明显;随着年龄增长,生长发育缓慢程度也增加,身高年增长速率<5 cm,身高落后于同年龄、同性别健康儿童生长曲线第3百分位数以下或低于平均数减2个标准差。

患儿面容较实际年龄幼稚,皮下脂肪相对较多,脸圆胖、前额突出,下颌小,上下部量比例正常、匀称,患儿牙齿萌出延迟,智力多正常。

2.骨成熟发育延迟和青春期发育延迟

GHD患儿的骨龄均延迟,一般均在2年或2年以上,但与其身高年龄相仿,骨骺融合较晚。多数GHD患儿出现青春期发育延迟。

3.代谢紊乱

患儿有不同程度的糖、脂肪、蛋白质代谢紊乱,表现为:体力活动减少,运动能力下降,代谢率降低;血胆固醇、甘油三酯、低密度脂蛋白、载脂蛋白B等水平升高,高密度脂蛋白降低。

4.同时伴有一种或多种其他垂体激素缺乏的表现

这类患儿除生长迟缓外,尚有其他伴随症状:伴有ACTH缺乏者容易发生低血糖;伴有TSH缺乏者可有食欲不振、活动减少等甲状腺功能不足的表现;伴有Gn缺乏者性腺发育不全,出现小阴茎,至青春期仍无性器官和第二性征的发育。

5.其他表现

其他表现包括食欲低下、神经和精神功能紊乱、心血管疾病的发病率和死亡率明显升高、肾小球滤过率降低和肾血流量减少等。继发性GHD可发生于任何年龄,并伴有原发疾病的相应症状。

四、辅助检查

(一)实验室检查

1.常规检查

应常规进行血、尿检查和肝、肾功能检测;疑诊肾小管酸中毒者宜做血气及电解质分析;女孩均须进行核型分析;为排除亚临床甲状腺功能低下,应常规检测甲状腺激素水平。

2. 骨龄(bone age,BA)

骨骼发育的判定贯穿于整个生长发育过程,是评估生物体发育情况的良好指标。BA 即各年龄时的骨成熟度,是通过左手腕、掌、指骨正位 X 线片,观察其各个骨化中心的生长发育情况进行测定。目前国内外使用最多的方法是 G-P 法和 TW$_3$ 法,国内临床上多数采用 G-P 法。正常情况下,骨龄与实际年龄的差别应在 1 岁之间,落后或超前过多即为异常。

3. 其他特殊检查

(1) 进行特殊检查的指征:① 身高低于正常参考值减 2 个标准差(或低于第 3 百分位数)者;② 骨龄低于实际年龄 2 岁以上者;③ 身高增长率在第 25 百分位数(按骨龄计)以下者,即 <3 岁的儿童为 <7 cm/年,3 岁至青春期前儿童 <5 cm/年,青春期儿童 <6 cm/年;④ 临床有内分泌紊乱症状或畸形综合征表现者;⑤ 其他原因须进行垂体功能检查者。

(2) 生长激素-胰岛素样生长因子 1 轴(GH-IGF-1)功能测定,具体见表 1-3-1。

表 1-3-1　常用的生长激素分泌功能试验

试验用药	方法	采血时间
胰岛素	0.075 U/kg,静注	0、15、30、60、90、120 min 测血糖、GH、皮质醇
精氨酸	0.5 g/kg(不超过 30 g),用注射用水配成 5%～10% 溶液,30 min 静滴完	0、30、60、90、120 min 测 GH
可乐定	4 μg/kg,一次口服	0、30、60、90、120 min 测 GH
左旋多巴	10 mg/kg(不超过 500 mg),一次口服	0、30、60、90、120 min 测 GH
GHRH	1～2 μg/kg,静注	0、30、60、90、120 min 测 GH
吡啶斯的明	1 mg/kg,一次口服	0、30、60、90、120 min 测 GH

GH 峰值在药物刺激试验过程中 <5 μg/L 即为生长激素完全性缺乏(GHD);介于 5～10 μg/L 之间为部分缺乏(pGHD);>10 μg/L 则属正常。由于任何一种刺激试验都有 15% 的假阳性率(指 GH 分泌低下),因此,必须在两项刺激试验结果都不正常时,方能确诊 GHD。目前多数主张选择作用方式不同的两种药物试验:一种抑制生长抑素的药物(胰岛素、精氨酸、吡啶斯的明)与一种兴奋 GHRH 的药物组合;可以分 2 d 进行,也可一次同时给予。胰岛素试验不仅可靠,而且可以同时测定下丘脑-垂体-肾上腺轴功能,按 0.075 U/kg 剂量进行胰岛素试验时甚少发生有症状的低血糖,但仍需要密切观察,对少数出现低血糖症状者应即刻静注 25%～50% 葡萄糖,仍可继续按时取血样检测 GH。由于下丘脑病变所致的 GHD 患儿的垂体功能是正常的,GHRH 可以促使垂体正常分泌 GH,因此,GHRH 试验一般不用于诊断,而常用于区别病变部位于下丘脑或垂体。可乐定试验中可能出现疲乏、嗜睡等症状,少数有恶心、呕吐。吡啶斯的明可能引起腹痛,一般多可耐受,严重者可予以阿托品肌注,但可能会影响检测结果。

(3) 胰岛素样生长因子 1(IGF-1)和胰岛素样生长因子结合蛋白 3(IGFBP-3)的血清浓度随年龄增长和发育进程而增高,且与营养等因素相关,各实验室应建立自己的参比数据。

(4) IGF-1 生成试验。对疑为 GH 抵抗(Lamn 综合征)的患儿可用本试验检测 GH 受体功能。方法一:按 0.075～0.15 U/(kg·d)每晚皮下注射重组人生长激素(rhGH)1 周,于注射前、注射后第 5

天和第 8 天各采血样一次,测定 IGF-1;方法二:按 0.3 U/(kg·d)每晚皮下注射 rhGH,共 4 d,于注射前和末次注射后各采血样 1 次,测定 IGF-1。正常者的血清 IGF-1 在注射后会较其基值增高 3 倍以上,或达到与其年龄相当的正常值。

(5)其他内分泌激素的检测依据患儿的临床表现,视需要进行检测。

(二)影像学检查

包括下丘脑、垂体的影像学检查。矮身材儿童均应进行颅部的 MRI 检查,以排除先天发育异常或肿瘤的可能性。

(三)基因检查

对疑有染色体畸变的患儿都应进行核型分析。

五、诊断与鉴别诊断

符合下列情况者可诊断 GHD:① 面容幼稚,匀称性身材矮小,身高低于同年龄、同性别正常健康儿童平均身高的 2 个标准差,或者低于正常儿童生长曲线第 3 百分位数;② 年生长速率 3 岁以下 < 7 cm/年,3 岁至青春期前 < 5 cm/年,青春期 < 6 cm/年,骨龄落后于实际年龄 2 年或 2 年以上;③ 两种药物激发试验结果均提示 GH 峰值 < 10 μg/L;④ 智力正常;⑤ 排除其他影响生长的疾病。

须与以下疾病鉴别诊断。

(1)家族性矮身材:父母为矮身材,小儿身高常在第 3 百分位数左右,但其身高年增长率 > 5 cm,骨龄与年龄相当,智力和性发育正常。

(2)体质性生长及青春期延迟:多见于男孩,青春期前生长缓慢,骨龄也相应落后,但身高与骨龄一致,青春期开始发育的时间比正常儿童迟 3 ~ 5 年,青春期发育后其终身高正常。父母一方往往有青春期发育延迟的病史。

(3)特发性矮身材:病因不明,出生时身长和体重正常;一般年生长速率 < 5 cm;两种药物激发试验结果均提示 GH 峰值 > 10 μg/L,IGF-1 血清浓度正常;骨龄正常或延迟。无明显的器质性疾病,无严重的心理和情感障碍。

(4)先天性卵巢发育不全综合征(Turner 综合征):女孩身材矮小时应注意与此病鉴别。本病的临床特点为:身材矮小,性腺发育不良以及具有特殊的躯体特征如颈蹼、肘外翻、后发际线低、双乳间距宽以及多痣等。典型的 Turner 综合征与生长激素缺乏症不难鉴别,但嵌合型或等臂染色体所致者因症状不典型,须进行染色体核型分析来鉴别。

(5)先天性甲状腺功能减低症:该病除有生长发育落后、骨龄明显落后外,还有特殊面容、智力低下以及基础代谢率低的临床表现,且甲状腺功能检测时可发现 TSH 升高、T_4 减低。

(6)骨骼发育障碍:各种骨、软骨发育不全等,除身材矮小外,均有特殊面容和体态,骨骼 X 线检查可发现骨、软骨发育异常。

(7)其他内分泌疾病引起的生长滞后:如先天性肾上腺皮质增生症、性早熟、皮质醇增多症等,均有其特殊的临床表现,易于鉴别。

六、治疗

rhGH 替代治疗已被广泛应用。无论是原发性还是继发性 GHD,rhGH 替代治疗均有效,治疗效果

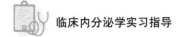

具有剂量依赖效应且存在个体差异。

1. rhGH替代治疗适用人群

（1）严重GHD。

（2）生活质量下降，成人GHD生活质量评估表（QoL-AGHDA）得分≥11分。

（3）由于垂体其他激素缺乏，目前已接受治疗。

（4）对于儿童患者，生长完成后，rhGH替代治疗须终止2~3个月，重新评估GH水平以决定是否需要继续替代治疗。开始替代治疗9个月后须再次以QoL-AGHDA评估患者生活质量，对<7分的患者须终止替代治疗。

2. rhGH替代治疗的禁忌证

活动性肿瘤、良性颅内高压、糖尿病继发性增殖性视网膜病变为禁忌证。

3. 治疗方式和剂量

治疗方式和剂量与以体重为基础的给药相比，个体化给药的患者不良反应发生率明显下降。儿童剂量为25~50 μg/（kg·d）。成人患者初始剂量为男性0.2 mg/d、女性0.3 mg/d、老年0.1 mg/d，睡前皮下注射，根据临床反应、不良反应和IGF-1浓度调整剂量，逐渐加量至IGF-1浓度达正常上限。欧洲儿科内分泌学会建议青春期患者rhGH替代治疗初始剂量为0.2~0.5 mg/d，通过测定IGF水平逐渐加量。

4. 起始治疗时机及疗程

治疗时年龄越小，效果越好，以第一年效果最好，身高年增长可达10~12 cm以上，以后生长速率有所下降。身高标准差（SDS）随着治疗时间的延长而不断改善，治疗时间越长，身高SDS的改善越显著。为改善成年身高，应至少治疗1年，可持续至身高满意或骨骺融合。

5. 疗效评估标准及剂量调整

rhGH治疗应采用个体化治疗，宜从小剂量开始，目前推荐剂量为0.1 U/（kg·d）[0.075~0.15 U/（kg·d）]，每晚睡前皮下注射一次，或每周总量分6~7次注射，最大量不宜超过0.2 U/（kg·d）。青春期rhGH治疗剂量高于青春期前的剂量。临床通常根据体重、青春期状态选择初始治疗剂量。在治疗过程中应维持IGF-1水平在正常范围内。血清IGF-1和IGFBP-3水平监测可作为rhGH疗效和安全性评估的指标。

6. 疗效评价相关指标

（1）rhGH治疗第一年有效反应的指标：身高SDS增加0.3以上；生长速度较治疗前增加>3 cm/年；生长速率SDS>1。

（2）长期治疗效果评价指标：成人身高SDS、成人身高SDS与rhGH治疗开始时身高SDS的差值、成人身高与预测身高的差值、成人身高与遗传靶身高的差值。

7. 停药时机及停药指征

GHD患儿的rhGH疗程宜长，可持续至身高满意或骨骺融合。30%~50%的GHD患儿成人后生长激素缺乏状态仍持续存在，发展为成人GHD。有rhGH治疗史的患者一般须停用rhGH 1~3个月再进行GH分泌功能评价，但儿童期有多垂体功能低下、GH合成遗传缺陷、严重器质性GHD可不必再进行GH功能评价，即可诊断。一旦成人GHD诊断确立，为改善脂代谢紊乱、骨代谢异常、心功能等，应继续rhGH治疗，但治疗剂量较小：男性为0.6 U/d，女性为0.9 U/d，老年患者为0.3 U/d。治疗过程中可能会出现甲状腺功能减退,故须进行监测,根据情况补充左旋甲状腺素以维持甲状腺功能正常。

8. 治疗过程中应监测的指标

（1）甲状腺功能:部分患儿开始治疗后 2 周会出现 T_4 下降,降低者应补充甲状腺素以免影响 GH 疗效。对已伴有中枢性甲状腺功能减退者先口服甲状腺素片,使 T_4 恢复正常水平,然后开始用 GH,在用 GH 时一定要同时服甲状腺素片。

（2）骨龄:应每 6 个月定期复查一次。对近青春期及已进入青春期者更应密切监测。

（3）血 IGF-1 和 IGFBP-3 浓度:目前认为在 GH 治疗过程中维持适当的 IGF-1 和 IGFBP-3 水平,是保证疗效和避免副作用的有效指标。

9. rhGH 治疗的副作用

应用 rhGH 治疗的副作用较少,主要有:

（1）注射部位局部红肿,与 rhGH 制剂纯度不够以及个体反应有关,停药后可消失;

（2）少数患者注射后数月会产生生长激素抗体,但对疗效无显著影响;

（3）因水、钠潴留引起暂时性视乳头水肿、颅内高压等,比较少见;

（4）股骨头骺部滑出和坏死,但发生率极低;

（5）暂时性血糖和胰岛素升高,发生率低,一般停药后可恢复正常。

10. 其他注意事项

目前的临床资料未显示 rhGH 治疗可增加肿瘤发生、复发风险或导致糖尿病的发生,但对恶性肿瘤及严重糖尿病患者不建议进行 rhGH 治疗。rhGH 治疗前应常规行头颅 MRI 检查以排除颅内肿瘤。

11. 其他药物

① 疗程中应注意钙、微量元素等的补充,以供骨生长所需。② 蛋白同化激素常与 GH 并用治疗 Turner 综合征,国内大多使用司坦唑醇(stanozolol,康力龙),常用剂量为 $0.025 \sim 0.05$ mg/(kg·d),须注意骨龄增长情况。③ IGF-1、性腺轴抑制剂(GnRHa)、芳香酶抑制剂等亦曾被用于治疗矮身材,国内目前尚无足够资料分析,故不建议常规应用。

【思考问题】

（1）什么是生长激素缺乏症,它的病因有哪些?

（2）生长激素缺乏症的临床表现是什么?

（3）如何诊断生长激素缺乏症? 需要什么样的检查?

（4）生长激素缺乏症的治疗原则和方案是什么?

第四节 中枢性性早熟

【实习目的】

（1）掌握中枢性性早熟的定义、分类、病因和临床特征。

（2）学习并熟练使用不同的激素检测进行疾病诊断。

【实习准备】

带教老师准备：

（1）收集一些具有代表性的中枢性性早熟的实例和病例照片，以便学生更为直观地了解疾病情况。

（2）准备详尽的PPT讲解，包括中枢性性早熟的定义、病因、发病机制、诊断方法、治疗方法以及预防等内容。

（3）挑选并制作真实病例的体格检查视频，帮助学生熟悉真实的诊断流程和结果。

（4）制订课程计划，合理分配各环节的时间，确保每个病例和相关主题都有充分的讨论和解析时间。

学生准备：

（1）学习中枢性性早熟的基础知识，包括疾病的特点、发生发展过程等。

（2）阅读和研究相关病例和医学文献，了解疾病的具体表现、诊断和治疗过程、治疗效果以及可能产生的并发症等。

（3）预习老师提供的病例图片和视频。

（4）准备一些问题在课堂提出并进行讨论，增加对疾病的理解。

【实习内容】

一、疾病的认识

中枢性性早熟（central precocious puberty，CPP）是指由于下丘脑-垂体-性腺轴（hypothalamic-pituitary-gonadal axis，HPGA）功能提前启动而导致女孩8岁前、男孩9岁前出现内外生殖器官快速发育及第二性征呈现的一种常见儿科内分泌疾病。

不同种族CPP的发病率和患病率各不相同，但全球多国均呈现青春发育启动年龄提前、CPP发病率逐年提高的趋势，见图1-4-1。

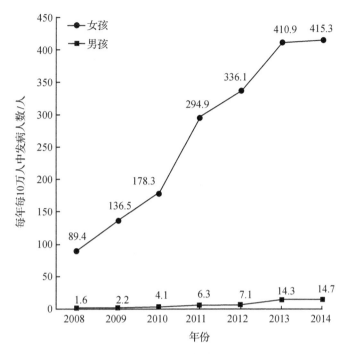

图 1-4-1 CPP 的发病率

二、病因与机制

（1）中枢神经系统器质性病变,如下丘脑、垂体肿瘤或其他中枢神经系统病变。

（2）由外周性性早熟转化而来。

（3）未能发现器质性病变的,称为特发性中枢性性早熟（idiopathic CPP,ICPP）。

（4）不完全性中枢性性早熟,是 CPP 的特殊类型,指患儿有第二性征的早现,其控制机制也在于 HPGA 的发动,但它的性征发育呈自限性。最常见的类型为单纯性乳房早发育,若发生于 2 岁内的女孩,可能是由于 HPGA 处于生理性活跃状态,又称为"小青春期"。

女孩以 ICPP 为多,占 CPP 的 80%~90%;而男孩则相反,80% 以上是器质性。

三、临床表现

（1）第二性征提前出现（符合定义的年龄）,并按照正常发育程序进展。女孩可见乳房发育,身高增长速度突增,阴毛发育,一般在乳房开始发育 2 年后初潮出现。男孩可见睾丸和阴茎增大,身高增长速度突增,阴毛发育,一般在睾丸开始增大后 2 年出现变声和遗精。

（2）有性腺发育依据,女孩按 B 超影像判断,男孩睾丸容积≥4 mL。

（3）发育过程中呈现身高增长速度突增。

（4）促性腺激素升高至青春期水平。

（5）可有骨龄提前,但无诊断特异性。

不完全性中枢性性早熟中最常见的类型为单纯性乳房早发育,表现为只有乳房早发育而不呈现其他第二性征,乳晕无着色,呈非进行性自限性病程,乳房多在数月后自然消退。

四、辅助检查

(一)实验室检查

HPGA 评估:促黄体生成素(luteinizing hormone,LH)升高是 HPGA 启动的重要生化标志,现多用免疫化学发光法测定。但由于 LH 呈脉冲式分泌,且受到日夜节律、不同 Tanner 分期等多种因素的影响,基础血 LH 水平在诊断上的意义受限。2019 年促性腺激素释放激素类似物(gonadotropin-releasing hormone agonist,GnRHa)应用国际专家建议中提到 LH 基础值 >0.2 U/L 可作为筛选性发育启动的指标,但 LH 基础值 <0.2 U/L 并不能完全排除 CPP,须结合临床分析,必要时进行激发试验。GnRH 激发试验较基础 LH 水平检测更为准确,也是鉴别 CPP 和外周性性早熟的重要依据,GnRH 剂量为 2.5 μg/(kg·次),最大剂量为 100 μg。LH 峰值 ≥5.0 U/L 且 LH 峰值与卵泡刺激素(follicle-stimulating hormone,FSH)峰值的比值 ≥0.6 提示性腺轴启动。快进展型 CPP 患儿的 LH 峰值/FSH 峰值较高,但不应单纯以 LH 峰值/FSH 峰值 ≥0.6 作为 CPP 诊断标准。GnRHa 的激发作用比天然 GnRH 强数十倍,峰值在 60~120 min 出现,广泛用于 CPP 的诊断,但建议各实验室应有自己的剂量及实验标准。以曲普瑞林为例,使用 0.1 mg/m² (≤0.1 mg)或固定剂量 0.1 mg 后 60 min LH 切点值可选择4.4~6.0 U/L。在判断结果时,必须结合患儿性发育状态及进展速度、性腺发育情况、身高和骨龄的变化等进行综合分析,不能单纯以激发试验结果做出 CPP 诊断。同时也应严格掌握激发试验指征,避免过度检查。

(二)影像学检查

(1)性腺发育的评估:女童盆腔 B 超检测显示子宫长度为 3.4~4.0 cm,卵巢容积为 1~3 mL,并可见多个直径 ≥4 mm 的卵泡;男童睾丸容积 ≥4 mL 或睾丸长径 >2.5 cm,提示青春期启动。近期研究显示,子宫宫体长度在诊断 CPP 中的价值超过卵巢相关影像指标,以宫体长度 >3.2 cm 作为诊断 CPP 的界值,其灵敏度和特异度分别为 81.8% 和 82.0%,如将界值增加到 >3.7 cm,其特异度达到 95%,但灵敏度稍差。但盆腔超声检查单一指标不能诊断 CPP。

(2)头颅影像学检查:年龄越小,头颅影像学异常的概率越高。荟萃分析表明在 CPP 患儿中有 6.3% 的女童和 16.3%~38.0% 的男童患有颅内病变。因此,建议所有男童及 6 岁以下女童诊断 CPP 时应进行头颅磁共振成像等以排除颅内病变;6 岁以上的 CPP 女童如出现性发育快速进展征象或神经精神异常表现时也应该考虑行头颅影像学检查。

五、诊断与鉴别诊断

(一)诊断

根据患儿出现性征的时间、症状、体征及实验室检查结果诊断性早熟,由于青春发育启动年龄呈现普遍提前趋势,此次将女童性早熟诊断年龄进行了重新界定。在确定患儿为性早熟后,再根据 HPGA 功能是否提前启动分为中枢性性早熟(GnRH 依赖性、真性、完全性性早熟)、外周性性早熟(非 GnRH 依赖性、假性性早熟)和不完全性性早熟(部分性性早熟)。

(1)CPP 诊断标准:① 性征提前出现,即女童7.5 岁前出现乳房发育或10.0 岁前出现月经初潮,男童9.0 岁前出现睾丸增大;② 性腺增大,即盆腔 B 超示女童子宫、卵巢容积增大且卵巢内可见多个直径 ≥4 mm 的卵泡,男童睾丸容积 ≥4 mL;③ 血清促性腺激素及性激素达青春期水平;④ 骨龄提前,骨龄超过实际年龄 1 岁;⑤ 有线性生长加速,年生长速率高于同龄健康儿童。

(2) CPP 诊断年龄:青春期启动的年龄范围在不同种族中存在差异,性早熟的年龄界定也应有不同国家、不同种族的诊断标准,把性早熟的年龄界定放于正常人群的第 3 百分位数(P3)或减去 2 个标准差更为合适。大量证据支持青春发育启动年龄有普遍提前的趋势,以女性乳房发育为例,大约每 10 年提前 3 个月。国内 13 个省、自治区、直辖市 218 185 名健康儿童体格发育的横断面调查显示中国城镇女童出现乳房发育和男童出现睾丸发育 P3 年龄分别为 6.30 岁和 7.72 岁,尽管人群普遍青春发育启动年龄提前,但最终成年身高并未受到影响。因此将 CPP 诊断年龄界值修订为女童 7.5 岁前出现乳房发育或 10.0 岁前出现月经初潮,男童不变,仍为 9.0 岁前出现睾丸发育。

(二) 鉴别诊断

CPP 应注意与不完全性性早熟及外周性性早熟相鉴别。同时,应进行 CPP 的病因诊断,区分 ICPP 和继发性 CPP(继发于中枢神经系统异常、继发于外周性性早熟)。

(1) 单纯乳房早发育:为女童不完全性性早熟最常见类型,即除乳房发育外,不伴有其他性发育的征象,无生长加速和骨骼发育提前,不伴有阴道出血,中国女童患病率约为 4.8%。部分患儿在 GnRH 激发试验中 LH 水平可轻度上升,因此不宜单纯以 LH 峰值鉴别单纯乳房早发育和 CPP。需要重视的是有 13%~18% 的患儿会发展成 CPP,故应动态追踪观察。

(2) 先天性肾上腺皮质增生症:21-羟化酶缺乏症为本病最常见类型,亦是导致男童外周性性早熟的最常见原因。男性化表现为阴茎增大、增粗,阴囊色素沉着,睾丸容积不大或与阴茎发育水平不一致,早期生长加速,骨龄提前。血 17-羟孕酮、硫酸脱氢表雄酮、雄烯二酮、睾酮水平升高。部分患儿,尤其是长期未正确治疗者可继发 CPP。

(3) McCune-Albright 综合征:多见于女性,是由于 GNAS 基因变异所致,本病以性早熟、皮肤呈牛奶咖啡斑、多发性骨纤维发育不良三联征为特点。但可仅表现为一种或两种体征。其性发育过程与 CPP 不同,常先有阴道流血发生,随后乳头、乳晕着色深,血雌激素水平增高而促性腺激素水平低下,GnRH 激发试验显示为外周性性早熟特点。随病程进展,部分可转化为 CPP。

(4) 中枢神经系统异常:多种中枢神经系统疾病如下丘脑错构瘤病及具有内分泌功能的肿瘤或其他占位性病变,可导致或并发 CPP。下丘脑错构瘤病是胎儿发育过程中发生的先天性非渐进性病变,患病率为 1/1 000 000~1/500 000,临床表现除 CPP 外还可伴有癫痫发作和发育迟缓。其他肿瘤或占位性病变如胶质瘤、生殖细胞瘤、囊肿以及外伤、颅内放化疗等均有可能导致 CPP 发生。

(5) 原发性甲状腺功能减低症:甲状腺功能减低时,下丘脑分泌促甲状腺激素释放激素(thyrotropin releasing hormone,TRH)增加,由于分泌促甲状腺激素(thyroid stimulating hormone,TSH)的细胞与分泌催乳素、LH、FSH 的细胞具有同源性,TRH 不仅促进垂体分泌 TSH 增多,同时也促进催乳素和 LH、FSH 分泌。也有研究认为 FSH 和 TSH 的糖蛋白受体结构相似,血清高浓度 TSH 导致 FSH 受体激活。患儿可出现性早熟的临床表现,但不伴有线性生长加速及骨龄增长加快等。

(6) 性发育相关基因变异:2013 年家族性 CPP 患儿 MKRN3 基因变异的鉴定标志着遗传性 CPP 认知的转折,研究已经明确 MKRN3 基因失活变异是家族性 CPP 最常见的原因。家族性男性限性性早熟是由于 LH 受体激活变异所致,患儿 2~3 岁时出现睾丸增大,睾酮水平明显增高,骨龄明显增速,但 LH 对 GnRH 刺激无反应,表现为外周性性早熟,随病程进展可转变为 CPP。其他 CPP 相关基因变异包括 DLK1 基因、KISS1 和 KISS1R 基因、Lin28b 基因等,建议有 CPP 家族史患儿进行基因检测指导精

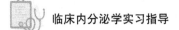

准化诊治。

六、治疗

器质性和继发性 CPP 确诊后首先应进行病因治疗。GnRHa 为 CPP 患儿标准药物。其作用机制是与垂体前叶促性腺细胞的 GnRH 受体结合,使 LH、FSH 和性腺激素分泌减少,有效控制 CPP 患儿性发育进程,延迟骨骼成熟、改善最终成年身高(final adult height,FAH),避免心理行为问题。GnRH 拮抗剂目前也在临床试验中,有望在今后进入临床应用。

(一) GnRHa 治疗指征

① 快进展型 CPP:患儿骨骼成熟和性征发育加速显著,超过线性生长加快程度,根据骨龄预测成年身高 < 人群平均身高 P3 或遗传靶身高 P3;② 出现与 CPP 直接相关的心理行为问题;③ 快进展型青春期:在界定年龄后开始出现性发育,但性发育进程及骨骼成熟迅速,影响 FAH。

CPP 患儿的 GnRHa 治疗须强调个体化原则,年龄小且性发育快速进展,尤其是初诊时已呈快速线性生长加速的患儿,应及时采用 GnRHa 治疗;如初诊时不能确认为快速进展的,建议观察 3 ~ 6 个月,明确是否为快速进展;如性发育进展缓慢,骨龄虽然提前,但生长速率高于正常,预测 FAH 无明显受损的 CPP 患儿,无须立即治疗,但应定期监测,反复评估治疗的必要性,并注意与患儿及家长进行充分沟通。骨龄越大,剩余的生长潜能越少,可增加的成年身高也越少,因此 GnRHa 对大骨龄儿童的 FAH 改善作用有限,女童骨龄超过 12.5 岁,男童骨龄超过 14.0 岁,不宜单独使用 GnRHa,避免过度医疗。此外,GnRHa 对除 CPP 外其他疾病如生长激素缺乏症、特发性矮身材等患儿的身高改善作用研究数据有限,不推荐常规应用。

研究认为青少年和成年期抑郁症状的发生率和初潮年龄小相关,GnRHa 治疗后,儿童行为量表和儿童抑郁量表得分均显著好转,但由于心理变化存在个体差异性,因此在治疗前后须进行充分评估。

(二) GnRHa 治疗方案

GnRHa 有曲普瑞林、亮丙瑞林和戈舍瑞林等多种药物,其药效是天然 GnRH 的 15 ~ 200 倍。制剂有 3.75 mg 缓释剂(每 4 周肌内注射或皮下注射)、11.25 mg 长效缓释剂(每 12 周注射 1 次)等,国内常用 3.75 mg 的曲普瑞林和亮丙瑞林缓释剂。GnRHa 缓释剂的常规初始剂量是 3.75 mg,此后剂量为 80 ~ 100 μg/(kg·4 周);或采用通用剂量 3.75 mg/4 周,根据性腺轴抑制情况调整用量。国内 12 周剂型和 6 个月剂型两种缓释剂型应用较少,尚未获得大规模临床数据。

GnRHa 的疗程对 FAH 的改善甚为重要,建议持续治疗 2 年以上。停药应考虑到身高的满意度、生活质量以及与同龄人同期性发育的需求,但尚缺乏相应固定的停药指征。特别注意单以骨龄评价治疗后身高的获益并不可靠。

(三) GnRHa 治疗监测

GnRHa 治疗过程中,建议每 3 个月监测 1 次性发育情况、生长速率等;每半年监测 1 次骨龄。治疗过程中须监测促性腺激素和性激素水平,以评估 HPGA 抑制情况。治疗有效的指标包括:生长速率正常或下降、女童乳腺组织回缩或未继续增大、男童睾丸容积减小或未继续增大、骨龄进展延缓、HPGA 处于受抑制状态。应注意 GnRHa 通过减缓软骨细胞增殖,抑制骨龄增长,实现骨生长和成熟的正平衡,从而延长生长年限,改善 FAH。因此不宜错误地将患儿以骨龄提前为“代价”所致的快速生长回落至青春前期速度视为“生长减速”,或视为 GnRHa 的药物不良反应,但如出现严重生长迟滞,则须考虑是否伴有其他疾病。阴毛出现或进展通常代表肾上腺功能初现,并不一定意味治疗失败。

GnRHa 治疗对 HPGA 的抑制作用已获得公认,但关于 GnRHa 改善不同年龄 CPP 患儿终身高及身高获益的报道不一。普遍认为 6 岁以前开始 GnRHa 治疗的 CPP 女童身高获益明显,6~8 岁女童亦有所获益,但 8 岁以后的女童的 FAH 改善作用有限。

（四）GnRHa 不良反应

GnRHa 治疗过程中偶尔出现皮疹、皮肤潮红、头痛,但通常短暂轻微,不影响治疗,10%~15% 的患儿可出现局部反应,过敏反应罕见。此外,零星报道的不良反应还包括抽搐、QT 间期延长、股骨头滑脱及垂体卒中等,但 GnRHa 的长期治疗安全性良好。

（1）"点火"效应:部分患儿首次应用 GnRHa 治疗 3~7 d 后可出现少量阴道出血,与 GnRHa 应用后导致的短暂雌激素水平增高、滤泡生长、囊泡形成有关,一般会持续 1~2 周,可自发缓解,无须进一步治疗。

（2）无菌性脓肿:多个研究也陆续报道了 CPP 患儿接受 GnRHa 治疗后出现无菌性脓肿的案例,但仍缺乏大规模临床研究报告明确其发生率。其发生可能与注射方式以及可降解生物聚合物的抗体引发超敏反应相关,在更换或停用药物后基本能自愈,必要时可选择引流等局部对症处理,极个别患儿可能遗留皮肤瘢痕。

（3）生殖系统功能:研究认为 GnRHa 治疗不影响卵巢功能及生殖功能,停药后 HPGA 功能迅速恢复,停药后 2~61 个月（一般 12~16 个月）出现月经来潮,且 60%~90% 的患儿月经周期规律,成年后生育情况与正常人群相似。GnRHa 对男性 CPP 患儿生殖功能长期影响的研究数据有限,仍需要进一步研究。

（4）肥胖:普遍认为 GnRHa 不会引起肥胖。流行病学显示女童早发育或性早熟与超重、肥胖相关,而 GnRHa 治疗不会加重肥胖趋势,在停止 GnRHa 治疗后身体质量指数（body mass index,BMI）恢复正常水平。

（5）多囊卵巢综合征:关于 CPP 女童 GnRHa 治疗后高雄激素及多囊卵巢综合征的发生文献报道不一,但大样本横向研究显示 GnRHa 治疗和多囊卵巢综合征发生可能无关,而多囊卵巢综合征患者则存在 GnRH 分泌异常。

（6）骨密度:在 GnRHa 治疗期间,卵巢功能受抑制可导致骨矿物质沉积受限,但骨密度没有出现持续下降。一些研究指出,在 GnRHa 治疗期间,按年龄或身高矫正的骨密度并没有变化;在停止治疗后 2 年内,骨密度基本恢复正常。

（五）CPP 诊治中须注意的问题

（1）性发育的顺序和进程:CPP 性发育的顺序与正常儿童基本一致。女童青春期发育顺序为乳房发育,阴毛生长,外生殖器改变,腋毛生长,月经来潮。男童性发育首先表现为睾丸容积增大,继而阴茎增长、增粗,阴毛、腋毛生长及声音低沉,胡须生长,出现遗精。性发育顺序异常须警惕外周性性早熟。性发育一般持续 3~4 年,每个 Tanner 分期的进展历时约 1 年,但存在明显个体差异。性发育进程速度对临床诊治的判定尤为重要,包括:① 慢进展型,性发育过程及骨龄进展缓慢,线性生长亦保持在相应百分位数,对此部分患儿应坚持随访,必要时每半年复查骨龄,发现异常及时给予干预;② 快进展型,性发育进程迅速,从一个发育分期进展到下一分期（特别是从 Tanner Ⅱ 期到 Ⅲ 期、Ⅲ 期到 Ⅳ 期）的时间较短（<6 个月）,生长速率增加、骨骼成熟迅速,短期内出现骨龄进展明显超过实际年龄增

长,骨骺过早闭合导致 FAH 受损,此部分患儿应考虑 GnRHa 治疗。

(2)体重与青春发育的关系:多项多中心流行病学调查数据证实了肥胖与性早熟患病率呈正相关,女童的青春发育启动年龄、初潮年龄均与 BMI 相关,BMI 的增加可能是促进青春期启动和进展的重要因素之一。但部分肥胖儿童青春期的身体变化可能是暂时的,若进展缓慢,最终仍可达到正常 FAH。此外,BMI 与 GnRH 激发试验的 LH 峰值呈负相关,在诊断 CPP 时需要考虑到 BMI 对 LH 峰值的影响。

(3)尿 LH 水平在 HPGA 功能评估中的作用:韩国一项研究提示随机尿 LH 水平可用于 CPP 女童的筛查。我国一项横断面研究也证实 CPP 患儿尿 LH 水平及 LH/FSH 比值与性发育程度呈正相关,与激发试验中血 LH 峰值呈正相关。尿 LH 水平可能在将来用于 CPP 诊断和疗效监测,但尚缺乏多中心大样本的高质量研究。

(4)GnRHa 联用 rhGH 对身高的改善:2019 年,Lazar 等再次探讨了 rhGH 和 GnRHa 的联合治疗对 FAH 的改善作用,认为两药联用可以增加患儿的 FAH,改善作用优于单独 GnRHa 治疗,但该结论仍有争议,可能与研究对象选择和样本量相关。我国一项全国多中心研究也追踪了 CPP 及青春期快速进展女童成年身高,结果也显示两药联用身高改善明显,但并非所有患儿均有身高获益,初始治疗时身高受损越严重者获益越大。因此不推荐常规联合用药,强调反复评估 CPP 对身高的影响程度、遗传身高、患儿及家长对身高的接受程度以及药物经济学因素等,并和患儿及家长进行充分沟通和解释,再决定是否联合用药。

总之,CPP 的诊断需要结合患儿的年龄、症状、体征、实验室及影像学检查等综合判断,需要重视病因学诊断。器质性和继发性 CPP 首先应进行病因治疗,GnRHa 是抑制性发育的首选药物,但并非所有患儿均需要 GnRHa 治疗。GnRHa 治疗应严格掌握指征,采用个体化治疗方案,并在治疗过程中密切关注性发育进程、生长情况及安全性指标。

【思考问题】

(1)中枢性性早熟的发病机制是什么? 主要的病因有哪些?

(2)中枢性性早熟的常见临床表现是什么? 这些表现在患儿的生长发育中有何影响?

(3)激素检测在中枢性性早熟诊断中扮演什么角色? 如何合理运用?

第 二 章

甲状腺疾病

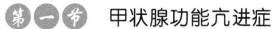 甲状腺功能亢进症

【实习目的】

（1）理解甲状腺功能亢进症的病因、临床病理与临床表现。

（2）掌握甲状腺功能亢进症的诊断与鉴别诊断方法。

（3）理解甲状腺功能亢进症的治疗原则，包括药物治疗、手术治疗与放射性碘治疗。

【实习准备】

带教老师准备：

（1）收集一些具有代表性的甲状腺功能亢进症的实例和病例图片，以便学生直观地了解病情。

（2）制作详细的PPT，包括甲状腺功能亢进症的定义、病因、发病机制、临床症状、诊断及治疗方法等内容。

（3）选取或制作一些病例的体格检查视频，用以模拟真实检查流程。

（4）制订课程计划，合理安排每个环节时间，确保能充分讨论和剖析每个病例及相关主题。

学生准备：

（1）预先学习甲状腺功能亢进症的基础知识，包括疾病的特点、发生发展过程、主要病因等。

（2）阅读和研究相关病例及医学文献，了解疾病的具体表现、诊断和治疗过程、治疗结果以及可能的并发症等。

（3）预习老师提供的病例图片和视频。

（4）准备一些问题进行讨论，提升对疾病的认识、理解及应对措施。

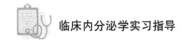

【实习内容】

一、疾病的认识

甲状腺毒症指各种原因导致的循环中甲状腺激素过量,引起以神经、循环、消化等系统兴奋性增高和代谢亢进为主要表现的一系列临床综合征。甲状腺功能亢进症(hyperthyroidism)简称甲亢,是甲状腺毒症的病因之一,由甲状腺自主持续性合成和分泌甲状腺激素增多而引起,以毒性弥漫性甲状腺肿(Graves病,GD)最为常见,约占所有甲亢类型的80%。

甲亢是内分泌系统的常见病,其患病率受到年龄、性别、种族、甲状腺功能检测指标、检测方法、诊断标准、碘营养状态等因素的影响。来自全国31省78 470名受试者的调查显示,临床甲亢患病率为0.78%、亚临床甲亢为0.44%,GD为0.53%。临床甲亢和GD多见于女性,患病年龄高峰在30~60岁,60岁后患病率显著降低。GD发病率为15~30/10万人年。碘营养对甲亢的影响与基础碘营养状态以及碘补充有关。在既往碘缺乏地区补碘后的1~3年,甲亢发病率明显增加。碘缺乏越严重,强化补碘量越大,甲亢发病率增加的倾向越明显。在长期补碘地区,碘过量和碘缺乏均与甲亢患病率增加有关。甲状腺功能正常、仅甲状腺过氧化物酶抗体(TPOAb)阳性的人群在6年内发展为甲亢的风险比TPOAb阴性者高两倍,而碘过量会增加上述人群TSH降低的危险。应激状态与甲亢的发病密切相关,避免应激可有效减少疾病的复发。

二、病因与机制

甲亢最常见的病因是GD,其余包括弥漫性毒性甲状腺肿、毒性多结节性甲状腺肿、毒性甲状腺腺瘤、碘致甲状腺功能亢进症、自身免疫性新生儿甲亢、家族性非自身免疫性甲亢、散发性非自身免疫性甲亢、功能性甲状腺癌转移、分泌TSH的垂体腺瘤、甲状腺激素抵抗、人绒毛膜促性腺激素相关性甲亢(妊娠—过性甲状腺毒症、妊娠滋养细胞肿瘤如葡萄胎、绒毛膜癌)、卵巢甲状腺肿。

三、临床表现

甲亢的临床表现主要由循环中甲状腺激素过多引起,严重程度与病史长短、激素升高的程度及年龄等因素相关。主要表现为高代谢症群,如怕热、多汗、皮肤湿热、乏力、进食增加而体重减轻,部分患者可有发热等表现。

(1)心血管系统:以高动力循环为特征,多有持续性心悸,严重时出现心力衰竭表现。听诊心动过速、第一心音亢进,心电图检查还可发现早搏、心房颤动等心律失常,收缩压升高而舒张压下降、脉压增大。

(2)消化系统:胃肠活动增强,食欲亢进,多食易饥,排便增多,极少数出现厌食,甚至恶病质。部分患者肝功能异常,转氨酶升高,偶伴黄疸。

(3)神经精神系统:多言好动、情绪易激动、紧张焦虑、失眠、记忆力减退。可有手和舌细颤,腱反射亢进。

(4)生殖系统:女性月经减少或闭经。男性阳痿,偶有乳腺增生。

(5)肌肉骨骼系统:可伴发甲亢性周期性瘫痪、急性和慢性甲亢性肌病。甲亢性周期性瘫痪主要见于亚洲的青年男性,常在饱餐、高糖饮食等之后发生,主要累及下肢,发作期常伴有转移性低钾血症,呈自限性,甲亢控制后可以自愈。急性甲亢性肌病常于数周内出现吞咽和呼吸肌麻痹,可危及生命;慢性甲亢性肌病主要表现为近端肌肉进行性无力、萎缩,以肩胛带和骨盆带肌群受累为主。骨代谢加速,表现为骨量减少,甚至出现骨质疏松。

(6)血液系统:可有白细胞和粒细胞的减少,淋巴细胞数量增加,可以伴发与自身免疫相关的血小板减少性紫癜和恶性贫血。少数老年患者高代谢的症状不典型,表现为乏力、心悸、厌食、抑郁、嗜睡、体重明显减少,称为淡漠型甲亢。

(7)Graves病的特征性临床表现:① 弥漫性甲状腺肿。甲状腺质地软,可闻及血管杂音,局部可扪及震颤。② Graves眼病(Graves' ophthalmopathy,GO)。GO是GD甲状腺外的重要表现,可出现眼内异物感、胀痛、畏光、流泪、复视、斜视、视力下降。查体可见眼球突出,眼睑退缩、肿胀,结膜充血、水肿,甚至眼球活动受限、眼睑闭合不全,甚至因角膜外露而形成角膜溃疡、全眼炎,还可出现甲状腺相关眼病视神经病变(DON),严重者可致失明。

(8)皮肤黏液性病变:多发生于胫骨前下1/3部位,称为胫前黏液性水肿,也见于足背、踝关节、肩部、手背或手术瘢痕处,偶见于面部。皮肤病变大多对称。早期皮肤增厚、变粗,有广泛大小不等、红褐色、暗紫色片状或结节状突起,边界清楚,表面及周围可有毳毛增生、毛囊角化,后期皮肤粗厚,如橘皮或树皮样。

(9)甲亢肢端肥大:是Graves病的罕见病变,可见于长期严重的GO和胫前黏液性水肿患者,手指或足趾末端软组织肿胀,表面皮肤常变色增厚,外形似杵状指,但无血液循环增加。

四、辅助检查

(一)实验室检查

(1)甲状腺功能评估:TSH水平下降,临床甲亢患者血清总三碘甲状腺原氨酸(TT_3)、游离三碘甲状腺原氨酸(FT_3)、总四碘甲状腺原氨酸(TT_4)、游离四碘甲状腺原氨酸(FT_4)均升高(T_3型甲亢仅TT_3、FT_3升高),亚临床甲亢患者甲状腺激素测定正常。

(2)甲状腺自身抗体:Graves病患者促甲状腺激素受体抗体(TRAb)阳性率达80%~100%,多呈高滴度阳性,对诊断、判断病情活动及评价停药时机有一定意义,并且是预测复发的最重要指征。Graves病患者可见TPOAb和甲状腺球蛋白抗体(TgAb)阳性。桥本甲状腺炎合并Graves病患者TgAb、TPOAb多呈高滴度阳性。

(3)外周血常规:部分患者红细胞计数、血红蛋白、中性粒细胞及血小板计数可有轻度降低。

(4)生化检查:常见血清总胆固醇、甘油三酯水平降低,少数患者出现肝功能异常(转氨酶、胆红素升高),低钾性周期性麻痹患者可见血钾降低。

(二)影像学检查

(1)超声检查:Graves病患者甲状腺内血流丰富,呈"火海征"。自主高功能腺瘤患者的甲状腺结节直径一般在2.5 cm以上,边缘清楚,结节内血流丰富。多结节性毒性甲状腺肿患者可见多个甲状腺结节。

(2)碘摄取率:Graves病患者碘摄取率升高,多有高峰前移。多结节性毒性甲状腺肿和自主高功能腺瘤患者碘摄取率升高或正常。碘甲亢和非甲亢性甲状腺毒症患者碘摄取率正常或降低。

（3）甲状腺核素显像：自主高功能腺瘤患者提示为热结节，周围萎缩的甲状腺组织仅部分显影或不显影。多结节性毒性甲状腺肿为多发热结节或冷、热结节。

（4）CT 和 MRI：怀疑浸润性突眼的患者可行 CT 或 MRI 评价眼外肌的大小和密度、眼球位置等，并有助于排除其他病因所致的突眼。

（5）心脏检查：心电图可见窦性心动过速，房性、室性或交界性期前收缩，心房颤动，房室传导阻滞等。

五、诊断与鉴别诊断

（1）GD 的诊断：① 甲亢诊断确立；② 甲状腺弥漫性肿大，少数病例可以无甲状腺肿大；③ 眼睑退缩和其他提示 GO 的眼征；④ 皮肤黏液性病变如胫前黏液性水肿或指端粗厚；⑤ 第三代方法检测的 TRAb 阳性。以上标准中，①、② 项为诊断必备条件，③、④、⑤ 项具备其一，就可诊断为 GD。TRAb 是诊断 GD 首选的血清学检测指标。在无特异性临床表现、TRAb 阴性或 TRAb 低滴度阳性（<3.50 IU/L）的甲亢患者中，甲状腺 ECT 显像有助于鉴别是否存在自主功能性甲状腺结节。妊娠期及哺乳期不能进行核素检查，超声血流检测显示甲状腺上、下动脉均扩张，收缩期 PSV 加快可协助 GD 的诊断。

（2）甲状腺功能亢进症诊断流程见图 2-1-1。各类型甲状腺功能亢进症的临床特点见表 2-1-1。

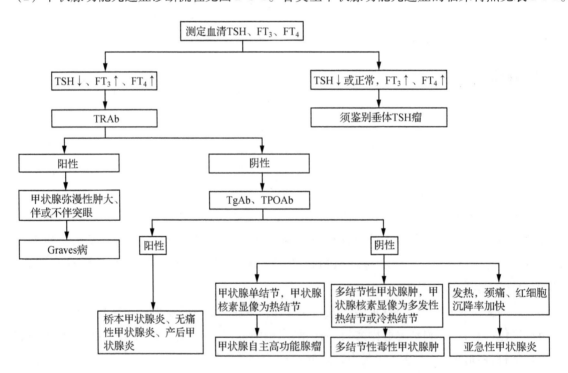

TSH：促甲状腺激素；FT_3：游离三碘甲状腺原氨酸；FT_4：游离甲状腺素；↓：降低；↑：升高；TRAb：促甲状腺激素受体抗体；TgAb：甲状腺球蛋白抗体；TPOAb：甲状腺过氧化物酶抗体。

图 2-1-1　甲状腺功能亢进症诊断流程图

表 2-1-1　各类型甲状腺功能亢进症的临床特点

疾病	临床特征	实验室检查特点	其他检查特点
Graves 病	多见于育龄期女性;甲状腺弥漫性肿大、质地软或坚韧,可闻及血管杂音;部分患者可见浸润性突眼、胫前黏液性水肿	TRAb 多为高滴度阳性,TPOAb、TgAb 阳性	甲状腺碘摄取率升高,高峰前移
多结节性毒性甲状腺肿	多见于中老年患者,甲亢症状一般较轻;甲状腺结节性肿大,严重肿大者可延伸至胸骨后	血清 T_3 和 FT_3 升高较 T_4、FT_4 升高明显,TRAb 阴性	甲状腺碘摄取率升高或正常;甲状腺核素显像:多发热结节或冷、热结节
甲状腺自主高功能腺瘤	甲亢症状一般较轻;甲状腺单结节,直径一般 >2.5cm	特点同多结节性毒性甲状腺肿	甲状腺碘摄取率升高或正常;甲状腺核素显像:腺瘤部位热结节,其余部位显影淡或不显影
碘甲亢	有大剂量碘摄入或服用胺碘磷酮史	TRAb 阴性,尿碘显著升高	甲状腺碘摄取率正常或降低
垂体 TSH 瘤	甲亢临床表现及垂体瘤临床表现	TEAb 阴性	垂体 MRI 提示垂体瘤
桥本甲状腺炎合并 Craves 病	约 20% 的桥本甲状腺炎合并 Graves 病,临床表现基本同 Graves 病;甲状腺弥漫性肿大、质地坚韧,部分患者有浸润性突眼、胫前黏液性水肿	TPOAb、TgAb、TRAb 高滴度阳性	甲状腺碘摄取率升高、高峰前移、甲状腺超声可有网格状特征性改变

注:甲亢,甲状腺功能亢进;TSH,促甲状腺激素;THAb,促甲状腺激素受体抗体;TPOAb,甲状腺过氧化物酶抗体;TgAb,甲状腺球蛋白抗体;T_3,三碘甲状腺原氨酸;FT_3,游离三碘甲状腺原氨酸;T_4,甲状腺素;FT_4,游离甲状腺素。

（3）鉴别诊断。① 病因鉴别诊断:多结节性毒性甲状腺肿、毒性甲状腺腺瘤、碘甲亢、垂体性甲亢;② 非甲亢性甲状腺毒症的鉴别诊断:桥本甲状腺炎（慢性淋巴细胞性甲状腺炎）、产后甲状腺炎、亚急性甲状腺炎等。另外,妊娠期甲亢须与妊娠期一过性甲状腺毒症鉴别。

六、治疗

甲亢治疗目的在于控制甲亢症状,使血清中甲状腺激素水平降到正常,促进免疫监护的正常化。抗甲状腺药物（ATD）以硫脲类药物为主,β 受体阻滞剂辅助对症治疗。

ATD 适用于各种类型的甲亢,尤其适用于:① 病情较轻,甲状腺轻至中度肿大的患者;② 青少年及儿童、老年患者;③ 甲状腺手术后复发,又不适用于碘治疗者;④ 手术前准备;⑤ 作为碘治疗的辅助治疗。

常用的硫脲类药物主要为咪唑类和硫氧嘧啶类,前者的代表药物是甲巯咪唑（methimazole,MMI）,后者的代表药物是丙硫氧嘧啶（pmpylthiouracil,PTU）。PTU 通过抑制 5' 脱碘酶活性而减少外周组织 T_4 转化为 T_3,但肝毒性大于 MMI,故除严重病例、甲状腺危象、妊娠早期或对 MMI 过敏者首选 PTU 治疗外,其他情况 MMI 应列为首选药物。

β 受体阻滞剂通过阻断靶器官的交感神经肾上腺能受体的活性,达到抑制儿茶酚胺升高的作用,改善烦躁、怕热、多汗、心动过速、肌肉震颤等症状。另外,还能抑制外周组织 T_4 转换为 T_3,阻断甲状腺激素对心肌的直接作用。适用于老年患者或静息心率 >90 次/min 或合并心血管疾病患者。代表药物为非选择性 β 受体阻滞剂普萘洛尔和选择性 $β_1$ 受体阻滞剂美托洛尔。

1. 甲巯咪唑（MMI）

（1）适应证:年轻患者及伴或不伴轻度甲状腺增大（甲状腺肿）的患者;各种类型甲亢的手术前准

备;甲亢患者采用放射性碘治疗前的准备用药,以预防治疗后出现甲状腺毒性危象;甲亢放射性碘治疗后间歇期的治疗;甲状腺手术后复发,又不适于用放射性碘治疗者;妊娠期妇女 Graves 病引起的甲状腺毒症;药物引起的甲状腺毒症。

(2)禁忌证:对本药或其他硫脲类衍生物或其辅料过敏者;中到重度中性粒细胞减少者;非甲亢导致的胆汁淤积症患者;曾接受本药或 PTU 治疗后出现粒细胞缺乏或严重骨髓抑制或急性胰腺炎者;哺乳期妇女。

(3)不良反应及处理:用药后可能出现过敏性皮肤反应,表现为瘙痒、皮疹等,多数可自行缓解,如为轻微、散在的皮疹可考虑联用抗组胺药物治疗,如治疗效果不佳或进一步加重应考虑停药,改为碘治疗或手术治疗。还可能出现关节痛(可能在治疗数月后出现)、味觉减退、恶心、呕吐、上腹部不适、头晕、头痛等。可引起肝功能异常和白细胞减少等全身不良反应,发生不能耐受的不良反应时应停药就医。如基线转氨酶高于正常值上限(upper limit of normal,ULN)3~5 倍,避免使用 ATD 治疗,进一步检查肝功能异常的原因,接受相应治疗,并根据病情确定下一步治疗方案。

2.丙硫氧嘧啶(PTU)

(1)适应证:病情较轻,甲状腺轻至中度肿大患者;年龄 <20 岁、妊娠甲亢、年老体弱;合并严重心、肝、肾疾病不能耐受手术者,不适宜手术或放射性碘治疗者、手术后复发而不适于放射性碘治疗者;作为放射性碘治疗时的辅助治疗。

(2)禁忌证:严重肝功能损害者;白细胞严重缺乏者;对硫脲类药物过敏者。

(3)不良反应及处理:不良反应多发生在初始用药的前 2 个月。头痛、眩晕,关节痛,唾液腺和淋巴结肿大以及胃肠道反应比较常见。也会有皮疹、药热等过敏反应,警惕个别患者可发展为剥落性皮炎以及黄疸和中毒性肝炎。外周血白细胞数降低,如出现粒细胞缺乏,中性粒细胞计数 $<1.5 \times 10^9$/L 时,应立即停药,老年患者发生血液不良反应的危险性增加。

3.普萘洛尔

(1)适应症:甲状腺危象或危象先兆;甲状腺次全切除术的术前准备;对病情较重的甲亢患者在抗甲状腺药物或放射性碘治疗尚未起效前用于控制症状。

(2)禁忌证:支气管哮喘;心源性休克;窦性心动过缓和二、三度房室传导阻滞;急性心力衰竭,除非心力衰竭是由普萘洛尔可治疗的心律失常所引起。

(3)不良反应及处理:多数不良反应轻而持续时间较短,不需要停药。可能出现眩晕、神志模糊(尤见于老年人)、精神抑郁、反应迟钝等中枢神经系统不良反应,头昏(低血压所致),心动过缓(<50 次/min),较少见的有支气管痉挛及呼吸困难、充血性心力衰竭,更少见的有发热和咽痛(粒细胞缺乏)、皮疹(过敏反应)、出血倾向(血小板减少)。不良反应持续存在时,须格外警惕雷诺征样四肢冰冷、腹泻、倦怠、眼口或皮肤干燥、恶心、指趾麻木、异常疲乏等。若发生严重不良反应或者不能耐受的不良反应,应停药就医。

4.美托洛尔

(1)适应证:同普萘洛尔,支气管哮喘或喘息性支气管炎患者禁用普萘洛尔时可选用美托洛尔。

(2)禁忌证:心源性休克;病态窦房结综合征;二、三度房室传导阻滞;不稳定的、失代偿性心力衰竭(肺水肿,低灌注或低血压);有症状的心动过缓或低血压;怀疑急性心肌梗死者,即表现为心率 <45 次/min,PQ 间期 >0.24 s 或收缩压 <100 mmHg(1 mmHg≈0.133 kPa)的患者;伴有坏疽危险的严

重外周血管疾病患者;对本品中任何成分或其他β受体阻滞剂过敏者。

（3）不良反应及处理:不良反应常与剂量有关。常见的不良反应有疲劳、头痛、头晕、肢端发冷、心动过缓、心悸、腹痛、恶心、呕吐、腹泻和便秘。少见的不良反应有胸痛、体重增加、心力衰竭暂时恶化、睡眠障碍、感觉异常、气急,支气管哮喘或有气喘症状者可发生支气管痉挛。若发生严重不良反应或者不能耐受的不良反应,应停药就医。

【思考问题】

（1）甲状腺功能亢进症的常见临床表现有哪些?

（2）如何通过实验室检查、影像学检查来诊断甲状腺功能亢进症?

（3）对于甲状腺功能亢进症,应该如何治疗? 可能出现的并发症有哪些?

第二节　甲状腺功能减退症

【实习目的】

（1）理解甲状腺功能减退症的病因以及病理生理。

（2）了解甲状腺功能减退症的诊断方法，包括临床表现和实验室检查。

【实习准备】

带教老师准备：

（1）收集一些具有代表性的甲状腺功能减退症的实例和病例照片，让学生能够直观了解病情。

（2）制作详尽的 PPT，包含甲状腺功能减退症的定义、发病原因、病理过程、临床症状、诊断方法及治疗策略等内容。

（3）挑选或制作一些病例的体格检查视频，帮助学生更真实地理解检查流程和效果。

（4）根据教学需求，制订详细的课程计划和时间安排，保证每个病例及相关话题都有足够的讨论和解析时间。

学生准备：

（1）学习甲状腺功能减退症的基础知识，理解疾病的基本特点和发病过程。

（2）阅读和研究相关病例和医学文献，了解病情的变化、诊断和治疗过程，以及可能的并发症。

（3）预习老师提供的病例图片和视频。

（4）提前准备一些针对性的问题，课堂讨论时提出，增加对疾病的理解和掌握。

【实习内容】

一、疾病的认识

甲状腺功能减退症（hypothyroidism）简称甲减，是由于甲状腺激素合成和分泌减少或组织作用减弱导致的全身代谢减低综合征。

甲减的患病率差异较大，与促甲状腺激素（thyroid stimulating hormone，TSH）诊断切点值、性别、年龄、种族等因素有关。TSH 诊断切点值越低，患病率越高。成人甲减患病率女性高于男性，并随着年龄的增长而升高。亚临床甲减患病率高于临床甲减。美国亚临床甲减的患病率为 4.3%，临床甲减患病率为 0.3%。根据 2010 年全国 10 个城市甲状腺疾病患病率调查，亚临床甲减患病率为 16.7%，临床甲减患病率为 1.1%。

二、病因与机制

甲减发病机制因病因不同而不同。

原发性甲减中自身免疫损伤是最常见的原因,其次为甲状腺破坏,包括手术、碘治疗。

碘过量可引起甲状腺过氧化物酶抗体(thyroid peroxidase antibody,TPOAb)和甲状腺球蛋白抗体(thyroglobulin antibody,TgAb)阳性的患者发生甲减,含碘药物如胺碘酮诱发甲减的发生率是5%~22%。其他药物如抗甲状腺药物阻断甲状腺激素的合成、锂盐阻断激素的合成和释放也可导致甲减。

中枢性甲减或继发性甲减少见,是由于下丘脑或垂体病变引起的促甲状腺激素释放激素(thyrotropin releasing hormone,TRH)或者TSH合成和分泌减少所致。垂体外照射、垂体大腺瘤、颅咽管瘤及垂体缺血性坏死是中枢性甲减较常见的原因。

先天性甲减是由于甲状腺缺如或异位、甲状腺激素合成的相关基因异常(钠碘同向转运体、甲状腺过氧化物酶、甲状腺球蛋白、碘化酶、脱碘酶基因突变等)所导致的甲减。

消耗性甲减是由于3型脱碘酶表达过多而致甲状腺素转化为反式三碘甲状腺原氨酸(reverse triiodothyronine,rT_3)或转化为二碘甲状腺原氨酸(diiodothyronine,T_2)增多引起的甲减。

甲状腺激素抵抗综合征(RTH)是由于甲状腺激素受体基因突变导致甲状腺激素在外周组织实现生物效应障碍引起的甲减。

甲减常见病因见表2-2-1。

表2-2-1　甲状腺功能减退症的常见病因

原发性甲减
自身免疫性甲状腺炎(桥本甲状腺炎、萎缩性甲状腺炎、Riedel甲状腺炎等)
甲状腺全切或次全切术后
甲亢碘治疗后
颈部放疗后
亚急性甲状腺炎
缺碘性地方性甲状腺肿
其他:药物(碳酸锂、硫脲类、磺胺类、酪氨酸激酶抑制剂、胺碘酮等)、致甲状腺肿物质等
中枢性甲减或继发性甲减
垂体性甲减
垂体肿瘤、手术、放疗
其他:淋巴细胞性垂体炎、浸润性疾病、垂体缺血性坏死、药物等
下丘脑性甲减
下丘脑肿瘤、慢性炎症或嗜酸性肉芽肿
头部放疗
颅脑手术
少见病因:甲状腺激素抵抗综合征(RTH)、消耗性甲减等

注:甲减,甲状腺功能减退症;甲亢,甲状腺功能亢进症。

三、临床表现

成人甲减常隐匿发病,进展缓慢,早期症状缺乏特异性。典型症状经常在几个月甚至几年后才显现出来,主要表现为代谢率减低和交感神经兴奋性下降。

(1)低代谢综合征:畏寒、少汗、乏力、体重增加、行动迟缓、言语缓慢,音调低哑。因血液循环差和产热减少,体温可低于正常。

(2)神经系统:轻者记忆力、注意力、理解力和计算力减退,嗜睡,反应迟钝。重者可表现为痴呆、幻想、木僵,可出现黏液性水肿、昏迷。

(3)心血管系统:心率减慢,每搏量减少,静息时心输出量降低,外周血管阻力增加,脉压减小。

患者可伴有血压增高,久病者易并发动脉粥样硬化症及冠状动脉粥样硬化性心脏病。由于心肌耗氧量减少,甲减患者很少发生心绞痛和心力衰竭。应用甲状腺激素治疗期间会诱发或者加重心绞痛。原发性甲减出现心脏扩大、心包积液,称为甲减性心脏病。

（4）消化系统:食欲减退,腹胀、便秘,偶尔会导致黏液水肿性巨结肠或麻痹性肠梗阻。

（5）内分泌系统:长期甲减可引起腺垂体增大、高催乳素血症,女性溢乳、男性乳房发育。儿童甲减可致生长发育迟缓。

（6）血液系统:需氧量减少、促红细胞生成素生成不足、营养吸收不良、食物摄入不足、月经量多而致失血及胃酸缺乏导致铁吸收减少,上述情况都可以导致贫血。白细胞总数及分类计数、血小板的数量通常正常。血浆凝血因子Ⅷ和Ⅸ浓度下降、毛细血管脆性增加以及血小板黏附功能下降,均易导致出血倾向。

（7）呼吸系统:可有胸腔积液,只在极少情况下才引起呼吸困难。阻塞性睡眠呼吸暂停比较常见,在甲状腺功能恢复正常后可逆转。

（8）生殖系统:婴儿期甲减如果不及时治疗会导致性腺发育不全。幼年期甲减会造成青春期延迟。成年女性重度甲减可伴性欲减退和排卵障碍、月经周期紊乱和月经量增多、不孕。男性甲减可致性欲减退、阳痿和精子减少。

（9）肌肉与骨关节系统:肌肉无力,可有肌萎缩。部分患者伴关节疼痛和关节腔积液。

（10）黏液性水肿昏迷:为甲减最严重的并发症。临床表现为嗜睡、低体温（<35 ℃）、呼吸减慢、心动过缓、血压下降、四肢肌肉松弛、反射减弱或消失,甚至昏迷、休克,危及生命。多见于老年人或长期未获治疗者,多在寒冷时发病。诱发因素为严重全身性疾病、中断甲状腺激素治疗、感染、手术和使用麻醉、镇静药物等。

四、辅助检查

（一）实验室检查

（1）甲状腺功能评估指标:包括血清 TSH、TT_3、FT_4、TT_4、FT_3。血清 TSH 及 FT_4 是诊断原发性甲减的首选指标。血清 TT_3、FT_3 在轻症患者中可在正常范围,在严重患者中降低。

原发性甲减血清 TSH 升高先于 T_4 的降低,故血清 TSH 是评估原发性甲状腺功能异常最敏感和最早期的指标。

亚临床甲减仅有血清 TSH 增高,而血清 TT_4、FT_4、TT_3、FT_3 正常。

临床甲减血清 TSH 升高,TT_4、FT_4 降低,严重时血清 TT_3 和 FT_3 减低。

垂体性或下丘脑性甲减,TT_4、FT_4 降低,通常 TSH 正常或降低。

由于 TT_3、TT_4 受甲状腺素结合球蛋白、白蛋白、糖皮质激素、性激素等的影响,故测定 FT_3、FT_4 比 TT_3、TT_4 更敏感、准确。

（2）甲状腺自身抗体:TPOAb、TgAb 阳性,提示甲减是由自身免疫性甲状腺炎所致。

（3）其他:① 外周血常规可见轻、中度贫血,多为正细胞正色素性贫血,大细胞性贫血也可发生。② 脂质代谢异常,常见血总胆固醇、甘油三酯、低密度脂蛋白胆固醇、脂蛋白(a)升高,高密度脂蛋白胆固醇降低。③ 其他生化检查可见血清磷酸肌酸激酶、乳酸脱氢酶、门冬氨酸转移酶升高,血胡萝卜素升高。④ 严重的原发性甲减患者可伴血催乳素升高。

（二）影像学检查

（1）心功能检查：心电图示低电压、窦性心动过缓、T 波低平或倒置，偶见 PR 间期延长。心脏超声检查可有心肌收缩力下降，射血分数减低，心包积液。

（2）X 线检查：骨龄延迟、骨化中心骨化不均匀、呈斑点状（多发性骨化灶）有助于呆小病的早期诊断。X 线胸片可见心脏向两侧增大，可伴心包或胸腔积液。

（3）甲状腺核素扫描：可发现异位甲状腺（舌骨后、胸骨后、纵隔内和卵巢甲状腺等）。如果先天性一侧甲状腺缺如，对侧甲状腺因代偿而出现显像增强。

（三）其他检查

当甲状腺肿大或甲状腺结节的性质不明时，可行甲状腺细针穿刺细胞学检查。当高度疑为遗传性甲减时，可检测 TSH 受体、甲状腺激素受体、TPO、钠碘同向转运体等基因是否突变，以明确病因。

五、诊断与鉴别诊断

1.诊断标准

（1）甲减的症状和体征。

（2）血清 TSH 增高，FT_3、FT_4 低，即可诊断原发性甲减。

（3）血清 TSH 增高，FT_3、FT_4 和 TT_3、TT_4 正常，为亚临床甲减。

（4）血清 TSH 减低或正常，TT_4、FT_4 降低，考虑中枢性甲减，须进一步寻找垂体和下丘脑的病变。

（5）如 TPOAb 和（或）TgAb 阳性，可考虑甲减的病因为自身免疫性甲状腺炎。

2.诊断流程

甲减的诊断流程见图 2-2-1。

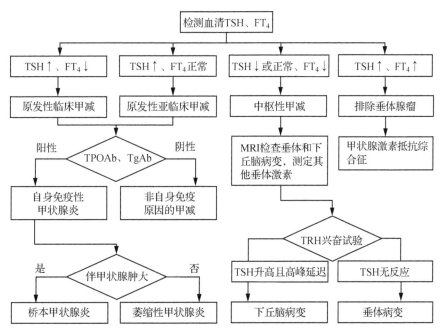

TSH:促甲状腺激素；FT_4:游离甲状腺素；甲减:甲状腺功能减退症；TPOAb:甲状腺过氧化物酶抗体；TgAb:甲状腺球蛋白抗体；TRH:促甲状腺素释放激素；↑:升高；↓:降低。

图 2-2-1 甲状腺功能减退症的诊断流程

3. 鉴别诊断

（1）甲状腺功能正常的病态综合征（euthyroid sick syndrome，ESS）：也称低 L 综合征，非甲状腺疾病引起，而是在严重的慢性消耗性、全身性疾病的情况下，机体对疾病的适应性反应。慢性消耗性疾病包括营养不良、饥饿、精神性厌食症、糖尿病、肝脏疾病等全身疾病。主要表现在血清，TT_3、FT_3 水平减低，反 T_3 水平增高，血清 TSH 水平正常或轻度升高。疾病的严重程度一般与 T_3 降低的程度相关，严重病例也可出现 T_4 水平降低。ESS 发生的原因包括：① 5' 脱碘酶的活性受到抑制，外周组织中 T_4 向 T_3 转换减少；② T_4 的内环脱碘酶被激活，T_4 转换为 rT_3 增加，故血清 T_3 减低，血清 rT_3 增高。ESS 患者无须甲状腺激素替代治疗。

（2）垂体催乳素瘤：原发性甲减发生时，由于 T_3、T_4 分泌减少，对下丘脑 TRH 和垂体 TSH 反馈抑制作用减弱，导致 TRH 分泌增加，刺激垂体，导致垂体反应性增生、高催乳素血症、溢乳，酷似垂体催乳素瘤。可行垂体 MRI 检查，必要时予试验性甲状腺激素替代治疗相鉴别。

（3）水肿：慢性肾炎和肾病综合征患者可有水肿，血 TT_3、TT_4 下降（甲状腺素结合球蛋白减少所致）和血胆固醇增高等表现，肾功能有明显异常，测定 TSH 和 FT_4、FT_3 水平可帮助鉴别。

（4）心包积液：须与其他原因导致的心包积液鉴别。心脏扩大、血流动力学、心电图的改变以及血清酶的变化有助于鉴别。甲减所致的上述改变经甲状腺激素治疗后，如没有并存的器质性心脏病，可恢复正常。

六、治疗

（一）治疗目标

原发性临床甲减的治疗目标是甲减的症状和体征消失，血清 TSH、FT_3、FT_4 维持在正常范围。继发于下丘脑或垂体的甲减，其治疗目标非血清 TSH，而是 FT_4、TT_4 达到正常范围。

（二）一般治疗

注意保暖，避免感染等各种应激状态。有贫血者可补充铁剂、维生素 B_{12} 和叶酸，缺碘者应补碘。

（三）药物治疗

主要采用左甲状腺素（L-T_4）单药替代治疗，一般需要终生用药，也有桥本甲状腺炎所致甲减自发缓解的报道。L-T_4 的治疗剂量取决于甲减的程度、病因、年龄、特殊情况、体重和个体差异。临床甲减、甲状腺功能明显减退，成人 L-T_4 替代剂量按标准体重计算为 $1.6 \sim 1.8 \ \mu g/(kg \cdot d)$，儿童约为 $2.0 \ \mu g/(kg \cdot d)$，老年人约为 $1.0 \ \mu g/(kg \cdot d)$，甲状腺癌术后患者约为 $2.2 \ \mu g/(kg \cdot d)$，妊娠时替代剂量需要增加 $20\% \sim 30\%$。甲状腺功能完全缺失，如甲状腺全切术后或放射碘治疗后、中枢性甲减患者，替代剂量较高；自身免疫性甲减和亚临床甲减剂量较少。

起始剂量和达到完全替代剂量所需时间要根据患者年龄、心脏状态、特定状况确定。年轻体健的成人可以从完全替代剂量起始；一般人群起始剂量为 $25 \sim 50 \ \mu g/d$，每 $3 \sim 7 \ d$ 增加 $25 \ \mu g$，直至需要的剂量；老年人、有心脏病者应从小剂量起始，如 $12.5 \ \mu g/d$ 起始，缓慢加量，如每 $1 \sim 2$ 周增加 $12.5 \ \mu g$。妊娠妇女则应从完全替代剂量起始或尽快增至治疗剂量。

L-T_4 的半衰期约 $7 \ d$，口服 L-T_4 吸收约 70%，故可每天服药 1 次，早餐前 $30 \sim 60 \ min$ 或睡前服用。不应与干扰 L-T_4 吸收的药物同服，服用间隔应大于 $4 \ h$，以免影响 L-T_4 的吸收和代谢。肠道吸收不良及氢氧化铝、碳酸钙、消胆胺、硫糖铝、硫酸亚铁、食物纤维添加剂等均可影响小肠对 L-T$_4$ 的吸收;苯巴比妥、苯妥英钠、卡马西平、利福平、异烟肼、洛伐他汀、胺碘酮、舍曲林、氯喹等药物可以加速 L-T$_4$ 的清除。甲减患者同时服用这些药物时,需要注意调整 L-T$_4$ 剂量。

L-T$_4$ 替代治疗后 4 ~ 8 周监测血清 TSH,治疗达标后,每 6 ~ 12 个月复查 1 次,或根据临床需要决定监测频率。原发性甲减根据 TSH 水平调整 L-T$_4$ 剂量,实现治疗目标个体化。中枢性甲减依据血清 TT$_4$、FT$_4$ 水平,而非 TSH 调整治疗剂量。替代治疗过程中要注意避免用药过量导致临床甲亢或亚临床甲亢。

碘塞罗宁是人工合成的三碘甲状腺原氨酸钠,作用快,持续时间短,适用于黏液性水肿昏迷的抢救。干甲状腺片是动物甲状腺的干制剂,因其甲状腺激素含量不稳定和 T$_3$ 含量过高,已很少使用。

(四)亚临床甲减的治疗

亚临床甲减可导致血脂异常,促进动脉粥样硬化的发生、发展;部分亚临床甲减可发展为临床甲减。

重度亚临床甲减(TSH ≥ 10.0 mIU/L)患者,建议给予 L-T$_4$ 替代治疗,治疗的目标与临床甲减一致。

轻度亚临床甲减(TSH < 10.0 mIU/L)患者,如果伴有甲减症状、TPOAb 阳性、血脂异常或动脉粥样硬化性疾病,应予 L-T$_4$ 治疗。治疗过程中要监测血清 TSH,以避免过度治疗。老年亚临床甲减患者的治疗目前存在争议,治疗应谨慎选择,治疗后 TSH 控制目标要适当放宽。

对于甲状腺功能正常、单纯甲状腺自身抗体阳性的患者,如果是普通人群,无须应用 L-T$_4$ 或免疫调节药物治疗,需要每年监测甲状腺功能和抗体。

(五)妊娠期甲减的治疗

(1)L-T$_4$ 是治疗妊娠期甲减和亚临床甲减的首选药物。

(2)对计划妊娠并应用 L-T$_4$ 治疗的甲减患者,应调整 L-T$_4$ 剂量,使 TSH < 2.5 mIU/L 后再妊娠。妊娠后 L-T$_4$ 剂量通常增加 20% ~ 30%。

(3)妊娠期初诊的甲减患者,应立即予以 L-T$_4$ 治疗。妊娠期初诊的亚临床甲减患者要根据 TSH 升高的程度决定治疗剂量。TSH > 妊娠特异参考值上限时,L-T$_4$ 的起始剂量为 50 μg/d;TSH > 8.0 mIU/L时,L-T$_4$ 的起始剂量为 75 μg/d;TSH > 10.0 mIU/L,L-T$_4$ 的起始剂量为 100 μg/d。TSH 控制目标为妊娠期特异参考范围下 1/2 或 < 2.5 mIU/L。

(4)产后及哺乳期的甲减患者,可继续服用 L-T$_4$ 治疗,根据普通人群的 TSH 及 FT$_4$ 正常参考范围调整药物剂量。

(六)黏液性水肿昏迷的治疗

(1)补充甲状腺激素。首选碘塞罗宁静脉注射,首次 40 ~ 120 μg,以后每 6 h 5 ~ 15 μg,至患者清醒改为口服。或首次静注 L-T$_4$ 200 ~ 400 μg,以后每日注射 1.6 μg/kg,待患者清醒后改为口服。如无注射剂,可碘塞罗宁片剂鼻饲(20 ~ 30 μg/次,每 4 ~ 6 h 1 次)或 L-T$_4$ 片剂(200 ~ 400 μg/d)。有心脏病者起始量为常规用量的 1/5 ~ 1/4。

(2)吸氧、保温、保持呼吸道通畅、必要时行气管切开、机械通气。

(3)氢化可的松静脉滴注,200 ~ 400 mg/d,待患者清醒及血压稳定后减量。

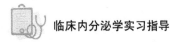

（4）根据需要补液,但是人水量不宜过多,并监测心肺功能、水电解质、酸碱平衡及尿量等。

（5）控制感染,治疗原发疾病。

（6）其他支持治疗并加强护理。

【思考问题】

（1）甲状腺功能减退症的发病原因和机制是什么?

（2）甲状腺功能减退症有哪些典型的临床表现?

（3）如何诊断甲状腺功能减退症?

第 三 章

甲状旁腺和钙磷代谢疾病

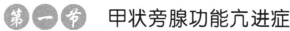

甲状旁腺功能亢进症

【实习目的】

(1) 了解甲状旁腺功能亢进症的病因和病理生理。

(2) 学习甲状旁腺功能亢进症的临床表现。

(3) 掌握甲状旁腺功能亢进症的诊断方法,包括实验室检查和影像学检查。

(4) 熟悉甲状旁腺功能亢进症的治疗方式,包括手术治疗和药物治疗。

【实习准备】

带教老师准备:

(1) 遴选具有代表性的甲状旁腺功能亢进症的实例及病例,以便学生直观地了解病情。

(2) 制作详尽的PPT,包括疾病的定义、病因、发病机制、临床症状、诊断方法及治疗策略等内容。

(3) 准备病例体格检查的现场视频或动画,以便模拟实际诊疗过程。

(4) 按照教学要求,制订教学计划,并合理安排每个话题的讨论时间。

学生准备:

(1) 预习甲状旁腺功能亢进症的基本知识。

(2) 阅读相关病例及医学文献,以了解疾病的发展过程、诊断过程以及治疗手段。

(3) 预习老师提供的病例图片和视频。

(4) 准备一些问题,以便在课堂上进行讨论和解答,提高理解和掌握疾病的能力。

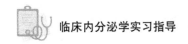

【实习内容】

一、疾病的认识

甲状旁腺功能亢进症常分为原发性、继发性和三发性 3 类。本节主要介绍原发性甲状旁腺功能亢进症。

原发性甲状旁腺功能亢进症（primary hyperparathyroidism，PHPT）简称原发甲旁亢，系甲状旁腺组织原发病变致甲状旁腺激素（parathyroid hormone，PTH）分泌过多，导致的一组临床综合征，包括高钙血症、肾钙重吸收和尿磷排泄增加、肾结石、肾钙质沉着症和以皮质骨为主的骨吸收增加等。病理以单个甲状旁腺腺瘤最常见，少数为甲状旁腺增生或甲状旁腺癌。

继发性甲状旁腺功能亢进症（secondary hyperparathyroidism，SHPT）简称继发性甲旁亢，常为各种原因导致的低钙血症刺激甲状旁腺增生肥大、分泌过多 PTH 所致，见于慢性肾病、骨软化症、肠吸收不良综合征、维生素 D 缺乏与羟化障碍等疾病。

三发性甲状旁腺功能亢进症（tertiary hyperparathyroidism）简称三发性甲旁亢，是在继发性甲旁亢的基础上，由于腺体受到持久刺激，发展为功能自主的增生或肿瘤，自主分泌过多 PTH 所致，常见于慢性肾病和肾脏移植后。

PHPT 是一种相对常见的内分泌疾病，国内尚缺乏关于 PHPT 发病率或患病率的数据。根据国外报道，其患病率高达 1/500 ~ 1/1 000。该病女性多见，男女比约为 1∶3，大多数患者为绝经后女性，发病多在绝经后前 10 年，但也可发生于任何年龄。儿童期发病少见，如该年龄段发病应考虑遗传性内分泌病的可能。

二、病因及机制

（一）病因

大多数 PHPT 为散发性，少数为家族性或某些遗传性综合征的表现之一，即有家族史或作为某种遗传性肿瘤综合征的一部分，后者的发病机制较为明确。

1. 家族性/综合征性 PHPT

此类 PHPT 多为单基因病变，由抑癌基因失活或原癌基因活化引起。已证实与 PHPT 相关的遗传综合征及致病基因见表 3-1-1。

表 3-1-1　家族性 PHPT 的遗传综合征及致病基因

综合征（OMIM）	染色体定位	致病基因	编码蛋白	突变类型
MEN-1（131100）	11q13	*MEN1*	Menin	失活
MEN-2A（171400）	10q11.1	*RET*	RET	激活
MEN-4（610755）	12p13	*CDKN1B*	p27^{Kip1}	失活
FHH/NSHPT/NHPT（145980/239200）	3q13.3 – q21	*CaSR*	CaSR	失活
ADMH（601199）	3q13.3 – q21	*CaSR*	CaSR	不典型失活
FHH（145981）	19p13.3	*GNA11*	Gα11	失活

续表

综合征(OMIM)	染色体定位	致病基因	编码蛋白	突变类型
FHH(600740)	19q13.32	*AP2S1*	AP2σ2	失活
HPT-JT(145001)	1q25 – q31	*HRPT2*	Parafibromin	失活
FIHPT(145000)	11q13,1q25 – 31,3q13.3 – q21/2p13.3 – 14,未知位置	*CaSR,HRPT2,MEN1*	—	失活

注:MEN-1,多发性内分泌腺瘤病1型;MEN-2A,多发性内分泌腺瘤病2A型;MEN-4,多发性内分泌腺瘤病4型;FHH,家族性低尿钙性高钙血症;NSHPT,新生儿重症甲状旁腺功能亢进症;NHPT,新生儿甲状旁腺功能亢进症;ADMH,常染色体显性温和型甲状旁腺功能亢进症;HPT-JT,甲状旁腺功能亢进症-颌骨肿瘤综合征;FIHPT,家族性孤立性原发性甲状旁腺功能亢进症;OMIM,在线人类孟德尔遗传(数据库)。

2. 散发性PHPT

甲状旁腺腺瘤或腺癌多为单克隆性新生物,由某一个甲状旁腺细胞中原癌和(或)抑癌基因发生改变所致,但其原因并不完全清楚,少数患者在发病前数十年有颈部外照射史,或有锂剂使用史。

部分腺瘤细胞中存在染色体1p-pter、6q、15q以及11q的缺失。细胞周期蛋白D1基因(*CyclinD1*,*CCND1*或*PRAD1*)是最早被确认的甲状旁腺原癌基因,位于人类染色体11q13。约有20%~40%的甲状旁腺腺瘤中存在*CCND1*的过度表达,可能与DNA重排有关。部分腺瘤组织中发现了抑癌基因*MEN1*的体细胞突变。抑癌基因*HRPT2*的突变参与了散发性甲状旁腺癌的发生。

(二)病理生理机制

PHPT的主要病理生理改变是甲状旁腺分泌PTH过多,PTH与骨和肾脏的PTH受体结合,使骨吸收增加,致钙释放入血,肾小管回吸收钙的能力增加,并增加肾脏1,25双羟维生素D_3[1,25-$(OH)_2D_3$]——活性维生素D的合成,后者作用于肠道,增加肠钙的吸收,导致血钙升高。当血钙上升超过一定水平时,从肾小球滤过的钙增多,致使尿钙排量增多。PTH可抑制磷在近端和远端小管的重吸收,对近端小管的抑制作用更为明显。PHPT时尿磷排出增多,血磷水平随之降低。临床上表现为高钙血症、高钙尿症、低磷血症和高磷尿症。

PTH过多加速骨的吸收和破坏,长期进展可发生纤维性囊性骨炎,伴随破骨细胞的活动增加,成骨细胞活性也增加,故血碱性磷酸酶水平增高。骨骼病变以骨吸收、骨溶解增加为主,也可呈现骨质疏松或同时伴有佝偻病、骨软化,后者的发生可能与钙摄入减少和维生素D缺乏有关。

由于尿钙和尿磷排出增加,磷酸钙、草酸钙等钙盐沉积而形成肾结石、肾钙化,易有尿路感染、肾功能损伤,晚期可发展为尿毒症,此时血磷水平可升高。血钙过高导致迁移性钙化,钙在软组织沉积,引起关节痛等症状。高浓度钙离子可刺激胃泌素分泌,胃壁细胞分泌胃酸增加,形成高胃酸性多发性胃十二指肠溃疡;高浓度钙离子还可激活胰腺管内胰蛋白酶原,引起自身消化,导致急性胰腺炎。PTH过多还可抑制肾小管重吸收碳酸氢盐,使尿呈碱性,不仅可促进肾结石的形成,部分患者还可引起高氯性酸中毒,后者可增加骨矿盐的溶解,加重骨吸收。

(三)病理

1. 病理类型

正常甲状旁腺上下各1对,共4个腺体。PHPT的病变甲状旁腺病理类型有腺瘤、增生和腺癌3种。

(1)腺瘤:国外文献报道占80%~85%,国内文献报道占78%~92%,大多为单个腺体受累,少数有 2 个或 2 个以上腺瘤。瘤体一般较小,肿瘤重量为 0.4～60 g 不等。

(2)增生:国外文献报道占 10%～15%,国内报道占 8%～18%,一般 4 个腺体都增生肥大,也有以一个增大为主,主细胞或水样清细胞增生,其中间质脂肪和细胞内基质增多,与正常甲状旁腺组织移行,常保存小叶结构,但尚无公认的区分腺瘤和增生的形态学标准。

(3)腺癌:少见,西方国家文献报道不足 1.0%,国内文献报道占 3.0%～7.1%,一般瘤体较腺瘤大,细胞排列成小梁状,被厚纤维索分割,细胞核大深染,有核分裂,有包膜和血管的浸润、局部淋巴结和远处转移,转移以肺部最常见,其次为肝脏和骨骼。

(4)甲状旁腺囊肿:可分为功能性甲状旁腺囊肿和非功能性甲状旁腺囊肿两种,囊肿液体清亮或浑浊,须与甲状旁腺瘤(癌)囊性变鉴别。

三、临床表现

PHPT 病情程度不同,临床表现轻重不一。PHPT 临床表现可累及机体的多个系统,具体如下。

(1)非特异性症状:乏力、易疲劳、体重减轻和食欲减退等。

(2)骨骼:常表现为全身性弥漫性、逐渐加重的骨骼关节疼痛,承重部位骨骼的骨痛较为突出,如下肢、腰椎部位。病程较长的患者可出现骨骼畸形,包括胸廓塌陷、脊柱侧弯、骨盆变形、四肢弯曲等。患者可出现身高变矮。轻微外力引发病理性骨折,或出现自发骨折。纤维囊性骨炎好发于颌骨、肋骨、锁骨及四肢长骨,病变部位容易发生骨折,四肢较大的纤维囊性骨炎病变可能被触及且有压痛。患者的活动能力明显降低,甚至活动受限。牙齿松动或脱落。

(3)泌尿系统:患者常出现烦渴、多饮、多尿;反复、多发泌尿系结石可引起肾绞痛、输尿管痉挛、肉眼血尿,甚至尿中排沙砾样结石等。患者还易反复罹患泌尿系感染,少数病程长或病情重者可能引发肾功能不全。

(4)消化系统:患者有纳差、恶心、呕吐、消化不良及便秘等症状。部分患者可出现反复消化道溃疡,表现为上腹疼痛、黑便等症状。部分高钙血症患者可伴发急、慢性胰腺炎,出现上腹痛、恶心、呕吐、纳差、腹泻等临床表现,甚至以急性胰腺炎发作起病。

(5)心血管系统:高钙血症可以促进血管平滑肌收缩,血管钙化,引起血压升高,高血压是 PHPT 最常见的心血管系统表现,PHPT 治愈后,高血压可得以改善。少数 PHPT 患者可以出现心动过速或过缓、ST 段缩短或消失、QT 间期缩短,严重高钙血症者可出现明显心律失常。

(6)神经肌肉系统:高钙血症患者可出现淡漠、消沉、烦躁、反应迟钝、记忆力减退,严重者甚至出现幻觉、躁狂、昏迷等中枢神经系统症状。患者易出现四肢疲劳、肌无力,主要表现为四肢近端为主的肌力下降。部分患者还表现为肌肉疼痛、肌肉萎缩、腱反射减弱。

(7)精神心理异常:患者可出现倦怠、嗜睡、情绪抑郁、神经质、社会交往能力下降,甚至认知障碍等心理异常的表现。PHPT 治愈后,心理异常的表现可以明显改善。

(8)血液系统:部分 PHPT 的患者可以合并贫血,尤其是病程较长的 PHPT 患者或甲状旁腺癌患者。

(9)其他代谢异常:部分患者可以伴有糖代谢异常,表现为糖耐量异常、糖尿病或高胰岛素血症,并出现相应临床症状。特殊类型 PHPT 的临床表现参见后文。

三、辅助检查

（一）实验室检查

PHPT 特征性实验室检查是高钙血症、低磷血症、高钙尿症、高磷尿症和高 PTH 血症。常用的实验室检查项目如下。

（1）血清钙（总钙，通常称血钙）：正常参考值为 2.2 ~ 2.7 mmol/L（8.8 ~ 10.9 mg/dL），PHPT 时血钙水平可呈现持续性增高或波动性增高，少数患者血钙值持续正常（正常血钙 PHPT），因此必要时须反复测定。判断血钙水平时应注意使用血清白蛋白水平校正。血清白蛋白浓度低于 40 g/L（4 g/dL）时，每降低 10 g/L（1.0 g/dL）会引起血钙水平降低 0.20 mmol/L（0.8 mg/dL）。

计算方法：经血清白蛋白校正血钙（mg/dL）＝实测血钙（mg/dL）＋0.8×［4.0 - 实测血清白蛋白（g/dL）］

（2）血游离钙：正常人血游离钙水平为（1.18±0.05）mmol/L。血游离钙测定结果较血总钙测定对诊断高钙血症更为敏感，且不受白蛋白水平的影响。因设备条件尚不普及，其不作为确诊高钙血症的常规检查项目，但有助于多次检查血总钙值正常而临床上疑诊 PHPT 者高钙血症的判断。

（3）血清磷：正常参考值成人为 0.97 ~ 1.45 mmol/L（3.0 ~ 4.5 mg/dL）、儿童为 1.29 ~ 2.10 mmol/L（4.0 ~ 6.5 mg/dL）。低磷血症是 PHPT 的生化特征之一。如出现高磷血症常提示肾功能不全或高磷摄入。甲旁亢时，由于 PTH 的作用使肾脏对碳酸氢盐的重吸收减少，对氯的重吸收增加，会导致高氯血症，血氯/磷比值会升高，通常 >33。

（4）血清碱性磷酸酶：正常参考值成人为 32 ~ 120 U/L，儿童的正常值较成人高 2 ~ 3 倍。高碱性磷酸酶血症是 PHPT 的又一特征。血碱性磷酸酶增高往往提示存在骨骼病损，骨碱性磷酸酶升高更为特异，其水平愈高，提示骨病变愈严重或并存佝偻病/骨软化症。其他的骨转换生化标志物（如骨钙素、Ⅰ型原胶原 N 末端前肽或Ⅰ型胶原 C 末端肽交联等）水平升高，亦具参考价值。

（5）尿钙：多数 PHPT 的患者尿钙排泄增加（家族性低尿钙性高钙血症除外），24 h 尿钙女性 >250 mg，男性 >300 mg，或 24 h 尿钙排出 >4 mg/kg。甲状旁腺功能亢进症合并骨软化症和严重维生素 D 缺乏时尿钙排泄可能不增加。

（6）血肌酐（Cr）和尿素氮（BUN）：测定血 Cr 和 BUN 等肾功能检查有助于原发性与继发性和三发性甲旁亢的鉴别。Cr 和 BUN 水平升高亦可见于甲状旁腺功能亢进症伴脱水或伴肾脏损伤患者。

（7）血甲状旁腺激素（PTH）：PTH 测定对甲状旁腺功能亢进症的诊断至关重要。当患者存在高钙血症伴有血 PTH 水平高于正常或在正常范围偏高的水平，则须考虑原发性甲旁亢的诊断。因肿瘤所致的非甲旁亢引起的高钙血症，由于现代完整 PTH 检测对 PTH 相关蛋白没有交叉反应，此时 PTH 分泌受抑制，血 PTH 水平低于正常或测不到。

（8）血维生素 D：PHPT 的患者易出现维生素 D 缺乏，合并佝偻病/骨软化症时可能伴有严重的维生素 D 缺乏，血 25 羟维生素 D 水平低于 20 ng/mL，甚至低于 10 ng/mL。而由于过多 PTH 的作用，血液中的 1,25-(OH)$_2$-维生素 D$_3$ 的水平则可能高于正常。

（二）影像学检查

PHPT 的骨骼病变常规影像学检查为 X 线摄片。骨密度测量有助于评估患者的骨量状况及其治疗后变化。

1. 骨骼 X 线检查

约40%以上的本病患者 X 线片可见骨骼异常改变，主要有骨质疏松、骨质软化、骨质硬化、骨膜下吸收及骨骼囊性变等。另外，本病可累及关节，出现关节面骨质侵蚀样改变。

骨质疏松征象表现为广泛性骨密度减低，骨小梁稀少，骨皮质变薄，严重者骨密度减低后与周围软组织密度相似，并可继发骨折；颅骨疏松的骨板可见颗粒样改变。

骨质软化或佝偻病样改变分别见于成年和儿童患者。X 线特征为骨结构特别是松质骨结构模糊不清。成人骨质软化 X 线所见主要为骨骼变形及假骨折。骨骼变形主要见于下肢承重的管状骨及椎体。假骨折多见于耻骨、坐骨、股骨及锁骨，其 X 线特征为与骨皮质相垂直的带状低密度影，椎体骨质软化可出现双凹变形，儿童佝偻病表现多见于尺桡骨远端、股骨和胫骨两端，主要表现为干骺端呈杯口样变形及毛刷样改变，有时可同时伴有骨骺滑脱移位，称为干骺端骨折。

骨质硬化多见于合并肾性骨病患者。脊椎硬化在其侧位 X 线片可见椎体上下终板区带状致密影，与其相间椎体中部的相对低密度影共同形成"橄榄衫"或"鱼骨状"影像；颅板硬化增厚使板障间隙消失、并可伴有多发的"棉团"样改变。

骨膜下骨质吸收 X 线特征为骨皮质外侧边缘粗糙、模糊不清，或不规则缺损，常见于双手指骨，并以指骨骨外膜下骨质吸收最具有特异性，但这并不是本病的早期 X 线征象，双手掌骨、牙周膜、尺骨远端、锁骨、胫骨近端及肋骨等处可见骨质吸收。另外，尚可见到皮质内骨质吸收、骨内膜下骨质吸收及关节软骨板下骨质吸收。骨骼囊性改变为纤维囊性骨炎所致，多见于四肢管状骨，皮质和髓质均可受累。如囊肿内含棕色液体，即所谓的"棕色瘤"。X 线表现为偏心性、囊状溶骨性破坏，边界清晰锐利，囊内可见分隔。须注意并非每个患者的骨骼改变均有上述 X 线表现，不同患者其骨骼改变亦不相同；X 线所见阴性者不能排除本病；仅凭 X 线所见也难以区分原发性或继发性甲状旁腺亢进症。

2. 骨显像

骨显像是一种具有高灵敏度、能反映骨骼病变的核医学功能影像技术，能比其他放射学检查更早发现病灶。轻度 PHPT 病例骨显像可以表现为正常，严重的 PHPT 病例中，可见到典型代谢性骨病的骨显像特征：中轴骨示踪剂摄取增加；长骨示踪剂摄取增加；关节周围示踪剂摄取增加；颅骨和下颌骨示踪剂摄取增加，呈"黑颅"；肋软骨连接处放射性增高，呈"串珠状"；胸骨柄和胸骨体侧缘示踪剂摄取增加，呈"领带征"；肾影变淡或消失。

骨显像有时可见到软组织多发异位钙化，多位于肺、胃、肾脏、心脏和关节周围，钙化灶可呈迁徙性，甲状旁腺肿物切除后可消退。

3. 泌尿系统影像学评估

15%~40%的 PHPT 患者可发生泌尿系结石。肾结石病主要发生于集合系统内，发生于肾实质内的结石称为肾钙质沉着。X 线摄片是最常用的影像学检查，采用腹部平片、排泄性尿路造影、逆行肾盂造影、经皮肾穿刺造影可发现结石。泌尿系超声亦可以发现结石，并能够观察有无肾积水和肾实质萎缩。对于以上2种检查不能明确者，可借助 CT 或磁共振尿路成像确定。

4. 定位检查

（1）甲状旁腺超声：超声检查是甲状旁腺功能亢进症术前定位的有效手段。① 甲状旁腺腺瘤多为椭圆形，边界清晰，内部多为均匀低回声，可有囊性变，但钙化少见。彩色多普勒血流显像瘤体内部血供丰富，周边可见绕行血管及多条动脉分支进入。腺瘤囊性变时超声可表现为单纯囊肿、多房囊肿、囊实性。② 甲状旁腺增生常多发,增生较腺瘤相对小,声像图上二者难以鉴别,必须结合临床考虑。③ 甲状旁腺腺癌肿瘤体积大,直径多超过 2 cm,分叶状,低回声,内部回声不均,可有囊性变、钙化。侵犯周围血管是其特异性表现。

(2) 超声引导甲状旁腺病灶穿刺液 PTH 测定:超声引导细针穿刺抽吸液 PTH 测定有助于确定病灶是否为甲状旁腺来源。如联合穿刺细胞学评估、免疫组织化学染色可进一步提高诊断准确性。该方法为术前影像学定位不清及 PHPT 复发需再次明确手术病灶者提供了有效的术前定位诊断方法。

(3) 放射性核素检查:甲状旁腺动态显像是用于 PHPT 定位诊断的核医学功能影像技术。^{99m}Tc-甲氧基异丁基异腈(^{99m}Tc-MIBI)是应用最广泛的甲状旁腺显像示踪剂。功能亢进的甲状旁腺肿瘤组织对^{99m}Tc-MIBI 的摄取明显高于正常甲状腺组织,而洗脱速度明显慢于周围的甲状腺组织,因而,采用延迟显像并与早期影像进行比较能够诊断功能亢进的甲状旁腺病灶。

(4) CT 及 MR:CT 和 MR 对甲状旁腺病灶(多为腺瘤)的定位有所帮助。正常甲状旁腺或其较小病灶的常规 CT 和 MR 影像均与周围的甲状腺影像相似,难以区分;薄层增强 CT 和 MR 影像有助于较小病灶的检出,但目前 CT 和 MR 并不作为甲状旁腺病变的首选影像学检查方法。CT 和 MR 主要用于判断病变的具体位置、病变与周围结构之间的关系以及病变本身的形态特征。

(三) 其他检查

1. 选择性甲状腺静脉取血测 PTH

该检查是有创性 PHPT 定位检查手段。在不同部位(如甲状腺上、中、下静脉,胸腺静脉,椎静脉)分别取血,同时采集外周血作对照,血 PTH 的峰值点反映病变甲状旁腺的位置,升高 1.5 ~ 2 倍则有意义。

2. 术中 PTH 监测

术中快速测定 PTH 水平变化能在术中确定功能亢进的甲状旁腺组织是否被切除,尤其适用于术前定位明确、颈部切口较小或微创甲状旁腺切除手术。

通常的操作流程是在即将切除最后一处功能亢进的甲状旁腺组织之前采取外周血作为术前 PTH 值,切除后 5、10、15 min 时分别取外周血测定 PTH 水平,常用预示功能亢进组织已切除的标准是术后 10 min 内 PTH 下降 50% 以上。

四、诊断与鉴别诊断

(一) PHPT 的诊断线索

具有以下临床表现时应考虑 PHPT 诊断:① 复发性或活动性泌尿系统结石或肾钙盐沉积症;② 原因未明的骨质疏松症,尤其伴有骨膜下骨皮质吸收和(或)牙槽骨板吸收及骨囊肿形成者;③ 长骨骨干、肋骨、颌骨或锁骨"巨细胞瘤",特别是多发性者;④ 原因未明的恶心、呕吐,久治不愈的消化性溃疡、顽固性便秘或复发性胰腺炎者;⑤ 无法解释的精神神经症状,尤其是伴有口渴、多尿和骨痛者;⑥ 阳性家族史者以及新生儿手足搐搦症患儿的母亲;⑦ 长期应用锂制剂而发生高钙血症者;⑧ 高钙尿症伴或不伴高钙血症者;⑨ 补充钙剂、维生素 D 制剂或应用噻嗪类利尿剂时现高钙血症者。

(二) 诊断

根据病史、骨骼病变、泌尿系统结石和高血钙的临床表现,以及高钙血症和高 PTH 血症并存可做出定性诊断(血钙正常的原发性甲旁亢例外)。此外,血碱性磷酸酶水平升高,低磷血症,尿钙和尿磷排出增多,X线影像的特异性改变等均支持原发性甲旁亢的诊断。

定性诊断明确后,可通过超声、放射性核素扫描等有关定位检查了解甲状旁腺病变的部位完成定位诊断。

（三）鉴别诊断

主要包括与其他类型甲旁亢的鉴别及临床表现鉴别。

1. 与其他类型甲旁亢的鉴别

（1）继发性甲旁亢:指甲状旁腺受到低血钙刺激而分泌过量的PTH以提高血钙的一种慢性代偿性临床综合征,其血钙水平为低或正常。常见的原因有慢性肾功能不全、维生素D缺乏、肠吸收不良综合征、妊娠和哺乳等。

（2）三发性甲旁亢:是在长期继发性甲旁亢的基础上,受到强烈和持久刺激的甲状旁腺组织已发展为功能自主的增生或腺瘤,血钙水平超出正常,常需要手术治疗。

（3）异位甲状旁腺功能亢进症（简称异位甲旁亢）:指由某些非甲状旁腺肿瘤自主分泌过多的PTH（而非PTHrP）所引起的甲状旁腺功能亢进症。导致异位甲旁亢的肿瘤有肺癌、卵巢癌、胰腺癌、肝癌、甲状腺乳头状癌等。

2. 临床表现的鉴别

（1）高钙血症的鉴别诊断:首先,如血白蛋白水平不正常则须通过公式计算校正后的血总钙或通过游离钙的测定确定高钙血症的诊断。其次,根据同时测定的血PTH水平初步判断高钙血症的病因。若PTH降低,考虑恶性肿瘤、结节病、甲状腺功能亢进症和维生素D中毒等原因;若PTH正常或升高,须排除与噻嗪类利尿剂或锂制剂使用相关高钙血症。还可进一步测定钙清除率/肌酐清除率比值,若比值>0.01,可初步明确原发性甲旁亢的诊断;若比值<0.01须考虑家族性低尿钙性高钙血症。

（2）骨骼病变的鉴别诊断:有骨痛、骨折或骨畸形表现的患者需要与原发性骨质疏松症、佝偻病/骨软化症、肾性骨营养不良、骨纤维异常增殖症等疾病鉴别,主要根据病史、体征、X线的表现以及实验室检查。

（3）泌尿系结石的鉴别诊断:本病常以反复发作的单侧或双侧泌尿系结石起病,可通过详细的病史询问、体格检查、血生化及尿液检验、影像诊断、结石成分的分析与其他导致泌尿系结石的疾病进行鉴别。

五、治疗

PHPT的治疗包括手术治疗和药物治疗。

（一）手术治疗

手术为PHPT首选的治疗方法。

1. 手术指征

（1）有症状的PHPT的患者。

（2）无症状的PHPT的患者合并以下任一情况:① 高钙血症,血钙高于正常上限0.25 mmol/L（1 mg/dL）;② 肾脏损害,肌酐清除率低于60 mL/min;③ 任何部位骨密度值低于峰值骨量2.5个标准差（T值<-2.5）,和（或）出现脆性骨折;④ 年龄小于50岁;⑤ 患者不能接受常规随访。

（3）无手术禁忌证,病变定位明确者不符合上述手术指征的PHPT患者,是否需要手术治疗存在争议,手术干预需要依据个体化原则,可依据患者年龄、预期寿命、手术风险、手术意愿和靶器官损害风险等因素综合考虑。

2. 术后监测和随访

病变甲状旁腺成功切除后,血钙及PTH在术后短期内降至正常,甚至出现低钙血症。术后定期复查的时间为3~6个月1次,病情稳定者可逐渐延长至每年1次。随访观察的内容包括症状、体征、血钙、血磷、骨转换指标、PTH、肌酐、尿钙和骨密度等。

手术切除病变甲状旁腺后,高钙血症及高PTH血症即被纠正,骨吸收指标的水平迅速下降。术后1~2周骨痛开始减轻,6~12个月明显改善。多数术前活动受限者于术后1~2年可以正常活动并恢复工作。骨密度在术后显著增加,以术后第1年内增加最为明显。文献报告成功的PHPT手术后泌尿系统结石的发生率可减少90%,而其余5%~10%的结石复发者可能存在甲旁亢以外的因素。已形成的结石不会消失,已造成的肾功能损害也不易恢复,部分患者高血压程度可能较前减轻或恢复正常。

（二）药物治疗

PHPT患者如出现严重高钙血症甚至高钙危象时须及时处理。对于不能手术或拒绝手术的患者可考虑药物治疗及长期随访。

1. 高钙血症

治疗高钙血症最根本的办法是去除病因,即行病变甲状旁腺切除术。由于高钙血症造成的各系统功能紊乱会影响病因治疗,严重时高钙危象可危及生命,短期治疗通常能有效地缓解急性症状、避免高钙危象造成的死亡,争取时间确定和去除病因。对高钙血症的治疗取决于血钙水平和临床症状。通常对轻度高钙血症患者和无临床症状的患者,暂无须特殊处理;对出现症状和体征的中度高钙血症患者,须积极治疗。当血钙>3.5 mmol/L时,无论有无临床症状,均须立即采取有效措施降低血钙水平。治疗原则包括扩容、促进尿钙排泄、抑制骨吸收等。

（1）扩容、促进尿钙排泄:高钙血症时由于多尿、恶心、呕吐引起的脱水非常多见,因此须首先使用生理盐水补充细胞外液容量。充分补液可使血钙降低0.25~0.75 mmol/L。补充0.9%氯化钠注射液一是纠正脱水,二是通过增加肾小球钙的滤过率及降低肾脏近、远曲小管对钠和钙的重吸收,使尿钙排泄增多。但老年患者及心肾功能不全的患者使用时须慎重。细胞外液容量补足后可使用呋塞米（速尿）和利尿酸钠,二者作用于肾小管髓袢升支粗段,抑制钠和钙的重吸收,促进尿钙排泄,同时防止细胞外液容量补充过多。速尿的应用剂量为20~40 mg静脉注射;当给予大剂量速尿加强治疗时须警惕水、电解质紊乱。由于噻嗪类利尿药可减少肾脏钙的排泄,加重高钙血症,因此绝对禁用于高钙血症。

（2）应用抑制骨吸收药物:此类药物的早期使用可显著降低血钙水平,并可避免长期大量使用生理盐水和速尿造成的水及电解质紊乱。① 双膦酸盐:静脉使用双膦酸盐是迄今为止最有效的治疗高钙血症的方法。高钙血症一经明确,应尽早开始使用,起效需2~4 d,达到最大效果需4~7 d,大部分患者血钙能降至正常水平,效果可持续1~3周。国内目前用于临床的为帕米膦酸钠、唑来膦酸和伊班膦酸钠。帕米膦酸钠推荐剂量为30~60 mg/次静脉滴注,通常加入500 mL液体中静脉滴注4 h以上。唑来膦酸推荐剂量为4 mg/次静脉滴注,通常加入100 mL液体静脉滴注15 min以上。伊班膦酸钠推荐剂量为2~4 mg/次静脉滴注,通常加入500 mL液体中输注2 h以上。用药前需要检查患者的肾功能,要求肌酐清除率>35 mL/min。少数患者可出现体温升高、有时会出现类似流感样症状,可予以对症处理。② 降钙素:降钙素起效快,不良反应少,但效果不如双膦酸盐显著。使用降钙素2~6 h

内血钙可平均下降 0.5 mmol/L。鲑鱼降钙素常用剂量为 2～8 IU/kg，鳗鱼降钙素常用剂量为 0.4～1.6 U/kg，皮下或肌内注射，每 6～12 h 注射 1 次。降钙素半衰期短，每日需多次注射。但其降低血钙的效果存在逸脱现象（多在 72～96 h 内发生），不适于长期用药。故降钙素多适用于高钙危象患者，短期内可使血钙水平降低，用于双膦酸盐药物起效前的过渡期。③ 其他：对于上述治疗无效或不能应用上述药物的高钙危象患者，还可使用低钙或无钙透析液进行腹膜透析或血液透析，治疗顽固性或肾功能不全的高钙危象，可达到迅速降低血钙水平的目的。此外，卧床的患者应尽早活动，以避免和缓解长期卧床造成的高钙血症。

（三）长期治疗

（1）对不能手术或不接受手术的 PHPT 患者的治疗：旨在控制高钙血症、减少甲旁亢相关并发症。应适当多饮水，避免高钙饮食，尽量避免使用锂剂、噻嗪类利尿剂。药物治疗适用于不能手术治疗、无症状 PHPT 患者，包括双膦酸盐、雌激素替代治疗（HRT）、选择性雌激素受体调节剂（SERM）及拟钙化合物。① 建议有骨量减少或骨质疏松但不能手术治疗的 PHPT 患者使用双膦酸盐，可增加骨密度，但改善程度弱于接受手术治疗者。② 雌激素能够抑制骨转换，减少骨丢失。短期雌激素替代治疗主要适用于无雌激素禁忌证的绝经后 PHPT 患者，可提高骨密度，不升高血钙浓度。常用药物有结合雌激素和雌二醇。③ 雷洛昔芬是一种选择性雌激素受体调节剂（SERM），主要用于治疗绝经后骨质疏松症。目前仅有一项小规模有关无症状 PHPT 试验，应用雷洛昔芬治疗 8 周，血钙水平轻度降低。仍需要更多研究评价雷洛昔芬在 PHPT 中的应用。④ 西那卡塞是目前应用的一种拟钙化合物，能激活甲状旁腺上的钙敏感受体，从而抑制 PTH 分泌，降低血钙。该药尤其适用于不能接受手术、而高钙血症的症状明显或血钙明显升高者。应用后 1 周内即可检测到血钙变化，在治疗中应注意监测血钙水平，但其对骨密度无显著影响。

（2）术后药物治疗：低钙血症是病变甲状旁腺切除术后常见的并发症之一。术后低钙血症的原因主要是相对的、瞬时甲状旁腺功能不足。因此这种低钙血症通常是一过性的，术前功能受抑制的正常甲状旁腺，术后能够逐渐恢复功能，使血钙恢复正常。

骨饥饿综合征（hungry bone syndrome, HBS）多见于术前骨骼受累严重者，术后随着钙、磷大量沉积于骨组织，出现低钙血症、低磷血症，导致手足搐搦，甚至危及生命。严重低钙血症者需要补充钙剂。当能够吞咽时，及时口服补充钙 2～4 g/d，如口服困难或症状较重者应积极给予静脉补钙。初始可予 10% 葡萄糖酸钙 10～20 mL 缓慢静脉注射缓解症状，之后可予 10% 葡萄糖酸钙 100 mL 稀释于 0.9% 氯化钠注射液或葡萄糖液 500～1 000 mL 内，根据症状和血钙水平调节输液速度，通常需要以每小时 0.5～2 mg/kg 的速度静脉滴注，定期监测血清钙水平，避免发生高钙血症。维生素 D 的补充对缓解低钙血症也是有益的，可以口服骨化三醇（0.5～4.0 μg/d），血钙维持正常后，骨化三醇逐渐减量，避免发生高钙血症。

【思考问题】

（1）甲状旁腺功能亢进症的发病原因和机制是什么？

（2）甲状旁腺功能亢进症有哪些典型的临床表现及并发症？

（3）如何进行甲状旁腺功能亢进症的治疗？手术和药物治疗的适应证有哪些？

甲状旁腺功能减退症

【实习目的】

（1）理解甲状旁腺功能减退症的病因和病理生理机制。

（2）熟悉甲状旁腺功能减退症的临床表现。

（3）掌握甲状旁腺功能减退症的诊断方法。

【实习准备】

带教老师准备：

（1）选择并整理一些具有代表性的甲状旁腺功能减退症的病例，这可以让学生更直观地了解该病。

（2）制作一份包含甲状旁腺功能减退症的定义、发病机制、症状、诊断和治疗方法的课件，以方便教学。

（3）准备一些详细的体检和诊疗过程的视频资料，结合现场教学，帮助学生掌握实际操作技能。

（4）制订教学计划和进度，确保教学内容的全面性和连贯性。

学生准备：

（1）预习甲状旁腺功能减退症相关的基础知识。

（2）熟悉并学习相关病例，理解其病程发展、病症和诊疗流程。

（3）预习相关的诊疗操作视频，加强对实际操作过程的理解。

（4）提前整理和准备一些问题，方便在课堂上提出让老师解答。

【实习内容】

一、疾病的认识

甲状旁腺功能减退症（hypoparathyroidism，HP）简称甲旁减，是指甲状旁腺激素（parathyroid hormone，PTH）分泌过少和（或）效应不足而引起的一组临床综合征。其临床特征有低钙血症、高磷血症和由此引起的神经肌肉兴奋性增高及软组织异位钙化等，同时 PTH 水平低于正常或处于与血钙水平不相应的"正常"范围。

此外，临床上还有一组由于外周靶细胞对 PTH 抵抗所致的临床综合征，称为假性甲状旁腺功能减退症（pseudohypoparathyroidism，PHP），其具有与 HP 类似的生化表现，但 PTH 水平显著高于正常；部分并发典型的 Albright 遗传性骨营养不良（Albright's hereditary osteodystrophy，AHO）。仅存在 AHO 特殊体征，但缺乏相应的生化及代谢异常者称为假-假性甲状旁腺功能减退症（pseudo-pseudohypoparathyroidism，PPHP）。

HP 为少见病,多数国家和地区缺乏患病率资料。在美国,估计 HP 患病率为 37/10 万人,丹麦为 22/10 万人;丹麦发病率约为 0.8/100 万人年。HP 最常见病因是术后 HP,其次是自身免疫性疾病和罕见的遗传性疾病,更罕见的病因包括甲状旁腺浸润性疾病、外照射治疗和放射性碘治疗甲状腺疾病。

PHP 则更为罕见,一项研究调查了 1998 年全日本的 PHP 患者,推测其患病率接近 0.34/10 万人,其中 58% 为女性;2000 年一项包括 5 336 394 名丹麦居民在内的研究推测,PHP 在丹麦的患病率约为 1.1/10 万人。

我国缺少 HP 及 PHP 的流行病学资料,但临床上术后 HP 患者逐渐增多,已经成为甲状腺、甲状旁腺和头颈外科手术面临的主要临床问题之一。

二、病因与机制

(一)病因

1. HP

颈前手术是其最常见病因,大约占 75%。甲状腺、甲状旁腺、喉或其他颈部良恶性疾病手术均可导致术后 HP,术后低钙血症者中 3%~30% 的患者发展为慢性 HP,其中甲状腺全切术造成约 7% 的患者出现术后 HP。多数学者认为如术后血钙 <2.0 mmol/L(8.0 mg/dL)而 PTH 显著降低或者全段 PTH(intact PTH,iPTH)<15 ng/L,即可考虑术后 HP。此种状态在术后持续超过 6~12 个月即可诊断为永久性 HP,甲状旁腺切除或其血供被阻断是造成永久性甲状旁腺功能损伤的原因。术后 HP 的疾病相关危险因素包括自身免疫性甲状腺疾病(格雷夫斯病或者桥本甲状腺炎)、胸骨后甲状腺肿、甲状腺肿复发再手术等。患者术前维生素 D 状态、手术范围、术者经验、术野暴露程度等多种因素会影响到术后 HP 的出现和程度。

术前维生素 D 缺乏是暂时性而非永久性 HP 的危险因素,推荐术前纠正维生素 D 缺乏。原位保留的甲状旁腺数目是发生暂时性和永久性 HP 风险的主要决定性因素。自体移植甲状旁腺是否有助于保留甲状旁腺功能尚存争议。甲状腺切除术后 24 h 内的 PTH 水平较血钙浓度能更准确地预测 HP 的发生。术后 PTH 水平低于 10~15 ng/L 时,建议口服补充钙剂和活性维生素 D。

自身免疫性疾病和遗传是 HP 的第二大病因,可以造成孤立性 HP,或者并发 HP 的综合征。基因缺陷可以为常染色体显性或隐性遗传及 X 连锁隐性遗传,而线粒体 DNA 突变和缺失极为罕见。其中 1 型自身免疫性多发性内分泌腺病(autoimmune polyglandular syndrome type 1,APS-1)、DiGeorge 综合征、甲状旁腺功能减退症-耳聋-肾发育不良综合征,以及 1 型和 2 型 Kenny-Caffey 综合征等均可并发 HP。Dubowitz 综合征可出现 HP,但其遗传缺陷尚未明确。

PTH 基因、转录因子 GCMB、钙敏感受体(CaSR)、编码 G 蛋白 α11 亚单位的 GNA11 和 SOX3 基因突变可造成孤立性 HP。这些 HP 可以通过常染色体显性、隐性和 X 连锁隐性遗传。常染色体显性遗传性低钙血症(autosomal dominant hypocalcemia,ADH)1 和 2 型患者具有正常水平的 PTH 和低钙血症,其中 CaSR 突变引起 ADH1 型,而 GNA11 突变则造成 ADH2 型。

低龄起病、家族史、念珠菌病、多发性内分泌腺体功能减退等均应纳入遗传性 HP 考虑范围,需要遗传咨询和致病基因检测。

在自身免疫性 HP 中,已知 APS-1 型主要表现为 HP、原发性肾上腺皮质功能减退症、念珠菌病等,

由 *AIRE* 基因突变导致,可出现富含 NACHT 亮氨酸重复蛋白 5(NACHT leucine-rich-repeat protein 5, NALP5)、干扰素 ω(interferon-omega,IFNω)等自身抗体阳性。还有部分非 APS-1 相关的自身免疫性 HP 可并发自身免疫性甲状腺疾病(APS-3 型)或其他自身免疫性疾病(APS-4 型),或者仅表现为孤立性 HP,部分与 Ⅰ 类或 Ⅱ 类人类白细胞抗原(human leucocyte antigen,HLA)等位基因相关,CaSR 的自身抗体在其发病机制中的作用尚不明确。

镁参与调节 PTH 的分泌,高镁血症和严重的低镁血症均抑制 PTH 的分泌和作用,呈现低 PTH 水平和低钙血症。镁参与腺苷酸环化酶的活化和环磷酸腺苷(cAMP)介导的细胞内信号通路。慢性肾脏病(chronic kidney disease,CKD)4 ~5 期时尿镁排泄减少、锂治疗、摄入过多和静脉应用镁剂(宫缩抑制剂)可造成高镁血症。高镁血症可抑制 PTH 释放造成低钙血症,严重低镁血症同样可以显著减少 PTH 的分泌。摄入减少、吸收不良、排泄增多、分布异常以及遗传性疾病(如 *CLDN16/CLDN19*、*TRPM6* 基因突变)等可以造成低镁血症。长期质子泵抑制剂治疗可以抑制 TRPM6 介导的镁转运,或 *TRPM6* 基因突变可能造成胃肠道镁排出增多。利尿剂、某些抗生素、钙调磷酸酶抑制剂、表皮生长因子受体拮抗剂等可以下调 *TRPM6*,增加尿镁排出引起低镁血症。低镁血症可以通过增加镁的摄入纠正,进而改善功能性 HP。

浸润性病变如血色病和威尔森病造成铁和铜在甲状旁腺的沉积,也可以引起 HP。原发性血色病和长期输血可造成铁负荷增加,除了 HP 外常并发其他内分泌疾病,如糖尿病、甲状腺功能减退症、骨质疏松症和性腺功能减退症。因地中海贫血接受长期输血治疗的患者发生 HP 的风险为 10% ~24%。积极的螯合剂治疗可以减少 HP 的风险,若铁蛋白 >2 500 μg/L 则发病风险显著增加。更为罕见的病因包括继发于肿瘤转移和电离辐射。

HP 的病因和分类见表 3-2-1。

表 3-2-1　甲状旁腺功能减退症的分类和病因

分类	病因	遗传模式	MIM	基因缺陷	染色体定位	其他表现
手术后	甲状腺、甲状旁腺、喉或其他颈部良恶性疾病术后	—	—	—	—	—
自身免疫性	APS-1 型	AR	240 300	*AIRE*	21q22.3	艾迪生病,念珠菌病,恶性贫血,1 型糖尿病,原发性腺功能减退症,自身免疫性甲状腺疾病,脱发和白癜风等
	DiGeorge 综合征	AD	188 400	*TBX1*	22q11.2	圆锥动脉畸形,面部异常,胸腺发育不全,腭裂,免疫功能低下,先天性心脏病,耳、鼻和口畸形
	甲状旁腺功能减退症-耳聋-肾发育不良综合征	AD	146 255	*GATA3*	10p14	耳聋和肾发育不良
	甲状旁腺功能减退症-发育迟缓-畸形综合征	AR	241 410	*TBCE*	1q42.3	宫内及产后生长迟缓,婴儿起病 HP,面部畸形,发育迟缓

分类	病因	遗传模式	MIM	基因缺陷	染色体定位	其他表现
	Kenny-Caffey 综合征 1 型	AR	244 460	*TBCE*	1q42.3	身材矮小,骨硬化,长骨皮质增厚,前囟门关闭延迟,基底节钙化和远视
	Kenny-Caffey 综合征 2 型	AD	127 000	*FAM111A*	11q12.1	身材矮小,骨硬化,长骨皮质增厚,前囟门关闭延迟,基底节钙化和远视
	CHARGE 综合征	AD	214 800	*CHD7*	8q12.1 - q12.2	眼缺损,心脏畸形,后鼻孔闭锁,生长发育迟缓,生殖器和耳畸形,促性腺激素缺乏症,嗅觉减退
	Dubowitz 综合征	AR	223 370	不明	不明	小头畸形,身材矮小,面部异常和轻度至重度精神障碍
	Bartter 综合征 V 型	AD	601 198	*CaSR*	3q13.3 - 21	低钾血症,代谢性碱中毒,肾脏失盐,继发性醛固酮增多,高钙尿症
	MTPD 综合征	AR	609 015	*HADHA*、 *HADHB*	2p23.3	线粒体长链脂肪酸 β 氧化障碍,肌病,横纹肌溶解,周围神经病变,心肌病变(心律失常),肝病,低血糖症
孤立性 HP						
	常染色体隐性/显性遗传性 HP	AR/AD	146 200	*GCMB*	6p24.2	—
	ADH1 型	AD	601 198	*CaSR*	3q13.3 - 21	低钙血症,高钙尿症,正常或低甲状旁腺激素,低镁血症
	ADH2 型	AD	615 361	*GNA11*	19p13	低钙血症,高钙尿症,正常或低甲状旁腺激素,低镁血症
	X 连锁遗传性 HP	X 连锁	307 700	*SOX3*	Xq27	—
线粒体疾病						
	Kearns-Sayre 综合征	母系	530 000	线粒体基因	—	进行性眼外肌麻痹,色素性视网膜病变,心肌病,心脏传导阻滞与感音神经性耳聋
	MELAS	母系	540 000	线粒体基因	—	线粒体肌病,脑病,乳酸酸中毒,卒中样发作,糖尿病
	APS-3、APS-4 型	AR/散发	—	*AIRE/ HLA?*	—	并发其他自身免疫性疾病或自身免疫性疾病家族史
	孤立性	—	—	*HLA/ CaSRAb?*	—	—

续表

分类	病因	遗传模式	MIM	基因缺陷	染色体定位	其他表现
镁代谢异常	高镁血症	—	—	—	—	—
	低镁血症	AR	248 250/	CLDN16/	3q28/	家族性低血镁伴高钙尿症及肾钙质沉着症
		—	248 190	CLDN19	1p34.2	低镁血症,低钙血症,智力发育迟滞,骨质疏松,心律失常,双侧基底节钙化,甚至胚胎停育
		—	602 014	TRPM6	9q21.13	
		获得性	—	—	—	—
甲状旁腺浸润性病变	血色病	—	—	—	—	—
	威尔森病	—	—	—	—	—
	转移性肿瘤	—	—	—	—	—
	电离辐射	—	—	—	—	—

注:HP,甲状旁腺功能减退症;APS,自身免疫性多发性内分泌腺病;ADH,常染色体显性遗传性低钙血症;CHARGE,眼缺损、心脏畸形、后鼻孔闭锁、生长发育迟缓、泌尿生殖系统畸形和耳部异常;MELAS,线粒体肌病、脑病、乳酸酸中毒及卒中样发作;MTPD,线粒体三功能蛋白缺陷;AD,常染色体显性遗传;AR,常染色体隐性遗传;MIM,人类孟德尔遗传;A1RE,自身免疫调节因子1;TBX1,T盒-1;GATA3,GATA结合蛋白3;TBCE,微管蛋白折叠辅因子E;FAM1114,序列相似性家族111成员A;CHD7,染色质螺旋酶DNA结合蛋白7;CasR,钙敏感受体;HADHA,羟酰辅酶A脱氢酶/3-酮硫解酶/还原酶-辅酶A水合酶A亚单位;HADHB,羟酰辅酶A脱氢酶/3-酮硫解酶/还原酶-辅酶A水合酶B亚单位;GCWB,胶质细胞缺失B;GNA11,G蛋白a11亚单位;SOX3,Sry相关同源盒;HLA,人类白细胞抗原;CaSRAb,钙敏感受体自身抗体;CLDN16,封闭蛋白-16;CLDN19,封闭蛋白-19;TRPM6,瞬时型感受器亚家族M成员6。

2. PHP

PTH抵抗是PHP的主要发生机制,通常由PTH受体后缺陷所致。根据注射PTH后尿液中cAMP水平是否升高分为PHPⅠ型(不升高)和Ⅱ型(升高,分子缺陷尚不明确),前者根据GNAS基因缺陷方式分为PHPⅠa(母源性GNAS基因突变)和PHPⅠb(GNAS基因上游甲基化差异表达区域的甲基化异常),PHPⅠc由GNAS基因第13外显子突变导致,是PHPⅠa的变异型。此外,尚有少数肢端发育不全(PRKAR1A或PDE4D突变)病例也具有类似的生化改变。PHP和PPHP的病因和分类见表3-2-2。

表3-2-2　假性甲状旁腺功能减退症和假-假性甲状旁腺功能减退症的分类和病因

分类	病因	遗传模式	MIM	基因缺陷	染色体定位	主要特征
PHP	PHPⅠa	AD	103 580	GNAS	20q13.32	伴有其他激素抵抗和AHO,母源遗传印记
	PHPⅠb	AD/散发	603 233	GNAS上游甲基化异常	20q13.32	不伴有AHO,极少其他激素抵抗,母源遗传印记或散发
	PHPⅠc	AD	612 462	GNAS	20q13.32	可能为PHP1a型的变异,伴有其他激素抵抗和AHO
	PHPⅡ	散发	203 330	不明	不明	外源性PTH刺激后肾脏cAMP排出升高,但尿磷排出不增加

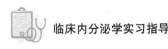
续表

分类	病因	遗传模式	MIM	基因缺陷	染色体定位	主要特征
	肢端发育不全（PHP Ⅱ变异型）	ADAD	101 800 614 613	*PRKAR1A* *PDE4D*	17q24.2 5q11.2-12.1	不伴有 AHO,可有或不伴有 PTH 或其他激素抵抗
PPHP	PPHP	AD	612 463	*GNAS*	20q13.32	仅有 AHO,不伴有其他激素抵抗,父源遗传印记

注:PHP,假性甲状旁腺功能减退症;PPHP,假-假性甲状旁腺功能减退症;AD,常染色体显性遗传;MIM,人类孟德尔遗传;GNAS,G 蛋白 α 亚单位;PRKAR1A,1 型环磷酸腺苷依赖性蛋白激酶 Aα 调节亚单位;PDE4D,磷酸二酯酶 4D;AHO,Albright 遗传性骨营养不良;cAMP,环磷酸腺苷;PTH,甲状旁腺激素。PPHP 与编码 Gsα 的父源性 *GNAS* 基因杂合突变有关,具有 AHO 体态异常,但没有 PTH 抵抗的生化改变。

（二）病理生理机制

1. HP

HP 主要病理生理改变由 PTH 分泌减少或作用障碍所致。PTH 生成和分泌不足引起低钙血症、高磷血症、尿磷排泄减少。PTH 不足会通过以下途径导致低钙血症:① 破骨细胞作用减弱,骨钙动员和释放减少;② 1α-羟化酶水平下降,1,25 双羟维生素 D 生成减少,肠钙吸收减少;③ 肾小管对钙的重吸收减少。PTH 不足同时还导致肾近曲小管对磷的重吸收增加,故尿磷排泄减少,血磷升高。

低钙血症使神经肌肉兴奋性增高,出现手足搐搦、口周及肢端麻木等临床表现。严重低钙血症或血钙水平急速下降时,患者可出现喉痉挛或癫痫样大发作。PTH 不足导致骨转换水平减低,部分病程长的患者骨密度(bone mineral density,BMD)增加。儿童长期低钙血症可出现骨骼矿化障碍,表现为佝偻病/骨软化症。低钙血症可引起心电异常,表现为 QT 间期延长、非特异性 T 波改变等,并可伴发扩张性心肌病和心力衰竭等。低钙血症时维生素 B_{12} 和内因子结合欠佳,可发生大细胞性贫血。微血管痉挛局部供血不足可引起外胚层器官营养障碍性病变,如皮肤粗糙、毛发脱落、干燥、牙釉质发育不良等。

升高的血磷携带钙离子在骨和软组织沉积,引起异位钙化和骨化。高血磷可能激活无机磷转运子 PiT1(SLC20A1),并且导致尾状核和灰质中成骨因子的表达,导致基底神经节及其周边区域钙化,可引起震颤麻痹、癫痫发作等,严重者出现精神神经系统症状。钙、磷沉积在四肢、关节周围形成骨赘,出现关节疼痛、骨痛等;沉积在晶状体引起白内障。

由于 PTH 不足,肾小管重吸收碳酸氢盐过多,血 pH 升高而引起碱中毒;肾小管对钠的重吸收过多而致水钠潴留,可表现为视乳头水肿、颅内压增高等。

2. PHP

由于受累靶器官对 PTH 抵抗,尽管血清 PTH 水平升高,仍出现低钙血症和高磷血症,血 1,25-(OH)$_2$D$_3$ 降低。肾脏近端肾小管对 PTH 抵抗,给予外源性的 PTH 不能如常刺激尿磷和 cAMP 排泄。但部分患者肾小管升支粗段可能对 PTH 还存有反应,因此不易出现高钙尿症。持续的高 PTH 血症可导致骨转换水平升高,尤其是 PHP 中的 Ib 型患者 BMD 水平低于 HP 患者,甚至出现三发性甲状旁腺功能亢进症。由于低钙和高磷血症,PHP 患者同样会出现神经肌肉兴奋性增高和异位钙化等。

三、临床表现

低钙血症和高磷血症是 HP 和 PHP 的临床生化特征,是否出现临床表现则取决于血钙下降的速度、程度及其持续的时间。

1. 急性低钙血症

术后迅速发生的低钙血症可以出现急性低钙血症相关症状,典型表现为手足搐搦,有时可伴喉痉挛和喘鸣,甚至惊厥或癫痫样发作。

2. 长期表现

HP 导致的慢性低钙血症患者可能没有症状,除非血钙浓度降低到一定程度而出现神经肌肉兴奋性增加。高血磷通常无症状,但慢性高血磷会在血管、神经、肾脏等器官的软组织发生异位矿化,从而永久损害这些器官的功能。许多 HP 患者伴随慢性低镁血症,可能加重其临床症状。

(1)肌肉、神经和精神表现:患者可表现疲乏,四肢及口周麻木。神经肌肉兴奋性增高出现肌肉痉挛(有时疼痛),表现为手足搐搦、喉痉挛和哮鸣,支气管痉挛和哮喘。体检发现束臂加压试验(Trousseau)阳性和面神经叩击征(Chvostek)阳性。部分基底节钙化患者会发生帕金森综合征、痴呆及其他运动障碍,如肌张力障碍、偏侧投掷症、舞蹈手足徐动症、动眼神经危象等。部分患者可表现抑郁症、焦虑和人格障碍等精神异常。

(2)外胚层营养不良:可出现皮肤干燥、水肿且粗糙。其他皮肤表现包括毛发粗糙、脆弱和稀疏伴斑秃,以及具有特征性横沟的脆甲症。这些异常表现与低钙血症的严重程度及病程长短有关,待血钙恢复正常可逆转。

(3)眼部表现:可引起白内障及角结膜炎,也可出现视乳头水肿和角膜钙化。

(4)胃肠道症状:可有长期便秘,发作性腹部绞痛或伴有脂肪泻。

(5)心血管系统:长期严重的 HP 可导致充血性心力衰竭、胸痛、心律失常,心电图出现心脏传导阻滞、长 QT 间期和 ST-T 改变。

(6)骨骼:HP 患者存在不同程度的骨骼异常。与正常对照相比,特发性或术后 HP 患者 BMD 可能增加。先天性甲状旁腺功能减退综合征患者可能有骨质硬化、骨皮质增厚和颅面骨畸形等改变。PHP 患者的 BMD 改变则具有异质性,从类似 HP 的 BMD 升高、正常到类似原发性甲状旁腺功能亢进症的纤维囊性骨炎等均有报告。

(7)牙齿异常:低钙血症出现在发育早期时,可引起牙齿异常,包括牙齿发育不良、牙萌出障碍、牙釉质及牙根形成缺陷、龋齿磨损等。早期治疗低钙血症可逆转这些变化。

(8)高钙尿症及肾脏并发症:患者出现低钙血症时尿钙水平也偏低,但由于 PTH 促进肾小管钙重吸收的作用缺失,HP 患者的尿钙排泄相对较高。在钙和维生素 D 补充治疗过程中,随着血清钙水平恢复正常,患者容易发生高钙尿症,导致肾结石、肾钙沉着症,甚至出现慢性肾功能不全。

(9)伴发疾病的临床表现:由于其他的一些疾病或者综合征可以导致 HP,因此可出现伴发疾病的相关症状和体征,包括听觉丧失、肾功能异常、先天性畸形、身材矮小、免疫缺陷、心脏畸形、骨骼畸形等。APS-1 型患者还可有念珠菌病、艾迪生病等表现,念珠菌病可先于其他免疫性疾病发生,通常累及指(趾)甲、皮肤及胃肠道,且对抗真菌治疗抵抗。

(10)PHP 和 PPHP 的特殊临床表现:除了低钙血症和高磷血症所引起的相关临床表现外,PHP Ia/Ic 型和少数 PHP Ib 型患者也可有 AHO 表现,如身材矮小、皮下骨化、圆脸及短指等。部分 PHP 患者还可能表现为对促甲状腺激素和促性腺激素等多肽类激素抵抗的特殊内分泌表现。PHP 的临床表现相对较轻,部分患者的血钙近于正常,症状隐匿。PPHP 仅表现为 AHO 体型,不伴有 HP 的生化异常。

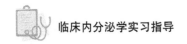

四、辅助检查

（一）实验室检查

（1）血钙：HP 及 PHP 患者均存在低钙血症，血总钙水平≤2.13 mmol/L（8.5 mg/dL）；有症状者，血总钙值多≤1.88 mmol/L（7.5 mg/dL），血游离钙≤0.95 mmol/L（3.8 mg/dL）。血总钙水平测定简便易行，但由于 40%～45% 的血钙为蛋白结合钙，因此在诊断时应注意血白蛋白对血钙的影响。常用计算公式为：血白蛋白每下降 10 g/L（1 g/dL），血总钙下降 0.2 mmol/L（0.8 mg/dL）。在低白蛋白血症时，血游离钙的测定对诊断有重要意义。

（2）血磷：多数患者血磷增高，部分患者正常。

（3）尿钙和磷：一般情况下，尿钙减少，尿磷排量也减少。但 ADH 患者尿钙排出增加，表现为高尿钙性低钙血症。接受钙和维生素 D 制剂治疗的 HP 患者，随着血钙水平的纠正，易出现高钙尿症。

（4）骨转换指标：HP 患者血碱性磷酸酶（alkaline phosphatase，ALP）水平正常，血 β-Ⅰ型胶原羧基末端肽（β-CTX）水平可正常或偏低；部分 PHP 患者骨转换指标血 ALP 及 β-CTX 水平可高于正常。

（5）血 PTH：HP 患者血 iPTH 水平一般情况下低于正常，也可以在正常范围。因低钙血症对甲状旁腺是一种强烈刺激，当血清总钙值≤1.88 mmol/L（7.5 mg/dL）时，血 PTH 值应有 5～10 倍的增加，所以低钙血症时，如血 PTH 在正常范围，仍属 HP，测血 PTH 时，应同时取血测血钙，两者综合分析。PHP 患者血 iPTH 水平高于正常。

（二）影像学检查

建议应用头颅计算机断层照相术（computed tomography，CT）平扫评估有无颅内钙化及钙化范围。应用裂隙灯检查评估是否并发低钙性白内障。应用腹部超声、必要时泌尿系统 CT 评估肾脏钙化/泌尿系统结石。如需要了解 PHP 患者的骨密度，可通过双能 X 线吸收测定法（dual energy X-ray absortiometry，DXA）进行检测。

五、诊断与鉴别诊断

（一）诊断

HP 的典型生化特征是低钙血症、高磷血症、PTH 水平降低，结合临床表现，可做出诊断。PHP 根据患者特殊的 AHO 体貌，结合低钙血症、高磷血症和过高的 PTH 水平可诊断。HP 和 PHP 患者通常因低钙血症及其相关症状（如手足搐搦、麻木等感觉异常）而就诊；也有患者因反复癫痫发作和（或）发现颅内钙化、白内障等就诊；PHP 患者还可因高 PTH 血症、矮小、骨骼畸形（如 AHO 体型）等就诊，具有上述临床表现或生化异常的患者应考虑到 HP 或 PHP 的可能，进而完成鉴别诊断。主要的鉴别诊断包括低钙血症的鉴别诊断、HP 病因的鉴别诊断及 PHP 的分型诊断等。

（二）鉴别诊断

低钙血症的常见原因为甲状旁腺相关疾病，以及维生素 D 相关疾病。低钙血症还可根据 PTH 水平进行分类：低 PTH 所致的低钙血症见于各种原因导致的永久性或一过性 HP；高 PTH 多见于维生素 D 缺乏、代谢异常或维生素 D 抵抗，PTH 抵抗（PHP），钙向骨组织过度转移，低镁血症等。

一旦确定低钙血症，应针对低钙血症的常见原因进行细致的临床评估，包括颈部手术史，某些药物应用史、血维生素 D 代谢物水平、血镁水平及肾功能等。宜同时测定血钙、磷、PTH、25 羟维生素 D、血镁、血肌酐、肌酸磷酸激酶及 24 h 尿钙等水平。通常维生素 D 缺乏或抵抗所致低钙血症常伴有低磷血症、血 PTH 升高,严重者可表现为骨软化症或佝偻病。而 HP 或慢性肾功能不全相关的低钙血症常表现为低钙血症、高磷血症,可根据血 PTH 水平进一步分析。

（三）HP 病因学筛查

HP 的典型生化特征是低钙血症、高磷血症、PTH 水平低下或测不到;但在很少情况下,某些突变型 HP 的 PTH 通过一些方法测定可能升高。1,25(OH)$_2$D 和骨转换指标包括 ALP 通常低于正常范围或在正常范围偏低水平,低血钙情况下尿钙排泄量减少,肾小管重吸收磷增加,血磷升高。

HP 可由甲状旁腺发育不良（多种基因突变）、破坏（颈部手术或自身免疫性疾病）、PTH 分泌减少（新生儿低钙血症或低镁血症）、对 PTH 抵抗（如 PHP）及由 PTH 基因本身突变所致。HP 可以表现为某些遗传综合征的一部分,也可仅有甲状旁腺孤立受累而不表现为综合征的病例,称为孤立性 HP 或特发性 HP;也有家族性的孤立性 HP,以常染色体显性遗传、隐性遗传和 X 染色体连锁方式遗传。

对于无颈部手术史的患者,如果具有综合征的相关表现、HP 或自身免疫性疾病家族史,尤其是起病年龄较轻的患者,可考虑进行相关基因检测和(或)家系筛查。血镁水平异常也可影响甲状旁腺功能,许多 HP 患者同时并发慢性低镁血症,镁缺乏可以加重 HP 患者低钙血症的症状和体征,应注意同时检测血镁水平,必要时予以纠正后复查甲状旁腺功能。若可排除手术后和遗传性病因所致的 HP（综合征和非综合征性）以及镁缺乏或过多等因素,要考虑到一些少见的病因,如浸润性疾病、威尔森病和血色病等。

（四）PHP 分型诊断

如患者表现为低钙血症、高磷血症同时 PTH 水平升高,要考虑 PHP。HP 及 PHP 的临床、生化及遗传学特征。由于不同分型的 PHP 之间临床特征存在重叠,如有条件可通过 *GNAS* 基因突变筛查及其上游甲基化状态检测进一步明确其分子分型;对于不存在 *GNAS* 基因遗传学异常者,还可考虑筛查 *PRKAR1A* 或 *PDE4D* 等其他 PTH/PTHrP 通路上的基因异常。

六、治疗

（一）急性低钙血症的处理

处理原则为补充钙剂和活性维生素 D,并须纠正低镁血症。治疗目标为将血钙升至正常低值或略低,缓解临床症状和低血钙的并发症;同时,避免治疗后继发的高钙血症和高钙尿症。

（1）补充钙剂:对有手足抽搐等低钙血症症状及体征的患者,均需积极采取静脉补钙治疗。用 10% 葡糖酸钙 10~20 mL 缓慢静脉推注（90~180 mg 钙,10~20 min）,通常症状立即缓解;如果症状复发,必要时可重复。对于症状反复多次出现难以缓解者,可持续静脉滴注钙剂,每日补充大约 500~1 000 mg 钙,即将 10% 葡糖酸钙 100 mL（900 mg 钙）稀释于 5% 葡萄糖液 1 000 mL 内按每小时 50 mL（450 mg 钙,不超过钙 4 mg/kg 体质量为宜）的速度静脉滴注,钙剂溶液的最高浓度最好控制在 100 mL 溶液内钙小于 200 mg,即 100 mL 溶液稀释不超过 20 mL 的 10% 葡糖酸钙,以免刺激血管。避免输液外渗,刺激周围软组织;输液期间定期复查血钙,避免血钙水平过高。维持血清钙 2.0 mmol/L 左右即可。若发作严重,可短期内辅以地西泮或苯妥英钠肌内注射,以迅速控制抽搐与痉挛。如低血钙仍然不能纠正,症状不能缓解,可同时每日口服 1 000~2 000 mg 钙。

（2）补充活性维生素 D：由于 HP 患者缺乏 PTH，活性维生素 D 的生成受阻，需要给予活性维生素 D 才能迅速纠正肠钙的吸收障碍，骨化三醇常用剂量为 0.25～2 μg/d 或更大剂量，分次口服，起效快，口服 3～6 h 后血药浓度达峰值，半衰期为 5～8 h。

（3）纠正低镁血症：低镁血症常与低钙血症并存，低镁血症时 PTH 分泌和生理效应均减低，使低钙血症不易纠正。严重低镁血症（低于 0.4 mmol/L）患者可出现低钙血症和手足搐搦。因此，在补充钙剂和应用维生素 D 的同时，尤其病程长、低血钙难以纠正者，予以补镁，有助提高疗效。给予 10% 硫酸镁 10～20 mL 缓慢静脉注射（10～20 min），如血镁仍低，1 h 后还可重复注射；肌内注射容易产生局部疼痛和硬结，一般较少使用。除静脉注射外，还可口服氯化镁 3 g/d 或静脉滴注 10～14 mmol/L，肾排泄镁功能正常的患者尿镁可作为体内镁补充适量的指标。

（二）HP 及 PHP 的长期治疗

HP 及 PHP 常规长期治疗是口服钙剂、活性维生素 D 或其类似物，以及普通维生素 D（表 3-2-3）。该治疗原理是通过大剂量钙和活性维生素 D 或其类似物提高肠内钙吸收，进而纠正因肠钙吸收减少和肾脏钙排泄率增加所致的低钙血症。治疗目标：① 减轻低钙血症所产生的症状；② 对于 HP 患者，维持空腹血钙在正常低值或略低于正常，尽可能维持在 2.0 mmol/L 以上，PHP 患者维持血钙在正常范围；③ 维持血磷在正常范围或略高；④ 避免或减少高尿钙的发生；⑤ 维持钙磷乘积在 55 mg^2/dL^2 或 4.4 mmol^2/L^2 以下；⑥ 防止肾脏等软组织的异位钙化，如肾结石或肾钙质沉积。对于 PHP 患者，尤其是 PHP Ib 型患者，建议尽量控制血 PTH 水平在正常范围内，以避免或减轻骨骼病变。

表 3-2-3　甲状旁腺功能减退症及假性甲状旁腺功能减退症长期治疗中的维生素 D 制剂

药物	常用剂量	起效时间/d	停药后作用消失时间/d
骨化三醇［1,25-(OH)$_2$D$_3$］	0.25～2 μg/d	1～3	2～3
阿法骨化醇［1α-(OH)D］	0.5～3 μg/d	1～3	5～7
普通维生素 D	10 000～200 000 IU/d	10～14	14～75

（1）钙剂：以碳酸钙最为常用，含钙 40%，由于需胃酸才能解离为可吸收的钙离子，餐时服用较好。而枸橼酸钙虽含钙较碳酸钙低，但其解离不需要胃酸，任何时间都可服用，尤其适用于胃酸较少者，包括长期服用质子泵抑制剂的患者。在不良反应方面，碳酸钙容易引起便秘，而枸橼酸钙不易引起便秘。其他种类的钙剂包括葡乳醛酸钙、葡萄糖酸钙和乳酸钙，因含钙量较低（分别为 6.6%、9% 和 3%），一般不常用于 HP 的治疗。每次补钙 500～1 000 mg，2～3 次/d。

（2）活性维生素 D 或其类似物：维生素 D 的活性代谢产物为 1,25-(OH)$_2$D$_3$，具有促进肠钙吸收和骨转换的生理作用，由于 PTH 刺激 25OHD-1α-羟化酶的合成，PTH 的缺乏或作用障碍将导致维生素 D 活化障碍，因此活性维生素 D 与钙剂合用是治疗 HP 的重要手段。骨化三醇一般服药 1～3 d 后可见血钙上升，用量为 0.25 μg/d 至 2 μg/d，相当于体内每日产生 1,25-(OH)$_2$D$_3$ 的量，必要时每日用量可超过 2 μg，如每日用量大于 0.75 μg，则须分次服用。如有条件，在使用活性维生素 D 期间，可检测血清 1,25-(OH)$_2$D$_3$ 水平，以判断是否存在依从性差和（或）肠道吸收不良。

1α-羟基维生素 D（阿法骨化醇）和双氢速甾醇为活性维生素 D 类似物，可作为骨化三醇的替代品，它们分别在肝脏转化为 1,25-(OH)$_2$D$_3$ 和 25 羟基双氢速甾醇而发挥作用。阿法骨化醇也是在服药 1～3 d 后出现血钙上升，但作用时间较骨化三醇长，为 5～7 d，而双氢速甾醇起效较慢，在服药 4～7 d 后可见血钙上升，作用时间比阿法骨化醇更长，为 7～21 d。阿法骨化醇的常用剂量为 0.5～

3.0 μg/d,双氢速甾醇的常用剂量为 0.2~1.0 mg/d。由于骨化三醇作用时间短,如治疗期间血钙过高,停药后血钙很快回降,而双氢速甾醇作用时间长,一旦发生高钙血症,停药后血钙回降较慢,阿法骨化醇介于两者之间。

(3)普通维生素 D:普通维生素 D 在肝脏羟化后转变为 25-OH-D$_3$,后者半衰期较长(2~3 周),25-OH-D$_3$ 在高浓度时,也能激活维生素 D 受体。在用活性维生素 D 的同时,须补充普通维生素 D,使 25-OH-D$_3$ 维持在正常范围,能使血钙更趋稳定,且为 PTH 非依赖性肾外组织合成 1,25-(OH)$_2$D$_3$ 提供足够底物,以充分利用肾外组织产生 1,25-(OH)$_2$D$_3$ 的能力。普通维生素 D 包括维生素 D$_2$ 和维生素 D$_3$,两者活性相似。本书建议将 25-OH-D$_3$ 维持在 75 nmol/L 以上。如无法得到活性维生素 D 或其类似物,或无法承受其费用,可考虑用价格较便宜的普通维生素 D 代替,但须使用中毒剂量才能达到疗效。值得注意的是,如 25OHD 在脂肪组织中蓄积过多,释放入血时,将会导致严重高钙血症,且持续时间较长。因此,用中毒剂量的普通维生素 D 代替活性维生素 D 或其类似物时,须严密监测血钙,慎防高钙血症的发生。妊娠及哺乳期的 HP 及 PHP 患者,建议应用活性维生素 D 及其类似物联合钙剂维持血钙水平。

(4)其他辅助治疗:噻嗪类利尿剂能增加肾远曲小管对钙的重吸收,从而减少尿钙排泄,针对大剂量钙剂和活性维生素 D 或其类似物所致的高尿钙,噻嗪类利尿剂常作为一种辅助治疗方法。低盐饮食能增强噻嗪类利尿剂的作用。噻嗪类利尿剂一般在服药第 3~4 d 可见血钙上升。双氢克尿塞的常用剂量为 25~100 mg/d,由于该药半衰期较短,常须分两次服用。氯噻酮为另一种噻嗪类利尿剂。须注意的是,用噻嗪类利尿剂提升血钙时所需剂量较大,而大剂量又容易引起低钾、低镁和低钠血症,因此,常须联合补钾,或与保钾保镁利尿剂如阿米洛利联用,以防止低钾和低镁血症的发生。如并发原发性肾上腺皮质功能减退症(APS-1 型),则不建议使用噻嗪类药物,以免出现低钾血症。由钙受体失活性突变所致的低钙血症患者常伴有低镁血症,也不建议使用噻嗪类药物。另外,在患者并发有其他疾病而需要用利尿剂时,建议选用噻嗪类利尿剂,而不是袢利尿剂。除非发生严重高磷血症,磷结合剂或低磷饮食常无必要。对于钙受体失活性突变所致的低钙血症患者,由于尿镁丢失过多,常需要补充镁剂。

(5)合并其他疾病的治疗:HP 患者癫痫发作时建议予以常规的抗癫痫治疗,同时针对 HP 治疗,在血钙水平达标后逐渐减少抗癫痫药物,部分患者可以停用抗癫痫药物。HP 患者常并发白内障,须手术治疗。HP 患者常有骨微结构异常和 BMD 升高,其临床意义并不确定,无须特异性治疗。

(6)随访监测:治疗期间,须监测血钙(用白蛋白水平校正)、血磷和血肌酐,在药物剂量调整期间每周至每月检测上述指标,药物剂量稳定后每半年检测上述指标及尿钙和尿肌酐;PHP 患者还须监测血 PTH 水平。

常规治疗往往因治疗不足导致长期肌肉抽搐或治疗过度导致高血钙或高尿钙,因此须长期监测血钙和尿钙。尽管 HP 患者空腹血钙的目标值较为明确,但由于个体差异,可根据临床症状进一步调整目标血钙的水平。

HP 患者可出现异位钙化和肾结石,但很难区分是由于 HP 本身所致还是治疗药物引起,一般认为,只有高剂量的钙剂和维生素 D 才有可能引起异位钙化和肾结石。对于 HP,治疗前常须行肾脏超声或 CT 检查以确定是否存有肾结石或钙质沉着症,治疗期间可每 5 年重复一次检查,如临床症状出现变化,可将检查提前。

（7）科普教育：须重视科普教育，让患者了解 HP 及 PHP 的病理生理、临床表现和治疗方面的一些知识，特别是让患者及家人了解定期检查随访的重要性，重视高尿钙的危害，理解 24 h 尿钙等一些烦琐检查的必要性，以预防或延缓长期并发症的发生。

（三）PTH 替代治疗

尽管使用大剂量钙剂和活性维生素 D，部分 HP 患者的血钙仍然不能被提升到目标水平，并且长期使用大剂量钙剂和活性维生素 D 有可能引起高尿钙、肾结石、肾钙质沉着症和异位钙化。此外，用钙剂和维生素 D 治疗并不能解决由 PTH 缺乏所致的骨转换降低的问题。而使用 PTH 替代治疗的明显优势是 PTH 在纠正低钙血症的同时显著降低了尿钙水平，因此 PTH 替代治疗与常规治疗相比不会发生高尿钙、肾结石和肾钙质沉着症，并且能纠正常规治疗不能纠正的骨代谢异常。

在激素缺乏导致的内分泌疾病中，HP 是最后一种应用激素替代治疗的疾病，直至 1996 年 Winer 等才首次报告了用重组人甲状旁腺激素 1-34 片段（rhPTH1-34）治疗 HP 的临床研究结果。目前在临床研究中，用于 HP 治疗的 PTH 及其类似物包括两种：rhPTH1-34 和 rhPTH1-84，后者于 2015 年 1 月获得美国 FDA 批准，用于治疗 HP。

（1）PTH1-34：Winer 等自 1996 年以来进行了多项关于 PTH1-34 治疗 HP 的临床研究，均能有效维持血钙在目标范围，且与传统治疗药物（活性维生素 D）相比尿钙排泄明显减少；2 次/d 较 1 次/d 注射可明显减少 PTH1-34 的剂量，且皮下注射泵可进一步减少用量。PTH1-34 治疗 1 年后，骨转换指标水平显著升高，全髋 BMD 显著增加而桡骨远端 BMD 显著降低，骨小梁数量、矿化表面积及骨形成速率均显著增加。

（2）PTH1-84：与 PTH1-34 治疗方案不同，临床研究中采用在原有传统治疗基础上加用每日或隔日 1 次固定剂量 PTH1-84 的方案。临床研究显示加用 rhPTH1-84 后，元素钙和骨化三醇用量可显著降低甚至停用，血磷水平显著降低，尿钙水平不增加或维持正常范围；骨转换指标水平显著升高；腰椎 BMD 升高，全髋 BMD 不变或升高，而桡骨远端 BMD 显著降低。骨组织计量学研究结果与 PTH1-34 类似，应用 PTH1-84 亦可显著增加骨转换指标水平、皮质骨多孔性及骨小梁数量。

由于 rhPTH1-84 非常昂贵，美国内分泌学会推荐 rhPTH1-84 作为钙剂和维生素 D 制剂的补充治疗，用于单纯传统治疗效果不佳的患者，包括：① 血钙波动较大，经常出现明显的低钙血症或高钙血症；② 血磷和（或）钙磷乘积控制不满意；③ 调整传统治疗药物后仍有高钙尿症导致的肾脏并发症或泌尿系结石风险增加；④ 已有肾脏并发症，包括肾脏钙化、肾结石或慢性肾脏疾病；⑤ 口服药物剂量过大；⑥ 并发影响钙和维生素 D 吸收的胃肠道疾病；⑦ CaSR 激活性突变导致的常染色体显性遗传性低钙血症。

目前 rhPTH1-84 用法为起始剂量 50 μg，皮下注射，1 次/d；同时将原有活性维生素 D 剂量减半。开始用药或调整剂量后每 3～7 d 监测血钙水平，每 4 周调整 rhPTH1-84 的剂量，治疗目标为停用活性维生素 D，口服钙减为 500 mg/d，维持血钙在正常低值水平。如原用钙剂量较大，也可以从减少钙剂剂量起始。剂量稳定后，建议每 3～6 个月检测血钙磷水平，至少每年检测 1 次尿钙水平。

如需将 rhPTH1-84 治疗改回传统治疗，建议停药前检测血清 25-OH-D$_3$ 水平，确保 25-OH-D$_3$ 在正常范围。如为单纯应用 rhPTH1-84 的患者，停药前需要与传统治疗药物短期重叠以待后者起效。在 PTH 治疗向传统治疗转换时，有时需要短时期增加传统治疗药物剂量。

应用 rhPTH1-84 的不良事件包括高钙血症、低钙血症、肌肉骨骼症状、胃肠道症状等。目前并未观察到应用 rhPTH1-34 或 rhPTH1-84 过程中骨肉瘤风险的增加。对于 rhPTH1-84 治疗 HP 的疗程,尚不明确。

HP 的诊疗流程图见图 3-2-1。

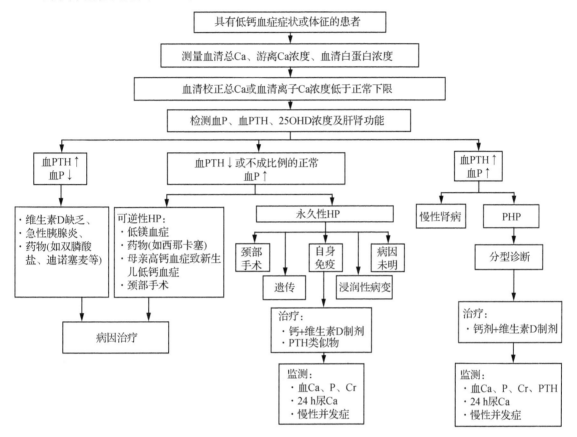

图 3-2-1　HP 的诊疗流程图

【思考问题】

（1）甲状旁腺功能减退症的典型临床表现是什么?

（2）如何结合临床表现和相关实验检查来诊断甲状旁腺功能减退症?

（3）对于甲状旁腺功能减退症患者,应采取怎样的治疗策略?

第三节 骨质疏松症

【实习目的】

（1）学习骨质疏松症的病因和病理生理机制。

（2）熟悉骨质疏松症的临床表现和诊断方法。

（3）掌握骨质疏松症的预防和治疗方法。

（4）了解骨质疏松症患者的护理和日常生活指导。

【实习准备】

带教老师准备：

（1）准备图示和模型用于讲解骨骼的正常结构，对比骨质疏松症状况下骨骼的变化。

（2）准备多种类型的骨质疏松症病例，突出不同因素如年龄、性别、生活习惯等对骨质疏松症的影响。

（3）配置一份包含疾病的病因、发病机制、诊断和治疗的详细教学材料或PPT。

（4）提供现场实验或实操环节，如骨密度测试、骨骼模拟练习等。

学生准备：

（1）提前预习骨骼系统的相关知识，了解骨骼的结构和功能。

（2）针对案例展开思考，预习骨质疏松症的发病机制、临床表现、诊断点和治疗方案。

（3）查阅相关医学文献和最新研究，了解当前对骨质疏松症的认识和治疗策略。

（4）明确自己的疑惑和问题，做好课堂回答或发问的准备。

【实习内容】

一、疾病的认识

骨质疏松症（osteoporosis）是一种以骨量低下、骨组织微结构损坏，导致骨脆性增加、易发生骨折为特征的全身性骨病。2001年美国国立卫生研究院（National Institutes of Health，NIH）将其定义为以骨强度下降和骨折风险增加为特征的骨骼疾病。骨质疏松症可发生于任何年龄，但多见于绝经后女性和老年男性。依据病因，骨质疏松症分为原发性和继发性两大类。原发性骨质疏松症包括绝经后骨质疏松症（Ⅰ型）、老年骨质疏松症（Ⅱ型）和特发性骨质疏松症（青少年型）。绝经后骨质疏松症一般发生在女性绝经后5～10年内；老年骨质疏松症一般指70岁以后发生的骨质疏松；特发性骨质疏松症主要发生在青少年，病因尚未明确。继发性骨质疏松症指由影响骨代谢的疾病、药物或其他原因导致的骨质疏松。

随着我国人口老龄化的加剧，骨质疏松症患病率快速攀升，已成为重要的公共健康问题。2020年第七次全国人口普查显示,我国60岁以上人口为2.64亿(约占总人口的18.7%),65岁以上人口超过1.9亿(约占总人口的13.5%),是全球老年人口最多的国家。全国骨质疏松症流行病学调查显示,50岁以上人群骨质疏松症患病率为19.2%,其中女性为32.1%,男性为6.9%;65岁以上人群骨质疏松症患病率为32%,其中女性为51.6%,男性为10.7%。根据以上流行病学资料估算,目前我国骨质疏松症患病人数约为9 000万,其中女性约为7 000万。

骨质疏松性骨折(或称脆性骨折)是指受到轻微创伤(相当于从站立高度或更低的高度跌倒)即发生的骨折,是骨质疏松症的严重后果。骨质疏松性骨折的常见部位包括椎体、前臂远端、髋部、肱骨近端和骨盆等,其中椎体骨折最为常见。20世纪90年代,北京地区基于影像学的椎体骨折流行病学调查显示,50岁以上女性椎体骨折患病率约为15%,且患病率随增龄而渐增,80岁以上女性椎体骨折患病率可高达36.6%。2013年北京椎体骨折研究表明,北京地区绝经后妇女椎体骨折的患病率与20世纪90年代相似,椎体骨折的患病率呈稳定趋势。近期上海社区人群椎体骨折筛查研究表明,60岁以上人群椎体骨折患病率男女相当,其中男性为17%,女性为17.3%。全国随机抽样研究表明,我国40岁以上人群椎体骨折的患病率男性为10.5%,女性为9.5%。上海和全国的数据均提示中老年男性椎体骨折的患病率与女性相当,椎体骨折的防治对男女同等重要。髋部骨折是最严重的骨质疏松性骨折,近年来我国髋部骨折发生率呈显著上升趋势。1990至1992年,50岁以上髋部骨折发生率男性为80/10万,女性为83/10万;2002至2006年,髋部骨折发生率增长为男性129/10万和女性229/10万,分别增长至1.61倍和2.76倍。唐山和安徽等地区的纵向研究也表明髋部骨折的发生率呈上升趋势。近期源自城镇职工和居民医保大数据分析表明,2016年我国55岁以上髋部骨折的发生率男性为99/10万,女性为177/10万;髋部骨折总数由2012年的16 587例增加到2016年的66 575例。整体而言,随着我国人口老龄化的加重,骨质疏松性骨折的发生率仍处于急速增长期。

骨质疏松性骨折的危害巨大,是老年患者致残和致死的主要原因之一。发生髋部骨折后1年内,约20%患者可能死于各种并发症,约50%患者致残,生活质量明显下降。而且,骨质疏松症及骨折的医疗和护理,还会造成沉重的家庭和社会负担。预计至2035年,我国用于主要骨质疏松性骨折(腕部、椎体和髋部)的医疗费用将达1 320亿元,而至2050年,该部分医疗支出将攀升至1 630亿元。

尽管我国骨质疏松症的患病率高,危害极大,但公众对骨质疏松症的知晓率及诊断率仍然很低,分别仅为7.4%和6.4%,甚至在发生脆性骨折后,骨质疏松症的治疗率也仅为30%。因此,我国骨质疏松症的防治面临患病率高,但知晓率、诊断率、治疗率低("一高三低")的严峻挑战,同时,我国骨质疏松症诊疗水平在地区间和城乡间尚存在明显差异。

二、病因与机制

骨骼需有足够的刚度和韧性以维持其强度,承载外力,避免骨折。为此,要求骨骼具备完整的层级结构,包括Ⅰ型胶原的三股螺旋结构、非胶原蛋白及沉积于其中的羟基磷灰石。骨骼的完整性由不断重复、时空偶联的骨吸收和骨形成过程维持,此过程称为骨重建。骨重建由成骨细胞、破骨细胞和骨细胞等组成的骨骼基本多细胞单位(BMU)实施。成年前骨骼不断构建、塑形和重建,骨形成和骨吸收的正平衡使骨量增加,并达到骨峰值;成年期骨重建平衡,维持骨量;此后随年龄增加,骨形成与骨吸收呈负平衡,骨重建失衡造成骨量丢失。

力学刺激和负重有利于维持骨重建,修复骨骼微损伤,避免微损伤累积和骨折。分布于哈弗斯管周围的骨细胞(占骨骼细胞的90%~95%)可感受骨骼的微损伤和力学刺激,并通过内分泌、自分泌或旁分泌的方式与其他骨细胞联系。力学刺激变化或微损伤贯通板层骨或微管系统时,会通过影响骨细胞的信号转导,诱导破骨细胞前体迁移和分化。破骨细胞占骨骼细胞的1%~2%,由单核巨噬细胞前体分化形成,主司骨吸收。破骨细胞生成的关键调节步骤包括成骨细胞产生的核因子-κB活化体受体配体(RANKL)与破骨细胞前体细胞上的核因子-κB活化体受体(RANK)结合,激活NF-κB信号通路,促进破骨细胞分化。破骨细胞的增殖和分化也有赖于成骨细胞源性的巨噬细胞集落刺激因子(M-CSF)与破骨细胞上的受体相结合。成骨细胞分泌的护骨素(OPG)与RANK竞争性结合RANKL,抑制破骨细胞的生成。骨吸收后,成骨细胞的前体细胞能感知转化生长因子-β1(TGF-β1)的梯度变化而被募集。成骨细胞由间充质干细胞分化而成,主司骨形成,并可随骨基质的矿化而成为包埋于骨组织中的骨细胞或停留在骨表面的骨衬细胞。成骨细胞分泌富含蛋白质的骨基质,包括Ⅰ型胶原和一些非胶原的蛋白质(如骨钙素)等,再经过数周至数月,羟基磷灰石沉积于骨基质上完成矿化。

雌激素缺乏是原发性骨质疏松症重要的发病机制之一。雌激素水平降低会减弱对破骨细胞的抑制作用,破骨细胞的数量增加、凋亡减少、寿命延长,导致骨吸收功能增强。尽管成骨细胞介导的骨形成亦有增加,但不足以代偿过度骨吸收,骨重建活跃和失衡致使骨小梁变细或断裂,皮质骨孔隙度增加,导致骨强度下降。雌激素减少能降低骨骼对力学刺激的敏感性,使骨骼呈现类似于废用性骨丢失的病理变化。

老年性骨质疏松症一方面由于增龄造成骨重建失衡,骨吸收/骨形成比值升高,导致进行性骨丢失;另一方面,增龄和雌激素缺乏使免疫系统持续低度活化,处于促炎症状态。炎症介质,如肿瘤坏死因子α(TNF-α)、白介素(IL)-1、IL-6、IL-7、IL-17及前列腺素E2(PGE2)均能诱导M-CSF和RANKL的表达,刺激破骨细胞,造成骨量减少。雌激素和雄激素在体内具有对抗氧化应激的作用,老年男性性激素结合球蛋白持续增加,使睾酮和雌二醇的生物利用度下降,体内的活性氧类堆积,促使间充质干细胞、成骨细胞和骨细胞凋亡,使骨形成减少。老年人常见维生素D缺乏及慢性负钙平衡,会导致继发性甲状旁腺功能亢进症。年龄相关的肾上腺源性雄激素生成减少、生长激素(GH)-胰岛素样生长因子(IGF)轴功能下降、肌少症和体力活动减少造成骨骼负荷减少,也会使骨吸收增加。此外,随增龄和生活方式相关疾病引起的氧化应激及糖基化增加,使骨基质中的胶原分子发生非酶促交联,导致骨强度降低。

近年来,国内外对原发性骨质疏松症发病机制的研究取得了很多新进展。细胞衰老被认为是独立于雌激素不足导致骨质疏松症的重要机制。肠道菌群和骨免疫紊乱也参与骨质疏松症的发病机制。而骨血管生成-骨吸收-骨形成偶联的三元调控理论的提出,也丰富了骨质疏松症的发病机制。骨形态发生蛋白9(BMP9)、成骨细胞能量代谢以及铁稳态在骨质疏松症发生发展过程中均发挥了作用。

骨质疏松症是复杂疾病,是遗传和环境因素交互作用的结果。遗传因素主要影响骨骼大小、骨量、骨微结构和力学特性等。人类个体间骨量的差异50%~80%由遗传因素决定。利用全基因组关联分析(GWAS)已鉴定出了近600个基因座位与骨密度、骨质疏松症和骨折相关,大约可以解释人类20%的骨密度差异。通过GWAS发现的具有已知功能的易感基因,主要分布在四条骨代谢生物学通路上:WNT信号通路(*LRP5*、*SOST*、*WNT10B*、*WNT16*、*SFRP1*、*FOXC2*、*LRP4*、*GPR177*和*CTNNB1*)、

RANK 信号通路(*RANKL*、*RANK* 和 *OPG*)、维生素 D 信号通路(*VDR* 和 *DBP*)和雌激素信号通路(*ESR1*、*ESR2* 和 *CYP19A1*)。GWAS 新发现的众多易感基因有望揭示骨代谢的新生物学通路。

三、临床表现

多数骨质疏松症患者没有明显的临床症状,随着骨量丢失、骨微结构破坏、骨骼力学性能下降及微骨折的出现等,患者可出现腰背疼痛,严重者出现脊柱变形,甚至出现骨质疏松性骨折等严重后果。

(1)疼痛:可表现为腰背疼痛或全身骨痛,夜间或负重活动时加重,可伴有肌肉痉挛、活动受限等。

(2)脊柱变形:严重骨质疏松症患者,因椎体压缩性骨折,可出现身高变矮或脊柱驼背畸形等,导致脊髓神经受压,或心肺功能及腹部脏器功能异常,出现便秘、腹痛、腹胀、食欲减退等不适。

(3)骨折:骨质疏松性骨折属于脆性骨折,通常指在日常生活中受到轻微外力时发生的骨折。骨折发生的常见部位为椎体(胸、腰椎)、髋部(股骨近端)、前臂远端和肱骨近端等。骨质疏松性骨折发生后,再骨折的风险显著增高。

(4)对心理状态及生活质量的影响:患者可出现焦虑、抑郁、恐惧、自信心丧失及自主生活能力下降等。

四、辅助检查

(一)实验室检查

(1)一般检查项目:血常规、尿常规、红细胞沉降率、肝和肾功能,血钙、血磷、血碱性磷酸酶、25 羟维生素 D(25OHD)和甲状旁腺激素(PTH)水平,以及尿钙、尿磷和尿肌酐等。

(2)骨转换生化标志物(BTMs):骨转换过程中产生的中间代谢产物或酶类,称为 BTMs。BTMs 分为骨形成标志物和骨吸收标志物,前者反映成骨细胞活性及骨形成状态,后者反映破骨细胞活性及骨吸收水平。

BTMs 不能用于骨质疏松症的诊断,但在多种骨骼疾病的鉴别诊断、判断骨转换类型、骨折风险预测、监测治疗依从性及药物疗效评估等多个方面发挥重要作用,原发性骨质疏松症患者的骨转换标志物水平通常正常或轻度升高。如果 BTMs 水平显著升高,须排除高转换型继发性骨质疏松症或其他代谢性骨病的可能性,如甲状旁腺功能亢进症、畸形性骨炎及恶性肿瘤骨转移等。在上述标志物中,推荐血清 I 型原胶原氨基端前肽(P1NP)和血清 I 型胶原交联羧基末端肽(CTX),分别为反映骨形成和骨吸收敏感性较高的标志物。

(二)影像学检查

(1)X 线检查:X 线检查可显示骨小梁稀疏,但受主观因素影响较大,并且骨量丢失达 30% 以上才可以在 X 线检查中有阳性发现,因此在骨量丢失早期难以被检出。

X 线检查是检出脆性骨折,特别是胸、腰椎压缩性骨折的首选方法,常规胸、腰椎 X 线侧位摄片的范围应分别包括胸 4 至腰 1 和胸 12 至腰 5 椎体。基于胸、腰椎侧位 X 线影像,目前采用 Genant 目视半定量判定方法,椎体压缩性骨折的程度可以分为 I、II、III 度或称轻、中、重度。该判定方法是依据压缩椎体最明显处的上下高度与同一椎体后高之比;若全椎体压缩,则压缩最明显处的上下高度与其邻近上一椎体后高之比。椎体压缩性骨折的轻、中、重度判定标准分别为椎体压缩 20%～25%、25%～

40%和40%以上。对于椎体骨折程度的精确评估期待人工智能辅助诊断系统的临床应用。

建议患者存在以下情况时,行胸、腰椎侧位 X 线检查或双能 X 线吸收检测法(DXA)侧位椎体骨折评估(VFA),以了解是否存在椎体骨折:① 70 岁以上,椎体、全髋或股骨颈骨密度 T 值 ≤ -1.0;② 女性 65 ~ 69 岁,椎体、全髋或股骨颈骨密度 T 值 ≤ -1.5;③ 绝经后女性及 50 岁以上男性,具有以下任一特殊危险因素:成年期(≥50 岁)发生非暴力性骨折、较年轻时最高身高缩短≥4 cm、1 年内身高进行性缩短≥2 cm、近期或正在使用长程(>3 个月)糖皮质激素治疗。进行 DXA 胸、腰椎侧位椎体成像和脊椎 CT 侧位重建影像椎体压缩骨折的判定也可参照 Genant 目视半定量判定方法。

(2) CT 和 MRI:CT 和 MRI 可更为敏感地显示细微骨折,且 MRI 显示骨髓早期改变和骨髓水肿更具优势。CT 和 MRI 对于骨质疏松症与骨肿瘤等多种其他骨骼疾病的鉴别诊断具有重要价值。

(3) 核医学检查:放射性核素显像在鉴别继发性骨质疏松症和其他骨骼疾病中具有一定优势,甲状旁腺功能亢进症、畸形性骨炎、骨纤维结构发育不良、骨软化症、肿瘤骨转移等疾病的骨显像具有特征性的改变。PET-CT 和 PET-MRI 对骨质疏松症鉴别诊断,尤其是排查肿瘤相关骨病,具有一定的应用价值。

(三) 骨密度及骨测量

骨密度是指单位面积(面积密度,g/cm^2)或单位体积(体积密度,g/cm^3)所含的骨量。骨密度测量技术是对被测人体骨矿含量、骨密度和体质成分进行无创性定量分析的方法。常用的骨密度测量方法有 DXA、定量计算机断层照相术(QCT)、外周双能 X 线吸收仪(pDXA)、单能 X 线骨密度(SXA)、外周定量 CT(pQCT)和定量超声(QUS)等。目前国内外公认的骨质疏松症诊断标准是基于 DXA 检测的结果,我国已经将骨密度检测项目纳入 40 岁以上人群常规体检内容。

(1) DXA 检测骨密度:DXA 是临床和科研最常用的骨密度测量方法,可用于骨质疏松症的诊断、骨折风险性预测和药物疗效评估,也是流行病学研究常用的骨量评估方法。DXA 主要测量部位是中轴骨,包括腰椎和股骨近端,如果患者的腰椎或股骨近端无法行骨密度检测,或患有甲状旁腺功能亢进症、接受雄激素剥夺治疗前列腺癌等,可以取非优势侧桡骨远端 1/3 处作为测量部位。DXA 正位腰椎测量感兴趣区包括腰椎 1 ~ 4 及其后方的附件结构,故其测量结果受腰椎的退行性改变(如椎体和椎小关节的骨质增生硬化等)和腹主动脉钙化等影响。DXA 股骨近端测量感兴趣区分别为股骨颈、大粗隆、全髋部和 Wards 三角区的骨密度,其中用于骨质疏松症诊断感兴趣区是股骨颈和全髋部。DXA 诊断标准应该采用中国人群的数据库进行计算。同时,建议对不同品牌 DXA 仪器检测数据进行换算,获得标准化骨密度和 T 值等。DXA 测量结果的判断,详见骨质疏松症诊断部分。

(2) QCT:QCT 是在 CT 设备上,应用已知密度体模和相应测量分析软件检测骨密度的方法。该方法可分别测量松质骨和皮质骨的体积密度,可敏感反映骨质疏松症早期松质骨的丢失状况。QCT 通常测量腰椎和/或股骨近端的松质骨骨密度。QCT 测量多数在临床 CT 数据基础上进行分析,与临床 CT 扫描结合使用。对于肥胖、脊柱退变或腹主动脉钙化等患者,QCT 检测骨密度更为准确,但国际上尚未建立统一的 QCT 诊断标准。QCT 用于骨质疏松症药物疗效评估以及预测骨质疏松性骨折的发生风险等方面尚需进一步研究。

美国放射学会(ACR)提出,椎体 QCT 骨密度 <80 mg/cm^3、80 ~ 120 mg/cm^3 和 >120 mg/cm^3 分别相当于 WHO 推荐骨质疏松症诊断标准中的骨质疏松、骨量减少和骨量正常。我国学者对 QCT 进行了积极探索,建立了中国人群 QCT 参考范围数据库,并认为上述 ACR 标准适用于中国人群骨质疏松症的诊断。在目前情况下,对需要行 QCT 测量的受检者,其检测结果可参照 ACR 建议或相关国内外研究进行评估。

(3)外周骨密度测量:包括 pQCT、pDXA、SXA 及放射吸收法(RA)等。测量部位主要是桡骨远端、跟骨、指骨和胫骨远端等,主要反映的是皮质骨骨密度。pQCT 还可用于评价骨微结构。目前外周骨密度测量尚不能用于骨质疏松症的诊断,仅用于骨质疏松风险人群的筛查和骨质疏松性骨折的风险评估。

(4)QUS:QUS 测量的主要是感兴趣区(包括软组织、骨组织、骨髓组织)结构对声波的反射和吸收所造成超声信号的衰减结果,通常测量部位为跟骨。检测设备具有便携性且无辐射,可用于骨质疏松症风险人群的筛查和骨质疏松性骨折的风险评估,但不能用于骨质疏松症的诊断和药物疗效评估。对于 QUS 筛查出的高危人群,建议进一步行 DXA 检查骨密度。

(5)骨小梁分数(TBS):TBS 是 DXA 衍生的一个新指标,为一种基于 DXA 图像的灰阶结构指数,使用 TBS 软件对 DXA 腰椎图像进行测量,与骨密度的数据采集过程一致。骨密度与 TBS 的区别在于,前者的算法使用灰阶值,而后者的算法反映灰阶之间的差异。因此,TBS 作为骨密度的有益补充,提供骨密度以外的信息,可用于评估骨骼微观结构。TBS 可结合骨密度或其他临床风险因素,用于评估骨折风险,也可作为骨折风险评估工具(FRAX®)的校正因素,提高其预测骨折风险的能力,但不建议将 TBS 用于治疗药物的推荐指标以及对骨吸收抑制剂疗效的监测指标。由于 TBS 最近才引进我国,临床研究数据很少,其临床应用价值尚需验证。

五、筛查与评估

(一)骨质疏松症危险因素及风险评估工具

1.骨质疏松症危险因素

骨质疏松症的危险因素是指影响骨骼健康,造成骨量减低、骨微结构破坏,最终造成骨强度下降的相关因素。骨质疏松症危险因素分为不可控因素和可控因素。

(1)不可控因素:包括种族、增龄、女性绝经、脆性骨折家族史等。

(2)可控因素:① 不健康生活方式,如体力活动少、阳光照射不足、吸烟、过量饮酒、钙或维生素 D 缺乏、过量饮用含咖啡因的饮料、营养失衡、蛋白质摄入过多或不足、高钠饮食、体质量过低等。② 影响骨代谢的疾病,包括性腺功能减退症、糖尿病、甲状腺功能亢进症等多种内分泌系统疾病、风湿免疫性疾病、胃肠道疾病、血液系统疾病、神经肌肉疾病、慢性肝肾及心肺疾病等。③ 影响骨代谢的药物,包括糖皮质激素、质子泵抑制剂、抗癫痫药物、芳香化酶抑制剂、促性腺激素释放激素类似物、抗病毒药物、噻唑烷二酮类药物和过量甲状腺激素等。

2.骨质疏松症风险评估工具

目前较为公认的疾病风险初筛工具包括国际骨质疏松基金会(IOF)骨质疏松症风险一分钟测试题和亚洲人骨质疏松症自我筛查工具(OSTA)。

(1)IOF 骨质疏松症风险一分钟测试题:该测试题简单快速,易于操作,但仅能用于初步筛查疾病风险,不能用于骨质疏松症诊断。

(2)OSTA:计算方法是 OSTA 指数 = 〔体质量(kg) - 年龄(岁)〕×0.2。也可以通过简图,根据年龄和体质量进行快速初步风险评估。

OSTA 主要根据年龄和体质量筛查骨质疏松症的风险。但需要指出,OSTA 所选用的指标过少,特异性不高,须结合其他危险因素进行判断,且仅适用于绝经后妇女。

(二)骨质疏松性骨折危险因素及风险评估工具

1. 骨质疏松性骨折危险因素

(1)低骨密度:绝经后骨质疏松症患者,依据测量部位不同,骨密度每降低 1 个标准差,骨折风险增加 1.5~2.0 倍。荟萃分析结果显示,低骨密度可以解释约 70% 的骨折风险。

(2)既往脆性骨折史:既往脆性骨折史可预示今后发生骨质疏松性骨折的风险,既往骨折发生次数越多,后续发生骨折的风险越大。特别是患者在初次骨折后 1~2 年内,发生再骨折的风险显著升高,因此骨折发生后 1~2 年内再骨折风险被称作"迫在眉睫的骨折风险",近期骨折患者较对照人群再骨折风险增加 1.7~4.3 倍。随后骨折风险逐渐下降,趋于平缓,但始终高于既往无骨折人群。

(3)跌倒及其危险因素:跌倒是骨折的独立危险因素。我国不同地区老年人的跌倒发生率为 10.7%~20.6%。老年人跌倒后骨折发生率约为 33.3%。跌倒的危险因素包括环境因素和自身因素等。环境因素包括光线昏暗、路面湿滑、地面障碍物、地毯松动、卫生间未安装扶手等。自身因素包括增龄、视觉异常、感觉迟钝、缺乏运动、平衡能力差、步态异常、既往跌倒史、维生素 D 缺乏或不足、营养不良、肌少症、神经肌肉疾病、心脏疾病、体位性低血压、抑郁症、精神和认知障碍,以及使用某些药物(如安眠药、抗癫痫药和治疗精神疾病药物)等。

(4)其他:除上述危险因素外,可引起骨质疏松症的危险因素均为骨折危险因素。此外,糖皮质激素、过量饮酒等是独立于骨密度外预测骨质疏松性骨折风险的因素。我国流行病学调查显示,40 岁以上人群中,低股骨颈骨密度、超重、饮酒、长程使用糖皮质激素(>3 个月)、从坐位到站立时长增加均是骨质疏松性骨折的危险因素;而高龄、体力活动少、握力低、腰痛和 Sharpened Romberg 测试阳性也是椎体骨折的危险因素。

2. 骨质疏松性骨折风险评估工具

骨折风险评估工具(FRAX®)是世界卫生组织(WHO)推荐的用于评估患者未来 10 年髋部及主要骨质疏松性骨折(椎体、前臂或肱骨近端骨折)发生率的骨折风险预测工具。

(1)FRAX® 评估的适用人群和流程:具有一个或多个骨质疏松性骨折临床危险因素且未发生骨折的骨量减少患者,可通过 FRAX® 计算未来 10 年发生髋部骨折及主要骨质疏松性骨折的发生率。当 FRAX® 评估阈值为骨折高风险患者时,建议给予治疗。对于骨密度未知患者,可先采用 FRAX® 进行风险评估,评估为中高风险患者时,推荐行骨密度检测,并将股骨、颈骨密度值代入 FRAX® 软件重新计算未来骨折风险,再据此判断是否进行治疗干预。

(2)依据 FRAX® 的治疗阈值:目前国际上主要有 3 种确定 FRAX® 干预阈值的方式,包括固定阈值法、年龄段特定干预阈值及年龄段特定阈值(<70 岁)与固定阈值法(≥70 岁)相结合的混合阈值法。国内学者提出固定阈值法可能更适用于我国绝经后女性,并认为主要骨质疏松性骨折发生率为 7%,可能是我国绝经后骨质疏松症患者有成本效益的干预阈值。鉴于国内流行病学数据的欠缺,在获得更多的循证依据前,建议采用国际通用的阈值,即 FRAX® 预测的髋部骨折发生率≥3% 或任何主要骨质疏松性骨折发生率≥20%,为骨质疏松性骨折高危者,建议给予药物治疗。

(3)FRAX® 的局限性:由于针对我国骨质疏松性骨折发病率及其影响因素的大样本流行病学研究较少,研究提示目前 FRAX® 预测结果可能低估了我国人群的骨折风险。同时,FRAX® 用于计算骨折风险的危险因素并不完善,如跌倒、糖尿病等重要因素未纳入其中;此外,没有涉及糖皮质激素的用量及疗程,也没有纳入可导致骨量丢失的多种其他药物;FRAX®没有考虑危险因素与骨折风险之间的"量效关系",包括既往骨折数目、既往骨折发生时间等。因此,FRAX®有待完善,并期待建立中国人群的骨折预测工具。

六、诊断与鉴别诊断

骨质疏松症的诊断基于详细的病史采集、体格检查、骨折风险评价、骨密度测量,以及影像学和实验室检查。骨质疏松症的诊断标准是基于DXA骨密度和(或)脆性骨折确定的。

1. 基于骨密度的诊断

DXA骨密度是目前通用的骨质疏松症诊断依据。对于绝经后女性、50岁及以上男性,建议参照WHO推荐的诊断标准(表3-3-1)。DXA测量的骨密度通常需要转换为T值用于诊断,T值 = (骨密度的实测值 – 同种族同性别正常青年人峰值骨密度)/同种族同性别正常青年人峰值骨密度标准差。推荐使用骨密度DXA测量的中轴骨(腰椎1~4、股骨颈或全髋部)骨密度或桡骨远端1/3骨密度的T值 ≤ – 2.5为骨质疏松症的诊断标准。

表3-3-1　基于DXA测定骨密度的分类标准

诊断	T值
正常	T值 ≥ – 1.0
骨量减少	– 2.5 < T值 < – 1.0
骨质疏松	T值 ≤ – 2.5
严重骨质疏松	T值 ≤ – 2.5 合并脆性骨折

对于儿童、绝经前女性和50岁以下男性,其骨密度水平的判断建议用同种族的Z值表示。Z值 = (骨密度测定值 – 同种族同性别同龄人骨密度均值)/同种族同性别同龄人骨密度标准差。将Z值 ≤ – 2.0视为"低于同年龄段预期范围"或低骨量。

2. 基于脆性骨折的诊断

髋部或椎体脆性骨折不依赖于骨密度测定,临床上即可诊断骨质疏松症;肱骨近端、骨盆或前臂远端的脆性骨折,且骨密度测定显示骨量减少(– 2.5 < T值 < – 1.0),即可诊断骨质疏松症。骨质疏松症诊断标准见表3-3-2。

表3-3-2　骨质疏松症诊断标准

骨质疏松症诊断标准(符合以下三条中之一者)
髋部或椎体脆性骨折
DXA测定中轴骨骨密度或桡骨远端1/3骨密度T值 ≤ – 2.5
骨密度测量符合骨量减少(– 2.5 < T值 < – 1.0)合并肱骨近端骨折

3. 骨质疏松症鉴别诊断

骨质疏松症可由多种病因所致。在诊断原发性骨质疏松症之前,一定要重视和排除其他影响骨代谢的因素,以免发生漏诊或误诊。须详细了解病史,评估可能导致骨质疏松症的各种病因、危险因素及药物,特别强调部分导致继发性骨质疏松症的疾病可能缺少特异的症状和体征,有赖于进一步辅助检查。需要鉴别的病因主要包括:影响骨代谢的内分泌系统疾病(甲状旁腺、性腺、肾上腺、甲状腺

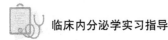

疾病等）、类风湿关节炎等自身免疫性疾病、影响钙和维生素 D 吸收和代谢的消化道和肾脏疾病、神经肌肉疾病、多发性骨髓瘤等恶性疾病、多种先天和获得性骨代谢异常疾病以及长期服用糖皮质激素或其他影响骨代谢药物等（表3-3-3）。

表3-3-3 容易造成骨质疏松症的常见疾病及药物

内分泌系统疾病	甲状旁腺功能亢进症 垂体前叶功能减退症 早绝经（绝经年龄＜40 岁） 库欣综合征 性腺功能减退症 糖尿病（1 型和 2 型） 甲状腺功能亢进症 神经性厌食症 雄激素抵抗综合征 高钙尿症
胃肠道疾病	炎症性肠病 胃肠道旁路或其他手术 原发性胆汁性肝硬化 胰腺疾病 乳糜泻 吸收不良
血液系统疾病	多发性骨髓瘤 白血病 淋巴瘤 单克隆免疫球蛋白病 血友病 镰状细胞贫血 系统性肥大细胞增多症 珠蛋白生成障碍性贫血
风湿免疫性疾病	类风湿关节炎 系统性红斑狼疮 强直性脊柱炎 银屑病 其他风湿免疫性疾病
神经肌肉疾病	癫痫 卒中 肌萎缩 帕金森病 脊髓损伤 多发性硬化

续表

其他疾病	慢性代谢性酸中毒 终末期肾病 器官移植后骨病 慢性阻塞性肺病 充血性心力衰竭 结节病 特发性脊柱侧凸 抑郁症 肠外营养 淀粉样变 艾滋病
药物	糖皮质激素 质子泵抑制剂 芳香化酶抑制剂 促性腺激素释放激素类似物 肿瘤化疗药 抗癫痫药 甲状腺激素(过量) 噻唑烷二酮类胰岛素增敏剂 抗凝剂(如肝素) 抑酸剂 钠-葡萄糖协同转运蛋白 2 抑制剂 抗病毒药物(如阿德福韦酯) 环孢霉素 A 他克莫司 选择性 5-羟色胺再摄取抑制剂

七、治疗

骨骼强壮是维持人体健康的关键,骨质疏松症的防治应贯穿于生命全过程。骨质疏松症的主要防治目标包括改善骨骼生长发育,促进成年期达到理想的峰值骨量;维持骨量和骨质量,预防增龄性骨丢失;避免跌倒和骨折。骨质疏松症初级预防:指尚无骨质疏松但具有骨质疏松症危险因素者,应防止或延缓其发展为骨质疏松症并避免发生第一次骨折。骨质疏松症二级预防和治疗:指已有骨质疏松症或已经发生过脆性骨折,防治目的是避免发生骨折或再次骨折。

骨质疏松症的防治措施主要包括基础措施、药物干预和康复治疗。

（一）基础措施

包括调整生活方式和使用骨健康基本补充剂。

1. 调整生活方式

（1）加强营养,均衡膳食:建议摄入富钙、低盐(5 g/d)和适量蛋白质(每日蛋白质摄入量为 1.0 ~ 1.2 g/kg,日常进行抗阻训练的老年人每日蛋白质摄入量为 1.2 ~ 1.5 g/kg)的均衡膳食。动物性食物摄入总量应争取达到平均 120 ~ 150 g/d,推荐摄入牛奶 300 ~ 400 mL/d 或蛋白质含量相当的奶制品。

（2）充足日照:直接暴露皮肤于阳光下接受足够紫外线照射。注意避免涂抹防晒霜,但需防止强烈阳光照射灼伤皮肤。

（3）规律运动:增强骨骼强度的负重运动,包括散步、慢跑、打太极、做瑜伽、跳舞和打乒乓球等活动;增强肌肉功能的运动,包括重量训练和其他抵抗性运动。

（4）戒烟、限酒、避免过量饮用咖啡及碳酸饮料。

（5）尽量避免或少用影响骨代谢的药物。

（6）采取避免跌倒的生活措施:如清除室内障碍物,使用防滑垫,安装扶手等。

2.骨健康基本补充剂

（1）钙剂:充足的钙摄入对获得理想峰值骨量、缓解骨丢失、改善骨矿化和维护骨骼健康有益。《中国居民膳食营养素参考摄入量》建议:中国居民中青年推荐每日钙摄入量为 800 mg,50 岁以上中老年、妊娠中晚期及哺乳期人群推荐每日摄入量为 1 000 ~ 1 200 mg,可耐受的最高摄入量为 2 000 mg。尽可能通过膳食摄入充足的钙,膳食中钙摄入不足时,可给予钙剂补充。每日钙摄入量包括膳食和钙补充剂中的钙总量,营养调查显示我国居民每日膳食约摄入钙 400 mg,故尚需补充钙 500 ~ 600 mg/d。钙剂选择须考虑钙含量、安全性和有效性。对于有高钙血症和高钙尿症患者,应避免补充钙剂;补充钙剂须适量,超大剂量补充钙剂可能增加肾结石和心血管疾病的风险。目前尚无充分证据表明单纯补钙可以替代其他抗骨质疏松症药物治疗。在骨质疏松症防治中,钙剂应与其他药物联合使用。

（2）维生素 D:充足的维生素 D 可增加肠钙吸收、促进骨骼矿化、保持肌力、改善平衡和降低跌倒风险等。维生素 D 不足可导致继发性甲状旁腺功能亢进症,增加骨吸收,从而引起或加重骨质疏松症。首先建议接受充足的阳光照射。对于维生素 D 缺乏或不足者,应给予维生素 D 补充剂。对于存在维生素 D 缺乏危险因素的人群,有条件时应监测血清 25OHD 和 PTH 水平以指导维生素 D 补充量。为维持骨健康,建议血清 25OHD 水平保持在 20 μg/L（50 nmol/L）以上。对于骨质疏松症患者,尤其在骨质疏松症药物治疗期间,血清 25OHD 水平如能长期维持在 30 μg/L 以上,则更为理想,但要注意当 25OHD 水平超过 150 μg/L 时有可能出现高钙血症。维生素 D 缺乏或不足者可首先尝试每日口服维生素 D_3 1 000 ~ 2 000 U,对于存在肠道吸收不良或依从性较差的患者,可考虑使用维生素 D 肌内注射制剂。开始补充维生素 D 后 2 ~ 3 个月时检测血清 25OHD 水平,如上述补充剂量仍然不能使25OHD 水平达到 30 μg/L 以上,可适当增加剂量。肥胖患者通常需要较大剂量。无论是维生素 D_2 还是维生素 D_3 补充剂均能等效地提升体内 25 OHD 的水平。使用活性维生素 D 或其类似物并不能纠正维生素 D 缺乏或不足;也不建议单次口服超大剂量普通维生素 D 进行补充。

（二）抗骨质疏松症药物

有效的抗骨质疏松症药物治疗可以增加骨密度,改善骨质量,显著降低骨折的发生风险。本书推荐抗骨质疏松症药物治疗的适应证（表 3-3-4）,主要包括以下任意一项:经 DXA 检查确诊为骨质疏松症患者;已经发生过椎体或髋部等部位脆性骨折者;骨量减少但具有高骨折风险的患者。

表 3-3-4 抗骨质疏松症药物治疗适应证

抗骨质疏松症药物治疗适应证（符合以下任意一项者）
发生椎体脆性骨折（临床或无症状）或髋部脆性骨折者
DXA 骨密度（腰椎、股骨颈、全髋部或桡骨远端 1/3）T 值 ≤ －2.5,无论是否有过骨折
骨量低下者（骨密度: －2.5 < T 值 < －1.0）,且发生过下列部位脆性骨折（肱骨上段、前臂远端或骨盆）
$FRAX^®$ 计算未来 10 年髋部骨折风险 ≥3% 或任何主要骨质疏松性骨折发生风险 ≥20%

注:DXA,双能 X 线吸收检测法;$FRAX^®$,骨折风险评估工具。

抗骨质疏松症药物按作用机制分为骨吸收抑制剂、骨形成促进剂、双重作用药物、其他机制类药物及中成药(表3-3-5)。骨质疏松症治疗药物的选择已逐步转为依据骨折风险分层的治疗策略,主要包括骨折高风险和极高骨折风险者。对于骨折高风险者建议首选口服双膦酸盐(如阿仑膦酸钠、利塞膦酸钠等);对于口服不耐受者可选择唑来膦酸或地舒单抗。对于极高骨折风险者,初始用药可选择特立帕肽、唑来膦酸、地舒单抗、罗莫佐单抗或续贯治疗;而对于髋部骨折极高风险者,建议优先选择唑来膦酸或地舒单抗。

表 3-3-5　防治骨质疏松症的主要药物

骨吸收抑制剂	骨形成促进剂	双重作用药物	其他机制类药物	中成药
双膦酸盐类 RANKL 单克隆抗体 (地舒单抗) 降钙素 雌激素 SERMs	甲状旁腺激素类似物	硬骨抑素单克隆抗体 (罗莫佐单抗)	活性维生素 D 及其类似物(阿法骨化醇、骨化三醇、艾地骨化醇) 维生素 K_2	骨碎补总黄酮制剂 淫羊藿总黄酮制剂 人工虎骨粉制剂药等

注:RANKL,核因子-κB 活化体受体配体;SERMs,选择性雌激素受体调节剂类药物。

硬骨抑素单克隆抗体(romosozumab,罗莫佐单抗)是具有促进骨形成和抑制骨吸收双重作用的药物,已经在其他国家或地区上市使用,国内正在进行Ⅲ期临床试验,临床使用须待该药在我国获得防治骨质疏松症的适应证。现就国家药品监督管理局(NMPA)批准的主要抗骨质疏松症药物的特征和应用介绍如下。

1. 双膦酸盐类

双膦酸盐是目前临床上应用最为广泛的抗骨质疏松症药物,是焦磷酸盐的稳定类似物,其特征为含有 P-C-P 基团,与骨骼羟基磷灰石具有高亲和力,能够特异性结合到骨重建活跃部位,抑制破骨细胞功能,从而抑制骨吸收。不同双膦酸盐抑制骨吸收的效力存在明显差别,因此临床上不同双膦酸盐药物的使用剂量及用法也有所差异。目前用于防治骨质疏松症的双膦酸盐类药物主要包括阿仑膦酸钠、唑来膦酸、利塞膦酸钠、伊班膦酸钠和米诺膦酸等。

双膦酸盐类药物总体安全性较好,但以下几点值得关注。

(1)胃肠道不良反应:少数患者口服双膦酸盐后可能发生轻度胃肠道反应,包括上腹不适、腹胀、反酸等症状。建议严格按照说明书的使用方法服药,有活动性胃及十二指肠溃疡、反流性食管炎、功能性食管活动障碍者慎用。

(2)急性期反应:部分患者首次口服或静脉滴注双膦酸盐后可能出现一过性发热、骨痛、肌痛等一过性"类流感样"症状,多在用药 3 d 内自行缓解,症状明显者可予非甾体类解热镇痛药对症治疗。

(3)肾功能损伤:进入血液的双膦酸盐类药物约60%以原形通过肾脏排泄,对于肾功能异常的患者,应慎用此类药物或酌情减少药物剂量。特别是静脉滴注的双膦酸盐类药物,每次给药前应检测肾功能,肌酐清除率<35 mL/min 的患者禁用。尽可能充分水化,静脉滴注唑来膦酸的时间应不少于15 min,伊班膦酸钠不应少于 2 h。

(4)颌骨坏死(ONJ):双膦酸盐相关的 ONJ 罕见,骨质疏松症患者 ONJ 的发病率仅为 0.001%～0.01%,略高于正常人群(<0.001%)。超过90%的 ONJ 发生于恶性肿瘤患者,应用大剂量静脉滴注双膦酸盐后,发生率为1%～15%;也可见于存在严重口腔疾患者,如严重牙周病或多次牙科手术等。

对患有严重口腔疾病或须接受牙科手术者,不建议使用此类药物。降低 ONJ 风险的措施:在开始双膦酸盐治疗前完成必要的口腔手术,在拔牙后正确闭合创面,手术前后使用抗生素,采用抗菌漱口液,保持良好的口腔卫生。已使用双膦酸盐治疗患者,须行复杂侵入性口腔手术时,建议暂停双膦酸盐治疗 3~6 个月,再实施口腔手术,术后 3 个月如无口腔特殊情况,可恢复使用双膦酸盐类药物。

(5)非典型性股骨骨折(AFF):即在低暴力下发生在股骨小转子到股骨髁上之间的骨折。AFF 在使用双膦酸盐类药物的患者中,绝对风险非常低(3.2~50.0 例/10 万人年)。其发生可能与应用双膦酸盐类药物疗程时长有关,对于应用超过 3 年的患者,一旦出现大腿或者腹股沟部位疼痛,应行双侧股骨正、侧位 X 线检查,明确是否存在 AFF;核素骨扫描或 MRI 均有助于 AFF 的确诊。一旦发生 AFF,应立即停用双膦酸盐等骨吸收抑制剂,停药后 AFF 风险迅速下降。

2. RANKL 单克隆抗体

地舒单抗是一种 RANKL 抑制剂,为特异性 RANKL 的完全人源化单克隆抗体,能够抑制 RANKL 与其受体 RANK 结合,影响破骨细胞形成、功能和存活,从而降低骨吸收、增加骨密度、改善皮质骨和松质骨的强度,降低骨折发生风险。

地舒单抗总体安全性良好,长期应用略增加 ONJ 或 AFF 的发生风险。同时,应注意地舒单抗为短效作用药物,不存在药物假期,一旦停用,需要序贯双膦酸盐类或其他药物,以防止骨密度下降或骨折风险增加。

3. 降钙素

降钙素是一种钙调节激素,能抑制破骨细胞的生物活性、减少破骨细胞数量,减少骨量丢失并增加骨量。降钙素的另一作用是能有效缓解骨痛。目前应用于临床的降钙素制剂有两种:鳗鱼降钙素类似物依降钙素和鲑降钙素。

降钙素总体安全性良好。2012 年欧洲药品管理局(EMA)通过荟萃分析发现,长期使用(≥6 个月)鲑降钙素口服或鼻喷剂型与恶性肿瘤风险轻微增加相关,但无法肯定该药物与恶性肿瘤间的确切关系。鉴于鼻喷剂型鲑降钙素具有潜在增加肿瘤风险的可能,鲑降钙素连续使用时间一般不超过 3 个月。

4. 绝经激素(雌激素)

大量循证医学证据表明绝经激素治疗(MHT)能有效减少绝经后妇女骨量丢失,降低椎体、非椎体及髋部骨折的风险,疗效肯定。MHT 方案主要包括无子宫妇女单雌激素治疗(ET)、有子宫妇女雌激素加孕激素治疗(EPT)以及一种独特的 MHT 药物替勃龙治疗。

绝经妇女正确使用 MHT,总体安全性较好。以下几点为应特别关注的安全性问题。

(1)子宫内膜癌:有子宫的妇女长期应用雌激素,缺乏孕激素,会增加子宫内膜癌风险。多项研究明确阐明对有子宫妇女在补充雌激素的同时适当补充足量、足疗程的孕激素,子宫内膜癌的风险不再增加。有子宫的妇女应用雌激素治疗时必须联合应用孕激素。

(2)乳腺癌:随着循证医学的进展,MHT 与乳腺癌风险的关系日渐清晰。国际绝经学会最新推荐中阐述的 4 点代表了激素治疗与乳腺癌风险的观点:① 影响乳腺癌的相关因素很多、很复杂。② 与 MHT 相关的乳腺癌风险很低,小于年龄、肥胖、吸烟等生活方式的影响。停用 MHT 后,乳腺癌风险下降。③ MHT 与乳腺癌风险增加主要与孕激素及其应用时间有关。研究表明长期(>7 年)单用雌激素,乳腺癌风险不增加或影响很小;应用雌激素加孕激素 5 年后乳腺癌风险有所增加。不同的孕激素对乳腺的影响不同,与合成的孕激素相比,微粒化黄体酮和地屈孕酮与雌二醇联合应用,乳腺癌的风险更低。④ 因缺乏乳腺癌幸存者应用 MHT 的安全性研究,乳腺癌仍是 MHT 的禁忌证。

（3）心血管疾病:女性绝经后心血管疾病风险明显增加,表明雌激素对女性心血管有一定的保护作用。但这种保护作用主要体现在绝经前及绝经早期,随年龄增长或血管内动脉硬化斑块形成,这种保护作用减弱或消失。关于 MHT 与心血管疾病风险的最新观点是:绝经早期开始 MHT 更受益。无心血管疾病高危因素的女性,60 岁以前或绝经不到 10 年开始激素治疗,对心血管有一定的保护作用;但已有心血管病风险或疾病,再开始激素治疗,则不再受益。

（4）血栓:口服雌激素轻度增加血栓风险。血栓是激素治疗的禁忌证。非口服雌激素因没有肝脏首过效应,其血栓风险相对较低。

（5）体质量增加:雌激素为非同化激素,常规剂量没有增加体质量的作用。大剂量雌激素会引起水钠潴留、体质量增加。MHT 使用的雌激素剂量很低,一般不会引起水钠潴留。此外,雌激素对血脂代谢、脂肪分布及胰岛素敏感性有一定的有利影响。

鉴于对上述问题的考虑,建议 MHT 应遵循以下原则:① 有适应证、无禁忌证(保证利大于弊的基础);② 绝经早期开始用(<60 岁或绝经不到 10 年),收益更大,风险更小;③ 有子宫妇女须加用孕激素,尽量选择对乳腺影响小的孕激素;④ 血栓高危妇女,如需 MHT,可选择非口服雌激素;⑤ 仅泌尿生殖道萎缩局部问题,尽量局部用药治疗;⑥ 应用最低有效剂量;⑦ 治疗方案个体化;⑧ 坚持定期随访和安全性监测(尤其是乳腺和子宫);⑨ 治疗年限无明确限制的患者是否继续用药,应根据个体的特点和需求及每年体检结果进行利弊评估后做出决定。

5. 选择性雌激素受体调节剂(SERMs)

SERMs 不是雌激素,而是与雌激素受体(ER)结合后,在不同靶组织使 ER 空间构象发生改变,从而在不同组织发挥类似或拮抗雌激素的不同生物效应。如雷洛昔芬在骨骼与 ER 结合,发挥类雌激素的作用,抑制骨吸收,增加骨密度,降低椎体和非椎体骨折发生风险。而在乳腺和子宫,该药物则发挥拮抗雌激素的作用,因而不刺激乳腺和子宫,有研究表明该类药物能够降低 ER 阳性浸润性乳腺癌的发生风险。

雷洛昔芬总体安全性良好。国外报告该药轻度增加静脉栓塞的危险性,国内尚未见类似报道。故有静脉栓塞病史及有血栓倾向者,如长期卧床和久坐者禁用。对心血管疾病高风险的绝经后女性研究显示,雷洛昔芬并不增加冠状动脉疾病和卒中风险。

6. 甲状旁腺激素类似物(PTHa)

PTHa 是促骨形成药物,国内已上市的特立帕肽是重组人甲状旁腺激素氨基端 1–34 片段(rhPTH1-34)。间断使用小剂量 PTHa 能刺激成骨细胞活性,促进骨形成、增加骨密度、改善骨质量、降低椎体和非椎体骨折风险。

特立帕肽总体安全性良好,常见不良反应为恶心、眩晕等。药物上市后临床监测未发现该药与骨肉瘤存在因果关系。美国食品药品监督管理局(FDA)已于 2020 年 11 月取消了该药物导致骨肉瘤的黑框警示及 24 个月的疗程限制。我国目前特立帕肽疗程仍限制在 24 个月,停药后建议序贯骨吸收抑制剂治疗以维持或增加骨密度,持续降低骨折发生风险。

7. 活性维生素 D 及其类似物

目前国内上市治疗骨质疏松症的活性维生素 D 及其类似物有阿法骨化醇、骨化三醇及艾地骨化醇。艾地骨化醇为新型活性维生素 D 衍生物,在 $1,25(OH)_2D$ 化学结构 2β 位引入 3 羟基丙氧基。上述药物因不需要肾脏 1α 羟化酶羟化即可发挥生理活性,故称为活性维生素 D 及其类似物。此类药物更适用于老年人、肾功能减退及 1α 羟化酶缺乏或减少的患者,具有提高骨密度、减少跌倒、降低骨折风险的作用。

此类药物总体安全性良好,但应在医师指导下使用,服药期间不宜同时补充较大剂量的钙剂,并建议定期监测血钙和尿钙水平,特别是艾地骨化醇,在常规饮食情况下,服药期间可不必服用钙剂。活性维生素 D 在治疗骨质疏松症时,可与其他抗骨质疏松症药物联用。

8. 维生素 K 类(四烯甲萘醌)

四烯甲萘醌是维生素 K_2 的一种同型物,是羧化酶的辅酶,在 γ-羧基谷氨酸的形成中起着重要作用。γ-羧基谷氨酸是骨钙素发挥正常生理功能所必需的,具有提高骨量的作用。

四烯甲萘醌总体安全性良好,上市以来没有严重不良事件发生,也无导致凝血功能障碍的报道。需要注意的是,与华法林合用可影响抗凝药的效果,导致华法林抗凝作用明显减弱,因此服用华法林的患者禁忌使用该药物。

9. 罗莫佐单抗

罗莫佐单抗是硬骨抑素单克隆抗体,通过抑制硬骨抑素的活性,拮抗其对骨代谢的负向调节作用,在促进骨形成的同时抑制骨吸收。FDA 于 2019 年 4 月批准罗莫佐单抗用于治疗具有高骨折风险或其他抗骨质疏松症药物失败或不耐受的绝经后骨质疏松症,获批治疗骨质疏松症的疗程为 12 个月。2019 年 11 月 EMA 批准其上市,用于治疗具有高骨折风险且无心肌梗死或卒中病史的绝经后骨质疏松症患者。我国尚未上市,正在进行 III 期临床试验。

罗莫佐单抗总体安全性良好。使用时要注意监测心脏不良事件。注意过敏反应如血管性水肿、多形性红斑、皮炎、皮疹和荨麻疹等,若发生应立即停药,并给予抗过敏治疗。在该药治疗期间,应补充充足的钙剂和维生素 D。

(三)中医中药治疗

按骨质疏松症的发病机制和临床表现,中医学中相近的病症有骨痿或骨痹。骨痿是指没有明显的疼痛表现,或仅感觉腰背酸软无力的患者("腰背不举,骨枯而髓减"),虚证居多;骨痹,症见"腰背疼痛或全身骨痛,伴身重、四肢沉重难举"的患者,常有瘀血阻络、损及筋骨,故虚实夹杂为多。根据虚则补之,常按"肾主骨""肝主筋""脾主肌肉"而补之;依"不通则痛"或"不荣则痛"的理论,以补益肝肾、健脾益气、活血祛瘀为基本治法攻补兼施。所用药物中有效成分较明确的中成药有骨碎补总黄酮、淫羊藿总黄酮和人工虎骨粉。中药复方制剂主要有以补益为主的仙灵骨葆胶囊、左归丸,攻补兼施的芪骨胶囊、骨疏康胶囊。中成药治疗骨质疏松症具有治病求本兼改善临床症状的作用,应在中医学理论指导下使用,适应证、用法和注意事项请参阅药品说明书。

(四)使用抗骨质疏松症药物临床关注问题

1. 根据骨折风险分层选择治疗药物

骨质疏松症主要治疗目标是降低骨折发生风险,目前骨质疏松症的药物治疗已逐步转为依据骨折风险分层的治疗策略。可参考以下情况对骨质疏松症患者进行骨折风险分层,以选择治疗骨质疏松症的药物。符合骨质疏松症诊断的患者均属于骨折高风险者,初始药物可选择阿仑膦酸钠、利塞膦酸钠等,若口服药物不耐受,可选择唑来膦酸或地舒单抗等。骨质疏松症患者合并以下任意一条危险因素,均属于极高骨折风险者:① 发生脆性骨折(特别是 24 个月内发生的脆性骨折);② 接受抗骨质疏松症药物治疗期间仍发生骨折;③ 多发性脆性骨折(包括椎体、髋部、肱骨近端或桡骨远端等);④ 正在使用可导致骨骼损害的药物如高剂量糖皮质激素(≥7.5 mg/d 泼尼松龙超过 3 个月)等;⑤ DXA 测量骨密度 T 值 < −3.0;⑤ 高跌倒风险或伴有慢性疾病导致跌倒史;⑥ FRAX® 计算未来 10 年主要骨质疏松骨折风险 >30% 或髋部骨折风险 >4.5%。对于极高骨折风险的患者,初始药物可选择特立帕肽、唑来膦酸、地舒单抗、罗莫佐单抗。对于髋部骨折极高风险患者,建议优先选择唑来膦酸或地舒单抗。

2. 抗骨质疏松症药物疗程的建议

抗骨质疏松症药物疗程应个体化、长期化,所有治疗至少应坚持 1 年,在治疗前和停药前均须全面评估骨质疏松性骨折的发生风险,并对患者进行骨折风险分层管理。

双膦酸盐类药物 $t_{1/2}$ 长,作用持久。口服双膦酸盐类药物治疗的患者,在药物治疗 5 年后,若骨折风险不高(如全髋部或股骨颈骨密度 T 值 > −2.5 且治疗期间未再发生骨折),可考虑进入药物假期;若骨折风险仍高,则治疗可适当延至 10 年;对于极高骨折风险患者,可以酌情延长治疗时间,然后再考虑是否进入药物假期。

对于唑来膦酸,高骨折风险患者治疗 3 年,若骨折转为低风险(如全髋部或股骨颈骨密度 T 值 > −2.5 且治疗期间未再发生骨折),可考虑进入药物假期;若极高骨折风险患者,可持续治疗 6 年,再酌情考虑进入药物假期。若双膦酸盐类药物治疗已达到最大疗程,但患者骨折风险依然很高,可给予其他机制抗骨质疏松症药物序贯治疗,如特立帕肽或罗莫佐单抗。

关于药物假期,仅适用于双膦酸盐类药物,是为了减少双膦酸盐类药物长期应用可能出现的潜在不良反应,如 AFF 或 ONJ。药物假期的选择与否要根据双膦酸盐类药物治疗的获益与风险比。如果口服双膦酸盐类药物治疗 5 年后或静脉双膦酸盐类药物治疗 3 年后,经评估骨密度改善或低骨折风险的骨质疏松患者,可考虑停药一段时间(1 ~ 3 年)。

尽管药物假期迄今缺乏循证医学的大样本研究证据,现实的获益与风险尚待进一步研究,但实施双膦酸盐类药物治疗药物假期,要关注其可能出现的风险:双膦酸盐类药物治疗进入药物假期的患者随着停药时间的延长,可能出现骨密度下降、BTMs 上升、骨折风险增加。所以,若处于药物假期的患者,出现骨密度降低超过 DXA 测量的最小有意义变化值(LSC)、BTMs 水平较前明显升高,股骨颈骨密度 T 值 ≤ −2.5,或发生新的脆性骨折,提示患者骨折风险升高,建议结束药物假期,重启抗骨质疏松症药物治疗,可以恢复使用双膦酸盐类药物或其他抗骨质疏松症药物。

除双膦酸盐类药物以外,其他抗骨质疏松症药物均无药物假期。地舒单抗治疗 5 ~ 10 年后应重新评估骨折风险,对于仍然处于高骨折风险的患者,可序贯其他抗骨质疏松药物或继续地舒单抗治疗。特立帕肽目前批准疗程不超过 24 个月,罗莫佐单抗批准疗程为 12 个月,上述药物均为短效作用药物,疗程结束或停药后,须开启序贯治疗。

3. 抗骨质疏松症药物的联合和序贯治疗

骨质疏松症属于患病率高、危害严重的慢性疾病,需要采取多种有效药物进行长期的联合或序贯治疗,以增加骨密度,降低骨折风险。治疗过程中,应关注药物的治疗获益和潜在不良反应。对于不同作用机制的药物是否能够联合使用,取决于循证医学证据,还应充分考虑药物经济学的影响。此外,治疗方案须根据患者骨折风险分层、临床情况进行个体化选择。

（1）联合治疗方案：钙剂与维生素 D 作为基础治疗药物，可以与骨吸收抑制剂或骨形成促进剂联合使用。

不建议联合使用相同作用机制的抗骨质疏松症药物。如果使用降钙素以缓解疼痛，可短期与其他抗骨质疏松症药物联合使用。

阿仑膦酸钠与特立帕肽联合治疗绝经后骨质疏松症患者，并未获得较特立帕肽单药治疗更多获益，不建议这两类药物联合使用。

唑来膦酸与特立帕肽联合治疗 1 年，较单药治疗显著增加腰椎和髋部骨密度，但鉴于治疗成本与获益，该联合治疗方案建议酌情用于骨折极高风险患者。

地舒单抗与特立帕肽联合治疗 1 年，可增加腰椎和髋部骨密度，髋部骨密度增加尤为显著，但目前缺乏骨折风险降低的证据，鉴于治疗成本与获益以及未知的潜在不良反应，该联合治疗方案建议酌情用于骨折极高风险患者。

（2）序贯治疗方案：骨质疏松症的长期药物序贯治疗不仅有助于有效增加骨密度，持续降低骨折风险，而且有显著的药物经济学价值。特别是如下情况要考虑药物序贯治疗：① 某些骨吸收抑制剂治疗失效、疗程过长或存在不良反应时；② 骨形成促进剂（PTH 类似物等）的推荐疗程已到，但患者骨折风险仍高，须后续继续治疗者；③ 特立帕肽或地舒单抗等短效作用药物停药之后，须维持治疗效果者。

（3）不同作用机制药物的序贯治疗：① 特立帕肽序贯双膦酸盐类药物或地舒单抗治疗，可有效增加骨密度，降低骨折风险，是较为合适的序贯治疗模式。② 地舒单抗序贯特立帕肽，腰椎骨密度短期（半年）下降，股骨颈和全髋部骨密度 1 年内持续下降，之后骨密度逐渐增加。鉴于骨密度变化趋势所示，此种序贯模式尚待商榷，可酌情用作骨吸收抑制剂使用时间过长、ONJ 或 AFF 风险较高患者的备选方案，或因骨吸收抑制剂长期使用，已出现 ONJ 或 AFF 且仍处于骨折极高风险患者的替代治疗方案。③ 双重作用药物罗莫佐单抗序贯双膦酸盐类药物或地舒单抗，可有效维持或提高腰椎和髋部骨密度，降低椎体和非椎体骨折风险，是较为合适的序贯治疗模式。④ 特立帕肽联合地舒单抗治疗后，序贯唑来膦酸治疗，可以明显增加股骨颈和全髋部骨密度。考虑治疗的成本与获益，此治疗方案适用于骨折极高风险患者的序贯治疗。

（4）相同作用机制药物的序贯治疗：① 口服阿仑膦酸钠序贯唑来膦酸或者地舒单抗治疗，均可有效增加腰椎和全髋部骨密度。地舒单抗增加骨密度作用更明显，但无降低骨折风险的对比数据。此种序贯方式建议酌情用于无法耐受口服双膦酸盐类药物或者效果不佳的高骨折或极高骨折风险患者。② 地舒单抗序贯唑来膦酸，此治疗方案适用于地舒单抗不适当停药或者患者主观要求停药时的挽救方案，可极大程度避免因地舒单抗停药导致的骨量快速丢失及骨折风险升高。

4. 骨质疏松性骨折围手术期及再骨折预防的临床措施

骨质疏松性骨折发生的病理基础是骨质疏松，因此积极给予抗骨质疏松症药物治疗，包括骨吸收抑制剂或骨形成促进剂等，是预防首次骨质疏松性骨折及骨折再发生的重要措施。迄今充足证据表明使用常规剂量的抗骨吸收药物，包括双膦酸盐类药物（口服或静脉滴注）或地舒单抗等，对骨折愈合无明显不良影响。

对于骨质疏松性椎体压缩骨折（OVCF）发生后治疗方式的选择，诸多学术机构发布的指南或共识一致强调抗骨质疏松症药物等保守治疗的重要性。经皮椎体后凸成形术（PKP）和经皮穿刺椎体成形术（PVP）均属于经皮椎体强化术（PVA），是目前首选的微创手术治疗方法。中国专家共识或指南提出,OVCF 选择 PVA 应严格掌握如下适应证:非手术治疗无效,疼痛严重;椎体骨折不愈合或椎体内部囊性变、椎体坏死;不宜长时间卧床或高龄患者。总之,OVCF 微创手术治疗在国内应用较广泛,是否增加术后再骨折的发生率尚待证实,但尽早开始抗骨质疏松症药物治疗是预防椎体再骨折的关键已成为共识。

建议开展骨质疏松性骨折后再骨折防治工作,IOF 推荐开展骨折联络服务(FLS)管理项目,促进多学科联合诊治和管理骨质疏松性骨折患者,及时规范使用抗骨质疏松症药物,以降低再发骨折的风险。中华医学会骨质疏松和骨矿盐疾病分会联合中华医学会骨科学分会发表了《骨质疏松性骨折后再骨折防治专家共识》,对"再骨折预防的临床应对"提出了具体工作内容,主要包括:医院逐步形成"再骨折防治"团队,管理骨折患者;开展跌倒风险评估;制订骨质疏松症治疗和随访方案、康复锻炼计划,以及开展再骨折防治的科普教育。

5. 抗骨质疏松症药物治疗期间的监测

骨质疏松症的治疗是一个长期的过程,在接受治疗期间应对如下情况进行监测:疗效、钙和维生素 D 摄入是否充足,药物不良反应以及对治疗的依从性和新出现的可能改变治疗预期效果的共患病。抗骨质疏松症药物治疗目的是缓解骨痛等症状,提高骨强度,降低骨折风险。临床上,对疗效的监测受限于缺少直接检测"骨强度"的临床工具,目前可使用替代指标监测疗效,如骨密度、BTMs 及脊椎影像学检查等。

(1)治疗依从性监测:依从性差是骨质疏松症治疗中普遍存在的问题,提高依从性是防治骨质疏松症、降低骨质疏松性骨折所面临的挑战。由于患者对疾病造成健康威胁的认知度低,坚持治疗的积极性不够,治疗时间越久,越易忽视,依从性越低,直接影响骨质疏松症的治疗效果。

提高骨质疏松症治疗的依从性需要有效的医患沟通,密切地监测,及早发现存在的问题。帮助患者树立有效治疗可降低骨折风险的信念,有助于维持患者良好的依从性;及时告知患者 BTMs 和骨密度检测结果,并解释其与骨折风险下降相关,可鼓励患者坚持治疗;应用简便的治疗方案也有助于改善依从性。

(2)骨密度在疗效监测中的作用:尽管抗骨质疏松症药物的长期抗骨折效力是否取决于其增加和维持骨密度的能力仍存有争议,但临床试验研究已经广泛采用 DXA 检测骨密度作为疗效判断的替代指标。连续检测骨密度已经成为临床实践中监测疗效的重要手段。值得注意的是,使用抗骨吸收药物治疗时,骨密度的增加仅能解释部分骨吸收抑制剂治疗相关的骨折风险下降,早期监测骨密度的变化对预测抗骨吸收药物治疗反应的价值有限,建议骨吸收抑制剂治疗至少持续 1 年再行骨密度检测更为合适。对于促骨形成药物治疗,骨密度的增加与临床骨折风险的下降密切相关。骨密度的增加不但取决于所使用的药物,而且与 DXA 检测中所采取的严格标准化质控有关。

在治疗期间精确地发现骨密度变化,要求其变化大于测定的精确度误差,从严格的统计学观点看,须监测 95% 置信区间的 LSC,骨密度的变化值至少应为精确度误差的 2.77 倍,为了将精确度误差降至最低,连续骨密度测量最好在同一台仪器由同一技术员实施。如何评估精确度误差和计算 LSC 可参见国际临床骨密度测量学会(ISCD)官方网站。美国国家骨质疏松基金会(NOF)和 ISCD 均推荐骨密度测量为治疗的常规监测指标。NOF 建议每 2 年进行 1 次重复测量骨密度,ISCD 提倡首次随访测定应在启动治疗或改变治疗后 1 年进行。本书推荐在药物首次治疗或改变治疗后每年重复骨密度测量以监测疗效。

（3）BTMs 在治疗监测中的作用：在抗骨质疏松症药物治疗中，BTMs 的变化明显早于骨密度。当用强效的抗骨吸收药物治疗时，BTMs 快速下降，并于几个月内降至较低平台期，这种 BTMs 短期的下降与后续持久的骨密度变化和骨折风险的下降相关；而对促骨形成药物如特立帕肽，早期的骨形成标志物的升高预示着随后骨密度增加。监测中当患者 BTMs 的变化超过 LSC 时，才具有临床意义。为避免 BTMs 检测差异，建议禁食 12 h，于晨起空腹检测。若治疗期间需多次随访采集标本，建议尽量与第 1 次采集标本时间相同，并在同一实验室检测。建议在使用抗骨质疏松症药物治疗前检测 BTMs 的基线水平，在药物治疗后每隔 3~6 个月检测患者 BTMs 水平，以了解 BTMs 的变化，判断药物治疗效果及患者对治疗的依从性，以便进一步调整治疗方案。

（4）脊椎影像学检查：每年进行精确的身高测定对于判断骨质疏松症治疗疗效是非常重要的。当患者身高缩短 2 cm 以上，无论是急性还是渐进性，均应进行脊椎 X 线检查（主要是胸、腰椎 X 线正侧位片），以明确是否有新发椎体骨折发生。在为明确是否有椎体骨折而行首次脊椎影像学检查后，若再次出现提示有新发椎体骨折的状况，如身高变矮、出现新的腰背痛、形体变化或在胸部 X 线检查时偶然发现新的脊椎畸形，应再次进行相应的脊椎影像学检查。若患者考虑短暂停药或药物假期，应重复进行脊椎影像学检查以明确有无新发椎体骨折；若治疗期间仍有新发椎体骨折，则表明需要更强的治疗或继续治疗，而不是考虑停药。

6. 康复治疗

针对骨质疏松症的康复治疗主要包括运动疗法、物理因子治疗、作业疗法及康复工程等。

（1）运动疗法：运动疗法简单实用，不但可增强肌力与肌耐力，改善平衡、协调性与步行能力，而且可改善骨密度、维持骨结构，降低跌倒与脆性骨折的发生风险等。运动疗法须遵循个体化、循序渐进、长期坚持的原则。

治疗性运动包括有氧运动（如慢跑、游泳、太极、五禽戏、八段锦和普拉提等）、抗阻运动（如举重、下蹲、俯卧撑和引体向上等）、冲击性运动（如体操、跳绳）、振动运动（如全身振动训练）等。

高强度抗阻训练联合冲击性训练（HiRIT）能有效增加低骨量或骨质疏松症患者的骨密度，降低骨折风险，而且安全有效、耐受性好。为了确保安全，HiRIT 项目必须在专业人士（运动科学家或物理治疗师）的严格指导下进行，每周 2 次，30 min/次，为期 8 个月，且第 1 个月以自重训练和低强度的负荷训练过渡为主，重点学习 HiRIT 的动作模式。抗阻力量训练主要包括硬拉、肩部推举及深蹲，5 组重复5 次，强度在 80%~85% 一个最大重复值（RM）。冲击性训练主要以跳跃练习为主，该训练方法需要在专业人员指导下进行。在没有专业人士指导的情况下，建议根据个人的身体状况，以采用中等强度的运动方案为主。

骨质疏松性骨折早期应在保证骨折断端稳定性的前提下，加强骨折邻近关节被动运动（如关节屈伸等）及骨折周围肌肉的等长收缩训练等，以预防肺部感染、关节挛缩、肌肉萎缩及废用性骨质疏松；后期应以主动运动、渐进性抗阻运动及平衡协调与核心肌力训练为主。

（2）物理因子治疗：脉冲电磁场、体外冲击波、紫外线等物理因子治疗可增加骨量；超短波、微波、经皮神经电刺激、中频脉冲等治疗可减轻疼痛；对骨质疏松性骨折或者骨折延迟愈合可选择低强度脉冲超声波、体外冲击波等治疗以促进骨折愈合。神经肌肉电刺激、针灸等治疗可增强肌力、促进神经修复，改善肢体功能。联合治疗方式与治疗剂量须依据患者病情与自身耐受程度选择。

（3）作业疗法：作业疗法以针对骨质疏松症患者的康复宣教为主，包括指导患者正确的身体姿势,改变不良生活习惯,提高安全性。作业疗法还可分散患者注意力,减少对疼痛的关注,缓解由骨质疏松症引起的焦虑、抑郁等不良情绪。

（4）康复工程:在创新康复医疗服务模式下,应积极推动康复医疗与康复辅助器具配置服务衔接融合。行动不便、跌倒高风险者可选用拐杖、助行架、髋部保护器等辅助器具,建议佩戴防跌倒手表,以提高行动能力,减少跌倒及骨折的发生。急性或亚急性骨质疏松性椎体骨折的患者可使用脊柱支架,以缓解疼痛,矫正姿势,预防再次骨折等。应对不安全的环境进行适当改造,如将楼梯改为坡道、卫生间增加扶手等,以减少跌倒发生风险。健全康复医疗服务体系,开展社区内健康教育,骨科康复医疗团队定期随访,以及加强康复医疗人才培养和队伍建设,培养协调员专门介入高骨折风险的骨质疏松症患者管理,将有助于骨质疏松症患者的康复管理。

【思考问题】

（1）骨质疏松症的病因有哪些? 其病理生理机制是什么?

（2）骨质疏松症的典型临床表现和诊断方法是什么?

（3）如何进行骨质疏松症的治疗和预防?

（4）骨质疏松症患者需要如何护理和进行日常生活管理?

（5）怎样提高患者和社会公众对骨质疏松症的认识,以便早期预防和治疗,改善生活质量?

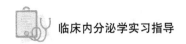

第四章

肾上腺疾病

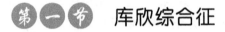 库欣综合征

【实习目的】

（1）理解库欣综合征的病因,学习库欣综合征的病理生理机制。

（2）掌握库欣综合征的典型临床特征。

（3）学习库欣综合征的诊断方法和治疗策略。

【实习准备】

带教老师准备:

（1）整理库欣综合征的定义、症状、病因、诊断和治疗的相关资料。

（2）搜集一些典型的库欣综合征病例供学生分析和讨论。

（3）准备一些库欣综合征治疗的真实例子或视频,让学生学习诊断和治疗的规范流程。

（4）确定教学计划,确保所有的主题都能按计划进行。

学生准备:

（1）预习库欣综合征的知识,包括症状、病因、诊断和治疗等。

（2）研究已经公布的库欣综合征案例,试着理解病情以及相应的治疗方法。

（3）记录任何疑惑,随时准备发问。

（4）准备参加实际的操作演示和群体案例讨论。

【实习内容】

一、疾病的认识

库欣综合征(Cushing syndrome,CS)又称皮质醇增多症,是由各种病因导致的高皮质醇血症,作用于靶器官,引起以向心性肥胖、高血压、糖代谢异常、低钾血症和骨质疏松为典型表现的一种综合征。

欧洲数据显示 CS 的年发病率为 2/100 万人~3/100 万人,男女比例约为 1:3,国内尚缺乏大规模流行病学数据。在某些特殊人群如 2 型糖尿病、骨质疏松症和肾上腺意外瘤患者中,亚临床库欣综合征的比例较高。

CS 患者的死亡率较正常人群高 4 倍,因其最重要和最常见的并发症为高血压、糖尿病、骨质疏松症及代谢综合征,故增加了心血管疾病的危险性。CS 患者的大多数死因为心、脑血管事件或严重感染。但当高皮质醇血症缓解后,其标准化的死亡率(SMR)与年龄匹配的普通人群相当,治疗后仍存在持续性中度皮质醇增多症的患者与普通人群相比,SMR 增加 3.8~5 倍。

二、病因

CS 可分为内源性外源性两类,内源性 CS 又可分为 ACTH 依赖性和 ACTH 非依赖性,具体病因分类见表 4-1-1。

表 4-1-1　CS 病因分类

	病因分类		患病率
内源性	ACTH 依赖性	垂体性库欣综合征(库欣病)	60%~70%
		异位 ACTH 综合征	15%~20%
		异位 CRH 综合征	罕见
	ACTH 非依赖性	肾上腺皮质腺瘤	10%~30%
		肾上腺皮质腺癌	2%~3%
		ACTH 非依赖性大结节增生(AIMAH)	2%~3%
		原发性色素结节性肾上腺病(PPNAD)	罕见
外源性	假库欣综合征	大量饮酒	—
		抑郁症	—
		肥胖症	—
	药源性	—	—

三、临床表现

CS 有数种类型:① 典型病例,表现为向心性肥胖、满月脸、多血质、紫纹等,多为库欣病、肾上腺腺瘤、异位 ACTH 综合征中的缓进型。② 重型,主要特征为体重减轻、高血压、水肿、低血钾性碱中毒,多由癌症所致,病情严重,进展迅速,摄食减少;③ 早期病例,以高血压为主,可表现为均匀肥胖,向心性尚不典型,全身情况较好,尿游离皮质醇明显增高;④ 以并发症为首发症状就诊者,如心力衰竭、脑卒中、病理性骨折、精神症状异常或肺部感染等,年龄较大,易忽略 CS 的诊断;⑤ 周期性或间歇性,症状可反复发作,能自行缓解,机制不清,病因不明,部分病例可能为垂体性或异位 ACTH 性。

典型病例的表现如下。

(1)向心性肥胖、满月脸、多血质外貌:脸圆而呈暗红色,锁骨上窝、颈背部和腹部脂肪堆积增多,呈典型的满月脸、鲤鱼嘴、水牛背、锁骨上窝脂肪垫和悬垂腹特征,四肢相对瘦小。多血质外貌与皮肤菲薄、微血管易透见及红细胞计数、血红蛋白增多有关。

(2)全身肌肉及神经系统:肌无力,下蹲后起立困难。常有不同程度的精神、情绪变化,如情绪不稳定、烦躁、失眠,严重者精神变态,个别可发生类偏狂。

(3)皮肤表现:皮肤薄,微血管脆性增加,轻微损伤即可引起瘀斑。常于下腹部、大腿内外侧等处出现紫纹(紫红色条纹,由于肥胖、皮肤薄、蛋白分解亢进、皮肤弹性纤维断裂所致),手、脚、指(趾)甲、肛周常出现真菌感染。异位 ACTH 综合征及库欣病较重的患者皮肤色素沉着、颜色加深。

(4)心血管表现:高血压常见,与糖皮质激素潴钠排钾、激活肾素-血管紧张素系统、增强心血管系统对血管活性物质的加压反应、抑制血管舒张系统及激活盐皮质激素受体等因素有关。同时常伴有动脉硬化和肾小球动脉硬化,长期高血压可并发左室肥大、心力衰竭和脑血管意外。由于凝血功能异常、脂代谢紊乱,患者易发生动静脉血栓,使心血管并发症的发生率增加。

(5)对感染抵抗力减弱:长期皮质醇分泌增多使免疫功能减弱,肺部感染多见;化脓性细菌感染不容易局限化,可发展成蜂窝织炎、菌血症,出现感染中毒症状。患者在感染后,炎症反应往往不显著,发热不明显,易漏诊而造成严重后果。

(6)性功能障碍:女性患者由于肾上腺雄激素产生过多以及皮质醇对垂体促性腺激素的抑制作用,大多出现月经减少、不规则或停经;明显男性化(乳房萎缩、多毛、喉结增大、阴蒂肥大)者少见,如出现要警惕肾上腺皮质癌。男性患者性欲降低,阴茎缩小,睾丸变软。

(7)代谢障碍:大量皮质醇促进肝糖异生,并有拮抗胰岛素的作用,减少外周组织对葡萄糖的利用,肝糖输出增加,引起糖耐量减低,部分患者出现类固醇性糖尿病。明显的低血钾性碱中毒主要见于肾上腺皮质癌和异位 ACTH 综合征。低血钾使患者乏力加重,引起肾小管浓缩功能障碍。部分患者因钠潴留而有水肿。病程较久者出现骨质疏松,脊椎可发生压缩畸形,身材变矮。儿童患者生长发育受抑制。

四、辅助检查

(一)实验室检查

(1)夜间唾液皮质醇(LNSC):用于评估皮质醇分泌的昼夜节律是否消失。建议在患者通常的就寝时间而不必在 23:00~24:00 采集唾液样本,以减少该试验的假阳性。对于疑诊周期性 CS 患者,建议采用多次、定期、连续的 LNSC 测试以明确诊断。

(2)1 mg 地塞米松过夜抑制试验(1 mg-DST)或小剂量地塞米松抑制试验(LDDST):用于评估下丘脑-垂体-肾上腺(HPA)轴反馈抑制功能是否正常。服药后次日清晨血皮质醇 <50 nmol/L(1.8 μg/dL)可排除 CS,而 >140 nmol/L(5.0 μg/dL)则支持 CS 诊断。对于与临床表现不一致的试验结果,须注意是否存在导致假阳性、假阴性的情况,如慢性腹泻或肠道吸收不良可能影响地塞米松的吸收,CYP3A4诱导剂(如苯巴比妥、卡马西平等)、口服雌激素、妊娠或慢性活动性肝炎等可能导致皮质类固醇结合球蛋白(CBG)浓度增加从而导致假阳性结果。

(3)24 h 尿游离皮质醇(UFC):用于评估皮质醇总体分泌量是否增多。与地塞米松抑制试验(DST)相比,UFC 的优点是检测结果不受 CBG 水平以及地塞米松代谢及服药依从性影响。但尿量是否准确对 UFC 结果影响较大,此外,还需要注意性别、体质指数、年龄、尿量过多或过少等对 UFC 的影响。由于肾小球滤过率降低会导致 UFC 排出减少,故对估算肾小球滤过率(eGFR)<60 mL/(min·1.73 m²)的疑诊 CS 患者可改用 LNSC 或 1 mg-DST 进行筛查。

上述试验诊断 CS 的灵敏度均超过 90%,但特异度稍差。其中 DST 和 LNSC 的灵敏度高于

24 h UFC,而 LNSC 的特异度高于 DST 和 UFC。2021 年版《库欣病的诊断和管理共识(更新版)》(以下简称 2021 年版共识)不再推荐午夜血清皮质醇试验作为 CS 的筛查试验。

对疑诊肾上腺源性 CS 者、夜班工作者或昼夜睡眠节奏紊乱者,筛查试验可首选 DST。根据目前国内多数医院的检测条件,笔者建议采用 DST 作为所有 CS 的首选筛查试验,其方法简便,受影响的因素较少,可以在门诊完成。关于 DST 中地塞米松的剂量,鉴于糖皮质激素的作用与服药者的体质量有关,国人体质量较西方人群轻,服用 1 mg 地塞米松有可能对 HPA 轴的抑制作用过强。有研究发现,在亚洲人群中 0.5 mg-DST 较 1 mg-DST 对于 CS 的筛查可能更有价值。我国目前地塞米松口服制剂的规格为 0.75 mg/片,而西方国家及日本地塞米松片剂的规格均为 0.5 mg/片。故采用 0.75 mg 而不是国际指南建议的 1 mg 在我国可能更为适用,服药剂量比较准确,结果更为可靠。2021 年版共识不建议采用双侧岩下窦静脉采血(IPSS)诊断皮质醇增多症,因为正常人和假性 CS 患者与库欣病患者的中枢/外周 ACTH 梯度检测结果相互重叠。此外,在周期性库欣病或皮质醇浓度波动不可预测的患者中,功能试验和定位试验(包括 IPSS)应在疾病的活跃期进行检测。

精神疾病、长期酗酒、多囊卵巢综合征和肥胖症等均可伴随 HPA 轴功能活跃,这些患者也常有中心性肥胖等类似 CS 的临床表现,而 DST、LNSC 及 UFC 等筛查试验在这些患者中也可能呈阳性结果。此外,某些药物也可能干扰皮质醇的检测结果。因此,如何鉴别 CS 与非肿瘤性高皮质醇血症对临床医师而言比较困难。一般而言,非肿瘤性高皮质醇血症患者的临床表现通常较轻,当无法确诊时可先观察 3～6 个月。采用 LDDST、LDDST 联合促肾上腺皮质激素释放激素(CRH)或去氨加压素(DDAVP)刺激试验等功能试验,或在一段时间内连续多次检测 LNSC 可能有助于鉴别库欣病与非肿瘤性高皮质醇血症。

(二)影像学检查

MRI 是检测分泌 ACTH 垂体腺瘤的首选成像方法。垂体腺瘤的体积通常较小,标准的 1.5 T MRI 仅能检出约 50% 的微腺瘤,采用加权涡轮自旋回波序列的变体和超高场 3.0 T 和 7.0 T 的 MRI 可能有助于提高微腺瘤的检出率。近年来一些研究发现,采用 PET-CT 联合 MRI 或功能性 MRI 可提高垂体腺瘤的检出率,但这些研究结论尚需更多的研究数据支持,并且这些影像学检查技术在全球大多数国家尚未普及。因此,2021 年版共识建议:MRI 目前仍是分泌 ACTH 垂体腺瘤的首选成像方式,可酌情使用 3.0 T 代替 1.5 T MRI。功能成像在未来很可能是比普通 MRI 更好的垂体腺瘤定位检查方法。

五、库欣病治疗

库欣病的治疗目的为治疗原发病、降低皮质醇水平、缓解临床症状与体征、治疗相关系统的并发症、保护垂体功能、提高生活质量。

(一)手术治疗

(1)手术入路的选择:库欣病多为微腺瘤,根据肿瘤的大小、质地、生长方式等选择经蝶窦入路或经颅入路。侵袭性垂体腺瘤常向鞍外、鞍旁生长,传统经蝶窦入路暴露不够充分。近年来神经内镜技术的进步,尤其是成角镜头的运用,对侵犯海绵窦及鞍旁结构的垂体腺瘤有较好的暴露,提高了肿瘤的切除率。

(2)手术并发症:① 垂体前叶功能减退,术后 8.6%～53% 的患者出现至少一类垂体前叶激素不足,大多数患者可在术后 6～18 个月内恢复;② 尿崩症,9%～23.5% 的患者为短暂性,而 5%～5.9%

为持续性;③ 脑脊液漏,术中或术后都可观察到脑脊液漏,发生率为 1.3%~3.9%,可采取术中脂肪组织修补或术后腰椎置管引流脑脊液治疗,如果上述治疗无效,则需要再次行修补手术治疗;④ 脑膜炎,多见于合并脑脊液漏的患者,其发生率为 0.8%~3.1%;⑤ 血栓,由于库欣病患者肥胖且有高皮质醇血症,容易出现高凝状态导致血栓形成,0.4%~7.5%的患者发生深静脉血栓或肺栓塞。

（3）术后疗效判断:库欣病经蝶窦入路手术早期术后缓解率为 65%~98%,长期随访中肿瘤复发率为 2%~35%。对于首次治疗未缓解的患者,再次手术能够使 37%~61%的患者达到缓解,但可能增加脑脊液漏及垂体功能低下的风险。患者随访 0.3~37 年后发现 7%~34%出现肿瘤复发,复发部位常位于原发部位或相邻部位。术后 1 周内清晨血清皮质醇测定是目前公认的用于评估疗效的指标。目前多数学者认为,血清皮质醇水平低于 140 nmol/L（5 μg/dL）者为缓解。24 h UFC 可作为辅助评估工具,其低于 55 nmol/（L·24 h）提示缓解,24 h UFC 高于 276 nmol/（L·24 h）则提示肿瘤残存。

（4）围手术期糖皮质激素替代治疗:术前、术中不需要使用糖皮质激素。术后 3 d 内监测清晨血清皮质醇。如果血清皮质醇在 <55 nmol/L（2 μg/dL）,须立即补充糖皮质激素直到下丘脑-垂体-肾上腺轴功能恢复为止;如果血清皮质醇在 55~276 nmol/L（2~10 μg/dL）,患者出现血压下降,不明原因发热、低钠血症等肾上腺皮质功能减退表现,尽可能先抽血留取皮质醇、ACTH 血样标本,随后立即补充糖皮质激素,建议给予静脉输注氢化泼尼松 100~200 mg,症状缓解后可开始常规口服糖皮质激素替代治疗;如果血清皮质醇 >276 nmol/L（10 μg/dL）,则根据患者是否出现肾上腺皮质功能减退症状来决定是否补充。

（5）复发库欣病的外科处理:术后鞍区正常解剖结构紊乱,术野内瘢痕形成,不易分辨肿瘤和垂体组织,给再次经蝶窦入路手术带来困难。手术过程中鞍底位置判断困难时,可借助术中 X 线监测、神经导航、术中 MRI 等手段寻找鞍底,对侵袭海绵窦的肿瘤术中超声对识别颈内动脉有参考价值。对于临床症状和内分泌检查均支持肿瘤复发,但 MRI 阴性者,须根据术者经验和手术条件做出综合判断,决定是否进行垂体探查术;术中发现明确肿瘤者,应行肿瘤切除加瘤周垂体大部分切除;如果术中未能见到明确肿瘤,可根据 BIPSS 结果对 ACTH 优势侧进行垂体大部分切除;若 BIPSS 未提示 ACTH 优势侧,可行初次肿瘤侧垂体大部分切除。经蝶窦入路垂体腺瘤切除加瘤周垂体组织切除是治疗复发性库欣病的首选方法。

（二）放射治疗

放射治疗通常不作为库欣病的首选治疗方法。对术后完全缓解的患者不推荐预防性放疗,但对术后病理为"不典型垂体腺瘤"的患者建议术后放疗以减少复发机会。

适应证:手术残留或复发的库欣病;不适宜或不接受手术的垂体微腺瘤患者;复发的侵袭性、垂体癌的辅助治疗;Nelson 综合征。

（三）药物治疗

国内治疗库欣病的有效药物不多,临床证据多数来源于小样本、回顾性、单中心研究,总体疗效不佳,因此药物治疗处于辅助地位。

适应证:不适合手术、已经接受了放疗但尚未起效的患者,且一般情况不适宜行双侧肾上腺切除者;严重高皮质醇血症,出现急性精神病、高血压、严重感染等情况时需要及时降低皮质醇水平,为进一步手术创造机会的患者。

可以用于库欣病治疗的药物用法及特点见表 4-1-2。

表 4-1-2　治疗库欣病的药物用法及特点

药名	剂量	作用机制	有效性	不良反应	备注
帕瑞肽	600～900 μg 皮下注射,2 次/d	生长抑素受体激动剂(sstr 1,2,3,5),作用于垂体抑制 ACTH 分泌	库欣病:76%~88%	胃肠道不良反应,胆石症,胆汁淤积,高血糖,窦性心动过缓	美国和欧洲已获批准
卡麦角林	1～7 mg/周,口服(分1～2 次服用)	D2 激动剂,作用于垂体抑制 ACTH 分泌	库欣病:50%~75%(短期);30%~40%(2～3 年)	恶心呕吐,头晕,精神异常,存在瓣膜病变风险	与酮康唑或帕瑞肽联合使用可能效果更好
赛庚啶	24 mg/d,口服	血清素受体拮抗剂,作用于垂体抑制 ACTH 分泌	个案报道,效果不肯定	嗜睡	缺乏大规模临床疗效判断的研究
酮康唑	200～1 800 mg/d,口服(分 2～3 次服用)	抑制肾上腺、性腺类固醇合成的多个步骤	库欣病:70%;异位 ACTH 综合征:50%	胃肠道反应,可逆性肝功能异常,重度肝损害,乳腺增生,性欲下降、勃起功能障碍,皮疹,嗜睡	与甲吡酮相比,更适用于女性患者
甲吡酮	750～6 000 mg/d,口服(分 3～4 次服用)	抑制肾上腺皮质 11β 羟化酶	库欣病:75%	胃肠道反应,皮疹,眩晕,多毛(女性),水肿,高血压	更适用于男性;是孕期患者最常使用的药物(未经 FDA 批准)
米托坦	1～12 g/d,口服	抑制肾上腺皮质激素合成的多个步骤,破坏肾上腺皮质的作用	库欣病:83%	恶心、腹泻、头晕、神经系统症状(共济失调、眩晕、记忆力下降),意识模糊,血脂异常	避免用于在 5 年内有妊娠计划的女性患者
依托咪酯	<0.1 mg/(kg·h),静脉注射	抑制肾上腺皮质 11β 羟化酶,17,20-裂链酶活性	100%(短期)	镇静作用,麻醉	用于需要尽快改善高皮质醇血症的状况,需要麻醉师监护
米非司酮	300～1 200 mg/d,口服	2 型糖皮质激素受体拮抗剂	超过 80%	肾上腺皮质功能低下,低钾血症,高血压,月经不规律,子宫内膜增生,皮疹	2012 年 2 月获 FDA 批准,禁用于妊娠期

（四）双侧肾上腺全切术

双侧肾上腺全切术的原理是切除 ACTH 的靶器官,从而有效缓解高皮质醇血症。但患者必须终身服用激素替代治疗,并且在某些应激状态下可能导致肾上腺皮质危象。双侧肾上腺切除后,缺乏皮质醇对下丘脑的负反馈作用,致使垂体肿瘤生长,增大的肿瘤压迫垂体导致垂体功能减退及 ACTH 分泌增多而出现皮肤色素沉着等症状称为 Nelson 综合征,发生率为 0%~47%。双侧肾上腺切除后宜严密监测血浆 ACTH 水平和垂体 MRI,如影像学发现垂体肿瘤则应手术切除或放射治疗。

（五）治疗后随访

库欣病患者治疗后(无论是手术、放疗或者药物治疗)均需要密切随访,治疗后随访分为短期随访(1 个月内)和长期随访。短期随访内容包括高皮质醇血症状态的缓解情况,评估是否出现水电解质

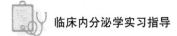

紊乱、感染、血栓风险以及手术相关并发症等。而长期随访应规律地评估病情的缓解情况(包括皮质醇水平、鞍区肿瘤的缓解和复发可能)、垂体前叶其他轴系功能、血压、血脂、血糖、低钾血症和骨质疏松症等并发症的改善和治疗情况。所有的库欣病患者接受治疗前后均需要进行健康宣教,使其了解长期随访对提高生活质量的重要性。

(1)近期随访:除了术后1周内要检测血 ACTH 和皮质醇水平以评估手术治疗的效果外,库欣病患者的高凝和免疫抑制状态需要术后更密切地观察血栓栓塞和感染相关表现以期尽早诊断和治疗。

(2)长期随访:术后1、3、6个月及1年以及此后每年需要长期随访,密切观察 CS 相关临床表现的缓解和复发情况、检测血尿皮质醇,必要时行地塞米松抑制试验评估病情;垂体增强 MRI 监测肿瘤是否复发;监测垂体前叶 GH-IGF-1 轴、PRL、性腺轴、甲状腺轴等功能,必要时给予替代治疗。监测血压、血糖(必要时行口服糖耐量试验)、低钾血症和骨质疏松症等相关并发症的改善和治疗情况。如患者随访计划外出现可疑复发的临床表现,须及时复诊。

【思考问题】

(1)引起库欣综合征的主要病因有哪些,其病理生理机制是怎样的?

(2)库欣综合征的典型临床表现有哪些?

(3)如何诊断库欣综合征,其诊断标准是什么?

(4)对于库欣病的治疗,常用的药物和手术方法有哪些?

原发性醛固酮增多症

【实习目的】

（1）理解原发性醛固酮增多症的病因与病理生理机制。

（2）掌握原发性醛固酮增多症的临床表现，如高血压、低钾血症、肌无力等症状。

（3）理解原发性醛固酮增多症的诊断方法，包括临床表现、实验室检查和影像学检查。

（4）学习原发性醛固酮增多症的治疗措施。

【实习准备】

带教老师准备：

（1）收集相关的教学资料，包括原发性醛固酮增多症的病因、发病机制、症状、体征、诊断和治疗方法等方面的信息。

（2）准备一些案例供学生分析，加深学生对这种疾病的理解。

（3）根据教学计划编排课程，包括理论讲解、案例分析及指导学生操作实验等。

（4）准备一些测试题，用以了解学生的学习情况并进行相应的反馈。

学生准备：

（1）提前预习关于原发性醛固酮增多症的相关知识，了解其病因、病理、临床表现及诊断等基本情况。

（2）针对案例展开思考，如何进行临床推断、诊断和治疗，并记录下疑惑或不明白的地方。

（3）研读相关的医学文献，了解此类疾病的最新研究进展。

（4）准备一些问题，上课时可以主动向老师提问，增强学习的主动性。

【实习内容】

一、疾病的认识

原发性醛固酮增多症（简称原醛症）指肾上腺皮质自主分泌醛固酮导致体内潴钠排钾，血容量增多，肾素-血管紧张素系统活性受抑制，临床主要表现为高血压和低血钾。研究发现，醛固酮过多是导致心肌肥厚、心力衰竭和肾功能受损的重要危险因素。与原发性高血压患者相比，原醛症患者心脏、肾脏等高血压靶器官损害更为严重。因此，早期诊断、早期治疗就显得至关重要。

过去几十年，原醛症一直被认为是少见病。在高血压人群中不到1%。随着诊断技术的提高，特别是血浆醛固酮与肾素活性比值（ARR）被用作原醛症筛查指标后，相当一部分血钾正常的原醛症患者得以被发现并确诊。国外报道，在1、2、3级高血压患者中，原醛症患病率分别为1.99%、8.02%和13.2%。而在难治性高血压患者中，其患病率更高，为17%～23%。国内相关研究报道较少，在亚洲普通高血压人群中,其患病率约为 5%。2010 年由中华医学会内分泌学分会牵头,在全国 11 个省共 19 个中心对 1 656 例难治性高血压患者进行了原醛症的筛查,报道其患病率为 7.1%。新近文献报道,原醛症在新诊断高血压中的发生率超过 4%。由此可见,对高血压特别是难治性高血压及新诊断高血压人群进行原醛症的筛查对临床工作有着现实的指导意义。

二、病因与机制

(一)病因

原醛症根据病因的不同可分为 6 型(表 4-2-1),即醛固酮瘤(aldosterone-producing adenoma)、特发性醛固酮增多症(idiopathic hyperaldosteronism,简称特醛症)、原发性肾上腺皮质增生(又称单侧肾上腺增生,primary or unilateral hyperplasia,PAH/UAH)、家族性醛固酮增多症(familial hyperaldosteronism,FH)、分泌醛固酮的肾上腺皮质癌(aldosterone-producing adrenocorti calcarcinoma)及异位醛固酮分泌瘤(ectopic aldosterone-producing adenoma)。

表 4-2-1 原发性醛固酮增多症病因分类及构成比

病因	构成比
醛固酮瘤	35%
特发性醛固酮增多症	60%
原发性肾上腺皮质增生	2%
家族性醛固酮增多症	
糖皮质激素可抑制性醛固酮增多症	<1%
家族性醛固酮增多症 II 型(CLCN2)	<6%
家族性醛固酮增多症 III 型(KCNJ5)	<1%
家族性醛固酮增多症 IV 型(CACNA1H)	<1%
分泌醛固酮的肾上腺皮质癌	<1%
异位醛固酮分泌瘤	<0.1%

(二)发病机制

醛固酮是由肾上腺球状带分泌的盐皮质激素。生理状态下,醛固酮合成和分泌受肾素-血管紧张素系统(RAS)控制。血 Na^+ 和血容量变化可以通过 RAS 影响醛固酮分泌,血容量降低、失钠、血压下降刺激醛固酮分泌增加。血 K^+、ACTH 也参与调节醛固酮分泌,K^+ 可直接作用球状带,影响醛固酮合成。血 K^+ 升高可以刺激醛固酮的分泌,随之肾排钾增加;低钾血症则抑制醛固酮分泌而减少尿钾的排泄。ACTH 昼夜节律变化也可一定程度地引起醛固酮同步变化。此外,血清素、前列腺素、内皮素和醛固酮刺激因子也可作用于肾上腺球状带,引起醛固酮分泌增加,而多巴胺、心房利钠肽和生长抑素则抑制醛固酮分泌。在原发性醛固酮增多症患者中,肾上腺球状带细胞分泌醛固酮的过程不受正常生理性调节,而是自主分泌大量醛固酮,导致高醛固酮血症,使得肾素的合成和分泌受到抑制。醛固酮通过与肾上腺盐皮质激素受体结合发挥生物学效应,其主要病理生理作用是促进肾小管上皮细胞对 Na^+ 的重吸收。高醛固酮血症导致肾小管上皮细胞 Na^+ 重吸收增加,从而增加水的重吸收,使容量负荷和心排出量增加,引起血压升高。由于水钠潴留,细胞外液及血容量扩张,通过对肾小球旁器压力感受器的刺激以及 Na^+ 对致密斑的作用,使肾素合成和分泌受到抑制,肾素活性(PRA)降低,醛固酮(PAC)与肾素活性(PRA)比值增加。醛固酮在促进 Na^+ 重吸收的同时伴有促进 K^+ 排泄增加,致使血浆和体内总钾含量降低。细胞内 K^+ 的移出常伴有 H^+ 的移入,导致细胞外液 H^+ 减少,血 pH 上升,出现代谢性碱中毒。

醛固酮除了引起血压升高,还可作用于非上皮组织,增加氧化应激和胶原重塑等过程,导致内皮功能异常、左心室肥大以及肾脏、心脏和心血管组织的纤维化。慢性肾脏疾病患者由于高醛固酮血症和肾脏局部 RAS 兴奋,加重了蛋白尿和肾脏损害,其机制主要与血压升高、内皮损伤和肾纤维化有关。高醛固酮血症除损害心血管系统和肾脏外还可能有其他效应。已经发现原发性醛固酮增多症患者代谢综合征的发生较原发性高血压患者更常见;K^+ 丢失过多则引起糖耐量降低和对血管升压素敏感性下降,可造成体位性低血压。此外,醛固酮增加还引起尿钙、尿镁排泄增加,导致骨质丢失。

三、临床表现

不论何种病因或类型的原发性醛固酮增多症,其临床表现均是由过量醛固酮分泌所致。

高血压是最常见的首发表现,血压多为轻中度升高,也可呈难治性高血压,少数表现为恶性高血压。有极少数患者血压可完全正常,但与患病前相比,血压明显升高,呈相对高血压。以往认为原发性醛固酮增多症是相对良性的高血压,血管并发症的发生率比较低。但近年来报道的研究结果并非如此,原发性醛固酮增多症患者与年龄、性别、高血压病程、血压升高程度相匹配的原发性高血压者相比较,心血管事件发生率皆增高。原发性醛固酮增多症患者很少出现水肿,这与钠离子的"脱逸"现象有关。常规降压治疗往往效果不佳,因而难治性高血压者应怀疑原发性醛固酮增多症可能并做必要的筛查试验。另外,还应注意到用氢氯噻嗪等排钾利尿剂导致低钾加重或原来血钾不低的患者出现低血钾。不同亚型的原发性醛固酮增多症患者,其高血压程度亦有差别,一般肾上腺醛固酮瘤患者的血压高于特醛症。目前,已经逐渐将血醛固酮水平看成心血管系统疾病的一个独立危险因素。原发性醛固酮增多症患者比原发性高血压患者易出现心血管疾病,其出现卒中、心梗、房颤的比例分别是原发性高血压患者的 4.2 倍、6.5 倍和 12.1 倍。另外,原发性醛固酮增多症患者易出现左心室肥厚、舒张功能障碍、大动脉硬化、广泛的组织纤维化及阻力动脉的重构。

低血钾为原发性醛固酮增多症的另一重要表现。研究发现,低血钾和严重钾丢失是原发性醛固酮增多症的后期表现,以往由于诊断时间较晚,故低血钾的发生率较高,但近年随诊断水平的提高,原发性醛固酮增多症的确诊时间明显提前,甚或相当多的原发性醛固酮增多症是在高血压人群中筛选出来的,因而低血钾发生率明显降低。目前的资料显示,原发性醛固酮增多症患者伴低血钾仅 9% 到 37% ,且多见于较严重病例,大约 50% 的醛固酮瘤和仅 17% 的特醛症患者血钾水平低于 3.5 mmol/L,故低钾血症对诊断原发性醛固酮增多症的敏感性及特异性较低,对原醛症诊断的预测价值不大。低血钾可以仅表现为疲乏无力,也可以为典型的周期性瘫痪。通常先累及双下肢,导致肌无力或肌麻痹,严重者四肢均受累,甚至影响吞咽、呼吸。肌麻痹的发生与低血钾的程度及细胞内外钾离子的浓度梯度有关。因长期低血钾致细胞内外钾浓度梯度差减少,故症状可较轻;但累及心脏时,心电图表现为 U 波明显、ST-T 变化、QT 延长、T 和 U 波相连成驼峰状等低血钾波形,另可有早搏、心动过速甚至室颤等心律失常表现。长期低血钾还可使肾小管上皮细胞空泡样变性,导致肾脏浓缩功能减退,表现为多尿、尿量增多、口干、尿比重低。相对于原发性高血压,原发性醛固酮增多症患者易出现肾功能不全,这是由醛固酮对靶器官损害造成的。

部分原发性醛固酮增多症患者糖代谢紊乱的发生率升高。可能机制如下：① 原发性醛固酮增多症患者醛固酮分泌增多，直接作用于胰岛素受体，从而使胰岛素敏感性降低；② 醛固酮通过下调其自身受体，抑制前单核细胞胰岛素受体 mRNA 的表达以及与胰岛素的结合；③ 醛固酮可使丝裂原活化蛋白激酶 B（Akt）失活，从而阻断胰岛素信号转导通路；④ 细胞内失钾可损害胰岛 B 细胞功能，致胰岛素释放减少和作用减弱，引起糖耐量受损甚至糖尿病。在原发性醛固酮增多症患者中，不仅存在糖代谢紊乱，血脂紊乱及腹型肥胖的患病率也较同年龄的正常人群升高。儿童患者由于长期缺钾等代谢紊乱可出现生长发育迟缓。另外，原发性醛固酮增多症患者因细胞外碱中毒、游离钙减少、血镁降低等因素，易出现手足搐搦和肌肉痉挛。但症状的发生常与血钾浓度有关，明显低血钾时，不易出现手足搐搦，而一旦补钾后，由于神经肌肉兴奋性提高，易出现手足搐搦。

四、筛查与评估

1. 筛查对象

推荐对以下人群进行原醛症筛查。

（1）持续性高血压（>150/100 mmHg），使用 3 种常规降压药（包括利尿剂）无法控制血压（>140/90 mmHg），使用≥4 种降压药才能控制血压（<140/90 mmHg）及新诊断的高血压患者。

（2）高血压合并自发性或利尿剂所致的低钾血症的患者。

（3）高血压合并肾上腺意外瘤的患者。

（4）早发性高血压家族史或早发（<40 岁）脑血管意外家族史的高血压患者。

（5）原醛症患者中存在高血压的一级亲属。

（6）高血压合并阻塞性呼吸睡眠暂停的患者。

2. 筛查方法

1981 年，Hiramatsu 等首次采用 ARR 作为原醛症筛查指标，成功地从 348 例高血压患者中筛查出 9 例醛固酮瘤患者。随后，有研究利用 ARR 对包括血钾水平正常者在内的高血压人群进行筛查，结果发现该病的检出率增加了 10 倍，而且这一方法可以在血醛固酮水平处于正常范围时对原醛症做出早期诊断。

推荐将 ARR 作为原醛症首选筛查指标。

3. 筛查前准备

① 尽量将血钾纠正至正常范围；② 维持正常钠盐摄入；③ 停用对 ARR 影响较大药物至少 4 周，包括醛固酮受体拮抗剂（安体舒通、依普利酮）、保钾利尿剂（阿米洛利、氨苯蝶啶）、排钾利尿剂（氢氯噻嗪、呋塞米）及甘草提炼物；④ 须注意血管紧张素转换酶抑制剂（ACEI）、血管紧张素受体拮抗剂（ARB）、钙离子拮抗剂（CCB）等药物可升高肾素活性，降低醛固酮，导致 ARR 假阴性。因此，须停用上述药物至少 2 周再进行检测。但如服药时肾素活性 <1 ng/（mL·h）或低于正常检测下限同时合并 ARR 升高，考虑原醛症可能性大，可维持原有药物治疗；⑤ 如血压控制不佳，建议使用 α 受体阻滞剂及非二氢吡啶类 CCB；⑥ 如患者因冠心病或心律失常等原因长期服用 β 受体阻滞剂，建议临床医师根据患者情况决定是否停药；⑦ 口服避孕药及人工激素替代治疗可能会降低直接肾素浓度（DRC），一般无须停服避孕药物，除非有更好、更安全的避孕措施。

4. 采血条件

① 清晨起床后保持非卧位状态（可以坐位、站立或者行走）至少 2 h，静坐 5～15 min 后采血；

② 采血须小心,尽量避免溶血;③ 待测血浆肾素活性(PRA)的标本在送检过程中须保持冰浴,而待测 DRC 的标本在送检过程须保持室温(不要将采血管置于冰上,这样会使无活性肾素转换为活性肾素),离心后即刻将血浆冷冻保存。

5.ARR 影响因素

① 年龄:年龄 >65 岁,肾素较醛固酮降低明显,以致 ARR 升高;② 性别:女性经前期及排卵期 ARR 较同年龄男性高,特别是黄体期的女性患者,如检测的是 DRC 可能导致 ARR 假阳性;③ 最近饮食情况:低钠或高钠饮食会导致 ARR 假阴性或假阳性,因此在测定 ARR 时应维持正常钠盐摄入,可通过测定尿钠浓度来反映;④ 采血时间、体位因素;⑤ 药物因素;⑥ 采血方法;⑦ 血钾水平;⑧ 血肌酐水平(肾功能不全会导致 ARR 假阳性)。导致 ARR 假阳性或假阴性的原因见表4-2-3。

表 4-2-3　导致 ARR 假阳性或假阴性的原因

	因素	对醛固酮影响	对肾素影响	对 ARR 影响
药物因素	β 受体阻滞剂	↓	↓↓	↑(假阳性)
	中枢 α₂ 受体阻滞剂	↓	↓↓	↑(假阳性)
	非甾体类抗炎药	↓	↓↓	↑(假阳性)
	排钾利尿剂	→↑	↑↑	↓(假阴性)
	潴钾利尿剂	↑	↑↑	↓(假阴性)
	ACEI	↓	↑↑	↓(假阴性)
	ARB	↓	↑↑	↓(假阴性)
	二氢吡啶 CCB	→↓	↑	↓(假阴性)
血钾状态	低血钾	↓	→↑	↓(假阴性)
	高血钾	↑	→↓	↑(假阳性)
钠盐摄入	低钠饮食	↑	↑↑	↓(假阴性)
	高钠饮食	↓	↓↓	↑(假阳性)
其他因素	年龄增长	↓	↓↓	↑(假阳性)
	肾功能不全	→	↓	↑(假阳性)
	妊娠	↑	↑↑	↓(假阴性)
	肾血管性高血压	↑	↑↑	↓(假阴性)
	恶性高血压	↑	↑↑	↓(假阴性)

注:ARR,血浆醛固酮与肾素活性比值;ACEI,血管紧张素转换酶抑制剂;ARB,血管紧张素受体拮抗剂;CCB,钙离子拮抗剂。

五、诊断与鉴别诊断

(一) 诊断

对于 ARR 阳性患者推荐进行不少于 1 种的确诊试验以明确诊断,不建议在明确诊断前直接进行疾病亚型分类。但对于合并自发性低钾血症、血浆肾素水平低于可检测水平且醛固酮 >20 ng/dL 的患者,建议直接诊断原醛症而无须进行额外的确诊试验。国内有研究提出,醛固酮 >20 ng/dL、DRC <2. 5 mU/L、伴低钾血症的高血压患者无须进行确诊试验即可确诊为原醛症。目前主要有 4 种确诊试验:口服高钠饮食、氟氢可的松试验、生理盐水试验及卡托普利试验(表4-2-4)。

表 4-2-4　原醛症确诊试验

试验名称	试验方法	结果判断	点评
口服高钠饮食	3 d 内将每日钠盐摄入量提高至大于 200 mmol（相当于氯化钠 6 g），同时补钾治疗使血钾维持在正常范围，收集第 3 d 至第 4 d 的 24 h 尿液测定尿醛固酮	尿醛固酮小于 10 μg/24 h 排除原醛症，大于 12 μg/24 h（梅奥医学中心）或 14 μg/24 h（克利夫兰医学中心）原醛症诊断明确	高钠饮食试验不宜在以下人群中进行：严重高血压，肾功能不全，心功能不全，心律失常，严重低钾血症
氟氢可的松试验	氟氢可的松 0.1 mg q6h ×4 d，同时补钾治疗（血钾达到 4 mmol/L）、高钠饮食（每日三餐分别补充 30 mmol，每天钠排出至少 3 mmol/kg），第 4 d 上午 10:00 采血测血醛固酮、血浆肾素活性，上午7:00 及 10:00 采血测血皮质醇	第 4 d 上午 10:00 血醛固酮大于 6 ng/dL 原醛症诊断明确	氟氢可的松抑制试验是确诊原醛症最敏感的试验，但由于操作烦琐、准备时间较长、国内无药等原因，目前在临床很少开展
生理盐水试验	试验前必须卧床休息 1 h，4 h 静滴 2 L 0.9% 氯化钠溶液。试验在上午 8:00～9:00 开始，整个过程须监测血压和心率变化，在输注前及输注后分别采血测血浆肾素活性、血醛固酮、血皮质醇及血钾	生理盐水试验后血醛固酮大于 10 ng/dL 原醛症诊断明确，小于 5 ng/dL 排除原醛症	生理盐水试验是目前国内比较常用的原醛症确诊试验，但由于血容量急剧增加会诱发高血压危象及心功能衰竭，因此对那些血压难以控制、心功能不全及有低钾血症的患者不应进行此项检查，对生理盐水试验的切点，国内外不同研究也有不同报道。目前较为公认的标准：生理盐水试验后血醛固酮＞10 ng/dL 原醛症诊断明确，如为 5～10 ng/dL 则须根据患者临床表现、实验室检查及影像学表现综合评价。有研究报道，坐位生理盐水试验较卧位生理盐水试验诊断原醛症灵敏度更高
卡托普利试验	坐位或站位 1 h 后口服 50 mg 卡托普利，服药前及服药后 1 h、2 h 测定血浆肾素活性、血醛固酮、皮质醇，试验期间患者须始终保持坐位	正常人卡托普利抑制试验后血醛固酮浓度下降大于 30%，而原醛症患者血醛固酮不受抑制，国内学者提出，卡托普利试验后 2 h 醛固酮最佳诊断切点为 11 ng/dL，灵敏度和特异度均为 90%	卡托普利试验安全性更好，试验过程中不会造成血压突然上升或下降，同时由于卡托普利试验的结果与每日摄盐水平无关，对时间及花费要求更少，可行性更好，因此可以在门诊患者中进行。但卡托普利试验相对其他 3 项试验灵敏度及特异度较低，并存在一定的假阴性，给临床诊断带来困扰，建议可在心功能不全、严重低钾血症及难以控制的高血压患者中进行此项检查，以降低试验所致风险

（二）鉴别诊断

1. 原发性高血压

本病使用排钾利尿剂，又未及时补钾，或因腹泻、呕吐等病因出现低血钾，尤其是低肾素型患者，须作鉴别。但原发性高血压患者，血、尿醛固酮不高，普通降压药治疗有效，由利尿剂引起低血钾，停药后血钾可恢复正常，必要时结合上述一些检查不难鉴别。

2. 继发性醛固酮增多症

继发性醛固酮增多症是指由于 RAS 激活所致的醛固酮增多，并出现低血钾。

（1）肾动脉狭窄及恶性高血压：此类患者一般血压比原醛症更高，病情进展快，常伴有明显的视网膜损害。恶性高血压患者往往于短期内发展为肾功能不全。肾动脉狭窄的患者约 1/3 在上腹正中、脐两侧或肋脊角区可听到肾血管杂音、放射性肾图、静脉肾盂造影及分侧肾功能检查,可显示病侧肾功能减退、肾脏缩小。肾动脉造影可证实狭窄部位、程度和性质。另外,患者 RAS 活性增高,可与原醛症相鉴别。

（2）失盐性肾炎或肾盂肾炎晚期:此类患者常有高血压伴低血钾,有时与本症不易区别,尤其是原醛症后期有上述并发症者。但肾炎或肾盂肾炎晚期往往肾功能损害严重,伴酸中毒和低血钠。低钠试验不能减少尿钾,血钾不升,血压不降。螺内酯试验不能纠正失钾与高血压。血浆肾素活性增高证实为继发性醛固酮增多症。

3. 其他肾上腺疾病

（1）皮质醇增多症尤其是腺癌或异位 ACTH 综合征所致者,其原发病的各种症状、体征及恶病质可以鉴别。

（2）先天性肾上腺皮质增生症如 11β-羟化酶和 17α-羟化酶缺陷者都有高血压和低血钾。前者高血压、低血钾系大量去氧皮质酮引起,于女性引起男性化,于男性引起性早熟;后者雌雄激素、皮质醇均降低,女性性发育不全,男性呈假两性畸形,临床上不难鉴别。

4. 其他

假性醛固酮增多症（Liddle 综合征）、肾素分泌瘤、Batter 综合征、服甘草制剂、甘珀酸（生胃酮）及避孕药等均可引起高血压和低血钾。血浆肾素-血管紧张素 Ⅱ-醛固酮系统检查,现病史和家族史有助于鉴别。

六、治疗

（一）治疗原则

治疗方案取决于原醛症的病因和患者对药物的反应。原醛症的治疗有手术和药物两种方法。醛固酮瘤及 PAH 首选手术治疗,如患者不愿手术或不能手术,可予以药物治疗。而特醛症及 GRA 首选药物治疗。分泌醛固酮的肾上腺皮质癌发展迅速,转移较早,应尽早切除原发肿瘤。如已有局部转移,应尽可能切除原发病灶和转移灶,术后加用米托坦治疗。醛固酮瘤或 PAH 行单侧肾上腺切除;术后早期,由于对侧肾上腺抑制作用尚未解除,建议高钠饮食。如有明显低醛固酮血症表现,须暂时服用氟氢可的松行替代治疗。对于药物治疗患者,须定期复查肾功能、电解质,并检测血压,根据血钾、血压等指标调整药物剂量。

（二）手术治疗

确诊醛固酮瘤或 PAH 患者行腹腔镜下单侧肾上腺切除术,如果患者存在手术禁忌证或不愿手术,推荐使用醛固酮受体拮抗剂治疗。

目前腹腔镜手术已广泛用于原醛症治疗,与传统开放手术相比,其具有手术时间短、创伤小、术后恢复时间快,手术并发症少等特点。确诊为醛固酮瘤或 PAH 的患者,选择单侧肾上腺全切术或是行保留部分肾上腺组织的肾上腺切除术尚存在争议,肾上腺切除术包括肾上腺肿瘤切除术、肾上腺肿瘤切除＋肾上腺部分切除术。原醛症患者病侧肾上腺往往存在多发性病灶,而单纯肿瘤切除可能遗留肿瘤部分包膜,导致术后复发。若在手术过程中高度怀疑多发性醛固酮瘤或伴有结节样增生可能,应尽量行患侧肾上腺全切除术。

（三）药物治疗

1. 醛固酮受体拮抗剂

（1）螺内酯是一种醛固酮受体拮抗剂，起始治疗剂量为 20 mg/d，如病情需要，可逐渐增加至最大剂量 100 mg/d。开始服药后每周须监测血钾，根据血钾水平调整螺内酯剂量。注意事项：螺内酯导致的男性乳房发育呈明显剂量相关性，必要时可同时加用氨苯蝶啶、阿米洛利等减少螺内酯剂量，以减轻其不良反应；为避免高钾血症的发生，慢性肾脏病（CKD）3 期 [GFR < 60 mL/（min·1.73 m^2）] 患者慎用，CKD 4 期及 5 期患者禁止服用 [GFR < 30 mL/（min·1.73 m^2）]。

（2）依普利酮是一种选择性醛固酮受体拮抗剂，不拮抗雄激素和孕激素受体，不导致严重的内分泌紊乱。依普利酮起始剂量为 25 mg/d，由于其半衰期短，建议 1 d 给药 2 次。注意事项：CKD 3 期 [GFR < 60 mL（min·1.73 m^2）] 患者慎用，CKD 4 期及 5 期患者禁止服用 [GFR < 30 mL/（min·1.73 m^2）]。一项小样本前瞻性研究发现，依普利酮治疗组与螺内酯治疗组血压达标率无显著差别（82.4% 对 76.5%），螺内酯组 2 例患者出现男性乳房发育，依普利酮组无乳房发育；因此，特醛症患者长期使用依普利酮可在有效控制血压的同时，尽可能避免诸如男性乳房发育等不良反应。但目前依普利酮国内无药，这给临床治疗上带来了困难。国内研究提出，小剂量螺内酯联合其他降压药物治疗特醛症方案可避免肾功能不全及男性乳腺发育等，改善患者生活质量。

2. 糖皮质激素

糖皮质激素主要通过抑制垂体 ACTH 分泌以减少醛固酮作用，建议服用长效或中效糖皮质激素，地塞米松起始剂量为 0.125 ~ 0.25 mg/d；泼尼松起始剂量为 2.5 ~ 5 mg/d，两种药物均在睡前服用。注意事项：过量糖皮质激素治疗会导致医源性库欣综合征，影响儿童生长发育，建议使用最少剂量糖皮质激素使患者血压或血钾维持在正常范围，如血压控制不佳，可联合使用醛固酮受体拮抗剂。

3. 其他降压药物

醛固酮主要通过上调肾小管远曲小管上皮钠通道活性从而促进钠钾交换。对上皮细胞钠通道有阻断作用的药物，如阿米洛利、氨苯蝶啶等对原醛症都有一定治疗效果，作为保钾利尿剂，能缓解原醛症患者的高血压、低血钾症状，而不存在螺内酯所致的激素相关性不良反应。但由于其作用相对较弱，且无上皮保护作用，并不作为一线用药。

ACEI、ARB 可能对部分血管紧张素 II 敏感的特醛症有一定治疗效果，而 CCB 主要用于降低血压，对醛固酮分泌并无明显抑制作用。如患者单用螺内酯治疗血压控制不佳时，可联合使用多种不同作用机制的降压药。

【思考问题】

（1）原发性醛固酮增多症的临床表现有哪些？

（2）如何运用临床表现、实验室检查和影像学检查诊断原发性醛固酮增多症？

（3）如何选择治疗原发性醛固酮增多症的方法，包括药物治疗和手术治疗？

嗜铬细胞瘤和副神经节瘤

【实习目的】

（1）了解嗜铬细胞瘤和副神经节瘤的发病机制。

（2）学习嗜铬细胞瘤和副神经节瘤的临床表现。

（3）掌握嗜铬细胞瘤和副神经节瘤的诊断方法。

（4）了解嗜铬细胞瘤和副神经节瘤的治疗策略。

【实习准备】

带教老师准备：

（1）收集并整理有关嗜铬细胞瘤和副神经节瘤的教学资料，包括定义、病因、症状、诊断方法和治疗方式等。

（2）准备相关的病例，可以帮助学生理解和掌握这两种疾病如何在实际中进行诊断和治疗。

（3）准备教学计划和教学过程运行模式。

（4）设置相关知识的小测试或作业，用以测试学生的知识理解度。

学生准备：

（1）预习有关嗜铬细胞瘤和副神经节瘤的相关知识。

（2）针对老师提供的病例进行预研究，尝试自己分析并找出可能的诊断和治疗方法。

（3）进行深入研究，通过医学文献了解最新的研究进展和治疗手段。

（4）准备问题，不懂的地方及时向老师询问，以保证对学习内容的理解和掌握。

【实习内容】

一、疾病的认识

嗜铬细胞瘤（pheochromocytoma，PCC）和副神经节瘤（paraganglioma，PGL）是分别起源于肾上腺髓质或肾上腺外交感神经链的肿瘤，主要合成和分泌大量儿茶酚胺（CA），如去甲肾上腺素（NE）、肾上腺素（E）及多巴胺（DA），引起患者血压升高等一系列临床综合征，并造成心、脑、肾等严重并发症。肿瘤位于肾上腺称为 PCC，位于肾上腺外则称为 PGL。PGL 可起源于胸、腹部和盆腔的脊椎旁交感神经链，也可来源于沿颈部和颅底分布的舌咽、迷走神经的副交感神经节，后者常不产生 CA。PCC 占 80% ~ 85%，PGL 占 15% ~ 20%，二者合称为 PPGL。

PPGL 是一种少见的内分泌疾病，国内尚缺乏 PPGL 发病率或患病率的数据。国外报道在普通高血压门诊中 PPGL 的患病率为 0.2% ~ 0.6%，生前未诊断而在尸检中的发现率为 0.05% ~ 0.1%。PPGL 在儿童高血压患者中患病率为 1.7%，在肾上腺意外瘤中约占 5%。各年龄段均可发病，发病高峰为 30～50 岁,男女发病率基本相同。遗传性 PPGL 占 35%～40%,与散发性患者相比,遗传性肿瘤患者起病较年轻并呈多发病灶。在非嗜铬组织中存在转移病灶则定义为恶性 PPGL,占 10%～17%;超过 40% 的恶性 PPGL 的发病与基因突变有关。

二、病因与机制

PPGL 的发生与致病基因的种系突变有关,目前已知有 17 个致病基因,根据基因突变涉及的细胞内不同信号传导通路,可将这些基因分为两类,第一类(Cluster1)与缺氧通路有关,通过激活缺氧诱导因子,促进与缺氧有关的生长因子表达,从而刺激肿瘤生长,包括 *VHL*、*SDHx* (*SDHA*、*SDHB*、*SDHC*、*SDHD*、*SDHAF2*)、*HIF2A*、*FH*、*PHD1*、*PHD2*、*HRAS*、*MDH2* 和 *KIF1Bβ* 等基因;第二类(Cluster2)通过激活 MAPK 和(或)mTOR 信号传导通路促进肿瘤生长,包括 *NF1*、*RET*、*MAX* 和 *TMEM127* 等基因。约 50% 的 PPGL 存在上述基因突变,其中 35%～40% 为胚系突变,现为家族遗传性并作为某些遗传性综合征的表现之一,突变频率依次为 *SDHB*(10.3%)、*SDHD*(8.9%)、*VHL*(7.3%)、*RET*(6.3%)及 *NF1*(3.3%);*SDHC*、*SDHA*、*MAX* 及 *TMEM127* 的突变频率 <2%;15%～25% 的患者存在肿瘤组织的体系突变,在散发性 PPGL 中的发生频率依次为 *NF1*(25%)、*VHL*(9%)、*HIF2A*(7%)、*HRAS*(6%)、*RET*(5%)和 *MAX*(3%)。部分散发性 PPGL 的发病机制尚不完全清楚。

三、临床表现

PPGL 依据患者的基因类型不同,其临床表现有较大差异,不同基因突变的患者在 PPGL 的肿瘤部位、良性或恶性、CA 分泌类型及复发倾向上均明显不同。有 *SDHx* 基因突变的患者多发生头颈部及交感神经 PGL,其中部分患者可合并肾癌、胃肠道间质瘤和垂体瘤;*VHL*、*RET*、*NF1*、*TMEM127* 或 *MAX* 基因突变常见于 PCC 患者,且多为双侧肾上腺受累;*RET* 基因突变亦见于多内分泌腺瘤病 Ⅱ 型(MEN Ⅱ);*SDHB* 和 *FH* 基因突变的患者多提示为恶性 PGL。有 *RET* 和 *NF1* 基因突变的 PCC 主要分泌 E,而有 *VHL*、*SDHx* 突变的肿瘤则以分泌 NE 为主。

PPGL 的主要临床表现为高 CA 分泌所致的高血压及其并发症,由于肿瘤持续性或阵发性分泌释放不同比例的 E 和 NE,故患者的临床表现不同。可表现为阵发性、持续性或在持续性高血压的基础上阵发性加重,阵发性高血压占 25%～40%;持续性高血压约占 50%,其中半数患者有阵发性加重;约 70% 的患者合并体位性低血压;另有少数患者血压正常。由于肾上腺素受体广泛分布于全身多种组织和细胞,故患者除高血压外,还有其他的特征性临床表现,如头痛、心悸、多汗是 PPGL 高血压发作时最常见的三联征,对诊断具有重要意义。

四、辅助检查

（一）实验室检查

激素及代谢产物的测定是 PPGL 定性诊断的主要方法,包括测定血和尿 NE、E、DA 及其中间代谢产物甲氧基肾上腺素（MN）、甲氧基去甲肾上腺素（NMN）和终末代谢产物香草扁桃酸（VMA）浓度。MN 及 NMN（合称 MNs）是 E 和 NE 的中间代谢产物,它们仅在肾上腺髓质和 PPGL 瘤体内代谢生成并且以高浓度水平持续存在,故是 PPGL 的特异性标志物。因肿瘤分泌释放 NE 和 E 可为阵发性并且可被多种酶水解为其代谢产物,故当 NE 和 E 的测定水平为正常时,其 MNs 水平可升高,因此检测 MNs

能明显提高 PPGL 的诊断敏感性及降低假阴性率。推荐诊断 PPGL 的首选生化检验为测定血游离 MNs 或尿 MNs 浓度,其次可检测血或尿 NE、E、DA 浓度以帮助进行诊断。

(1) MNs 水平测定。① 血浆游离 MNs:因体位及应激状态均可影响 CA 水平,故建议患者休息 30 min 后于仰卧位或坐位时抽血,其正常参考值范围也应为相同体位。② 24 h 尿 MNs:患者应留取 24 h 尿量并保持尿液酸化状态再检测 MNs 水平。

建议使用液相色谱串联质谱分析(LC-MS/MS)或液相色谱电化学检测方法(LC-ECD)测定 MNs。MNs 诊断 PPGL 的受试者工作特征(ROC)曲线下面积为 0.965 ~ 1、敏感性为 95% ~ 100%、特异性为 69% ~ 98%。文献报道的正常参考值上限:血浆游离 NMN 浓度为 0.6 ~ 0.9 nmol/L、MN 浓度为 0.3 ~ 0.6 nmol/L;24 h 尿 NMN 水平为 3.0 ~ 3.8 μmol/L、24 h 尿 MN 水平为 1.2 ~ 1.9 μmol/L。国内资料显示,血浆游离 NMN 浓度为 0.8 nmol/L 时,诊断 PPGL 的敏感性和特异性分别为 95%、90%;血浆游离 MN 浓度在 0.4 nmol/L 时诊断的敏感性和特异性分别为 51%、90%。

(2) CA 水平测定。① 24 h 尿 CA 排泄水平:应留取 24 h 尿量,并保持尿液 pH < 3。② 血 CA 浓度:患者空腹、卧位休息 30 min 后抽血,取血前 30 min 应于静脉内留置注射针头,以减少抽血时疼痛刺激所致生理性升高。

建议采用高效液相电化学检测法(HPLC)进行 CA 浓度测定,其诊断 PPGL 的敏感性为 69% ~ 92%,特异性为 72% ~ 96%。

(3) 尿 VMA 水平测定。检测尿 VMA 水平对诊断 PPGL 的敏感性为 46% ~ 77%,特异性为 86% ~ 99%,但应同时检测血、尿 CA 水平。

(4) 药理激发或抑制试验的敏感性和特异性差,并有潜在风险,故不推荐使用。

(二) 影像学检查

应在明确 PPGL 的定性诊断后再进行肿瘤的影像学检查用于定位诊断,常用方法如下。

(1) 建议首选计算机断层扫描(CT)作为肿瘤定位诊断的影像学检查,CT 对胸、腹和盆腔组织有很好的空间分辨率,并可发现肺部转移病灶,增强 CT 诊断 PPGL 的敏感性为 88% ~ 100%。

(2) 推荐磁共振成像(MRI)用于以下情况:① 探查颅底和颈部 PGL,其敏感性为 90% ~ 95%。② 有肿瘤转移的患者。③ CT 检查显示体内存留金属异物伪影。④ 对 CT 造影剂过敏以及如儿童、孕妇、已知种系突变和最近已有过度辐射而需要减少放射性暴露的人群。

(3) 间碘苄胍(metaiodobenzylguanidine,MIBG)显像:[123]I-MIBG 显像诊断 PPGL 的敏感性高于 I-MIBG 显像,其诊断 PCC 或 PGL 的敏感度分别为 85% ~ 88%、56% ~ 75%,特异度分别为 70% ~ 100%、84% ~ 100%。MIBG 显像对转移性、复发性 PPGL,位于颅底和颈部、胸腔、膀胱 PGL,与 *SDHx*(尤其是 *SDHB*)基因相关 PPGL 的检出敏感度较低。恶性 PPGL 患者发生转移且不能手术时,如 MIBG 显像阳性,则可应用 I-MIBG 治疗。建议有转移或转移风险的患者用 I-MIBG 显像结果来评价 I-MIBG 治疗的可能性。

(4) 生长抑素受体显像:对头颈部 PGL 肿瘤定位的敏感度为 89% ~ 100%,明显优于 MIBG(18% ~ 50%);对 PGL 定位的敏感度(80% ~ 96%)高于 PCC(50% ~ 60%),故推荐可用生长抑素受体显像来筛查恶性 PGL 的转移病灶。18 氟-脱氧葡萄糖正电子发射断层扫描(^{18}F-FDG-PET/CT):建议用于肾上腺外的交感性 PGL、多发性、恶性和(或)*SDHB* 基因突变相关的 PPGL 的首选定位诊断,其对转性 PPGL 的诊断敏感度为 88%。

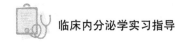

（三）基因检测

推荐对所有 PPGL 患者均应进行基因检测,可根据患者的肿瘤定位和 CA 生化表型选择不同类型的基因检测;建议对所有恶性 PPGL 患者检测 *SDHB* 基因;对有 PPGL 阳性家族史和遗传综合征表现的患者可以直接检测相应的致病基因突变;建议到有条件的正规实验室进行基因检测。

五、筛查与评估

推荐对以下人群进行 PPGL 的筛查。

（1）有 PPGL 的症状和体征,尤其有阵发性高血压发作的患者。

（2）使用 DAD_2 受体拮抗剂、拟交感神经类、阿片类、NE 或 5-羟色胺再摄取抑制剂、单胺氧化酶抑制剂等药物可诱发 PPGL 症状发作的患者。

（3）肾上腺意外瘤伴有或不伴有高血压的患者。

（4）有 PPGL 的家族史或 PPGL 相关的遗传综合征家族史的患者。

六、治疗

（一）手术治疗

PPGL 确诊后应尽早手术切除肿瘤,但手术前必须进行充分的药物准备,以避免麻醉和术中、术后出现血压大幅度波动而危及患者生命。

建议除头颈部 PGL 和分泌 DA 的 PPGL 外,其余患者均应服用 α 受体阻滞剂做术前准备。可先用选择性 $α_1$ 受体阻滞剂或非选择性 α 受体阻滞剂控制血压,如血压控制仍未能满意,则加用钙通道阻滞剂。用 α 受体阻滞剂治疗后,如患者出现心动过速,则再加用 β 受体阻滞剂,但是绝对不能在未服用 α 受体阻滞剂之前使用 β 受体阻滞剂,因为 PPGL 患者先服用 β 受体阻滞剂可导致急性肺水肿和左心衰的发生。

α-甲基酪氨酸有抑制 CA 合成的作用,可与 α 受体阻滞剂短期联合使用以控制血压,减少围手术期间的血流动力学波动。此外,患者应摄入高钠饮食和增加液体入量,以增加血容量,防止肿瘤切除后发生严重低血压。

推荐对大多数 PCC 患者行腹腔镜微创手术,如肿瘤直径 >6 cm 或为侵袭性 PCC,则应进行开放式手术以确保肿瘤被完整切除;为避免局部肿瘤复发,术中应防止肿瘤破裂。

推荐对 PGL 患者行开放式手术,但对于小肿瘤、非侵袭性 PGL,可行腹腔镜手术。建议对双侧 PCC 患者手术时应尽量保留部分肾上腺,以免发生永久性肾上腺皮质功能减退。

（二）恶性 PPGL 的治疗

1. ^{131}I-MIBG 治疗

^{131}I-MIBG 治疗仅对 MIBG 核素显像阳性的患者有效,目前尚无 ^{131}I-MIBG 治疗剂量的统一标准。国内常用的单次治疗剂量为 200 mCi,可根据患者对治疗的疗效和不良反应来决定治疗的频度和剂量,累计治疗剂量可达 800~1 000 mCi,每次治疗后至少 3~6 个月内应评估疗效。国内治疗的完全有效率为 3%~5%、部分有效率和病情稳定率可达 73%~79%、患者的 5 年生存率达 45%~68%。^{131}I-MIBG 的剂量增加可提高缓解率,但不良反应也增多。最常见为骨髓抑制,87% 的患者可出现 3~4 级中性粒细胞减少,83% 的患者血小板减少,也有骨髓增生异常综合征、急性或慢性髓系白血病的

报道。

2. 化疗

常见的化疗方案包括环磷酰胺、长春新碱和达卡巴嗪（CVD）方案和依托泊苷和顺铂（EP）方案。CVD 方案多在 2~4 个疗程后起效，治疗完全有效率、部分有效率及病情稳定率分别为 4%、37% 和 14%。不良反应主要有骨髓抑制、周围神经病变、胃肠道反应、肝功能异常和低血压等。

3. 其他治疗

对肿瘤及转移病灶的局部放疗、伽玛刀、射频消融和栓塞治疗等，可减轻患者的部分临床症状和肿瘤负荷，但对患者生存时间的改变却不明显。

（三）特殊病情的诊断与治疗

1. CA 心肌病

高 CA 血症引起的心肌损害称为 CA 心肌病。尸检发现 58% 的 PPGL 患者存在 CA 心肌病，其病理改变除了因长期严重高血压造成的心室肥厚外，高 CA 血症还可导致心肌损伤、心肌纤维化、心肌缺血和心律失常等。

CA 心肌病目前尚无统一诊断标准，较多使用以下标准。

（1）有 PPGL 的实验室和影像学证据。

（2）有心脏异常的临床和（或）实验室发现：临床表现有胸痛，心力衰竭症状和体征；心电图提示持续 3 个或 3 个以上导联 T 波低平或倒置，S-T 段偏移或心律失常；超声心动图提示心肌肥厚，左室舒张功能减低，左室射血分数降低，室壁运动异常等。

（3）PPGL 切除后上述病变明显改善或消失。

（4）Takotsubo 心肌病，又称为短暂性左心室心尖球样综合征，是极罕见的 PPGL 心肌病变，患者的临床表现和心电图的变化与急性心肌梗死相似；左心室造影显示心尖部及心室中部室壁运动障碍和心底部过度收缩运动异常，而冠状动脉无异常。

由于部分 CA 心肌病因冠脉收缩和心肌缺血所致，故使用 α 受体阻滞剂及甲基酪氨酸治疗后不仅能控制患者血压，还能有效逆转心脏损害。在用 α 受体阻滞剂治疗后，如患者发生心动过速或快速型心律失常，可用 β 受体阻滞剂减慢心率，但应注意用药后可能出现心脏失代偿及心衰加重等。应用 ACEI 和 ARB 类药物可防止心肌纤维化。

CA 心肌病导致的心律失常、心力衰竭及心肌梗死是 PPGL 患者手术前的最常见死因。手术切除肿瘤后，大部分 CA 心肌病患者的心律失常及心肌缺血消失，心电图及心功能恢复正常，心室肥厚也能逆转，但心肌梗死病灶会长期存在。

2. PPGL 危象

PPGL 危象发生率约为 10%，临床表现可为严重高血压或高、低血压反复交替发作；出现心、脑、肾等多器官系统功能障碍，如心肌梗死、心律失常、心肌病、心源性休克、肺水肿、急性呼吸窘迫综合征（ARDS）、脑血管意外、脑病、癫痫、麻痹性肠梗阻、肠缺血、肝、肾功能衰竭等，严重者导致休克，最终致呼吸、循环衰竭死亡。

PPGL 危象可因大量 CA 突然释放而发生，也可因手术前或术中挤压、触碰肿瘤、使用某些药物（如糖皮质激素、β 受体阻滞剂、胃复安、麻醉药）以及创伤、其他手术应激等诱发，故临床中应注意避免这些诱因。

PPGL 高血压危象发作时,应从静脉泵入 α 受体阻滞剂,可从小剂量开始并严密监测血压、心率变化,根据患者对药物的降压反应,逐渐增加和调整剂量;当高血压危象被控制,患者病情平稳后,再改为口服 α 受体阻滞剂治疗做手术前准备。如高、低血压反复交替发作时,除静脉泵入 α 受体阻滞剂外,还需要另建一条静脉通道进行容量补液、监测血流动力学指标并纠正低容量休克。PPGL 危象死亡率较高,须多学科合作,密切监测并对患者进行个体化指导治疗。

【思考问题】

(1) 什么是嗜铬细胞瘤和副神经节瘤? 它们发病的机制是什么?

(2) 嗜铬细胞瘤和副神经节瘤的典型临床表现有哪些? 这些症状是怎么产生的?

(3) 如何诊断嗜铬细胞瘤和副神经节瘤? 何时应该考虑这两种诊断?

(4) 嗜铬细胞瘤和副神经节瘤的常见治疗策略有哪些? 治疗的目标是什么?

　肾上腺皮质功能减退症

【实习目的】

（1）掌握肾上腺皮质功能减退症的发病机制。

（2）学习肾上腺皮质功能减退症的病理生理机制。

（3）理解肾上腺皮质功能减退症的临床表现。

（4）掌握肾上腺皮质功能减退症的诊断方法。

【实习准备】

带教老师准备：

（1）收集必要的教学资料,包括疾病的定义、临床表现、诊断、治疗、预防等相关知识,以及最新的科研进展和前沿领域的知识。

（2）准备一些具有挑战性和启发性的问题,比如过去的病例研究,以激发学生的思维深度和广度。

（3）整理并设计教学大纲和教学计划,以求确保课程内容的系统性和完整性。

学生准备：

（1）提前预习该病的相关知识,包括病因、病理生理、临床表现、复杂性和治疗等。

（2）针对一些关键的概念和知识点,查阅文献资料,提出自己的理解和见解,以便课堂上进行交流和讨论。

（3）提出一些关于这种疾病的问题,包括自己在学习过程中不理解或者疑惑的地方,以便向老师请教。

【实习内容】

一、疾病的认识

肾上腺皮质功能减退症(adrenocortical insufficiency,ACI)是指肾上腺皮质激素的合成及释放发生障碍而引起的疾病。原发性慢性肾上腺皮质功能减退症(chronic adrenocortical hypofunction),又称艾迪森病(Addison 病),是由于双侧肾上腺的绝大部分被毁所致。继发性者由下丘脑-垂体病变引起。

ACI 的发病率为每年 1~2 例/10 万人,属于罕见病。该病的年龄分布呈双峰状,即新生儿和老年人较为常见。其性别分布没有显著差异。ACI 呈全球性分布,但在一些地区和种族中发病率可能略有差异。

二、病因与机制

（1）感染：肾上腺结核为常见病因，常先有或同时有肺、肾、肠等其他部位结核病灶。肾上腺被上皮样肉芽肿及干酪样坏死病变所替代，继而出现纤维化病变，肾上腺钙化常见。肾上腺真菌感染的病理过程与结核感染相近。艾滋病后期可伴有肾上腺皮质功能减退，多为隐匿性，一部分可有明显临床表现。坏死性肾上腺炎常由巨细胞病毒感染引起。严重脑膜炎球菌感染可引起急性肾上腺皮质功能减退症。严重败血症，尤其于儿童可引起肾上腺内出血伴功能减退。

（2）自身免疫性肾上腺炎：两侧肾上腺皮质被毁，呈纤维化，伴淋巴细胞、浆细胞、单核细胞浸润，髓质一般不受毁坏。大多数患者血中可检出抗肾上腺的自身抗体。近半数患者伴其他器官特异性自身免疫病，称为自身免疫性多内分泌腺体综合征（APS），多见于女性；而不伴其他内分泌腺病变的单一性自身免疫性肾上腺炎多见于男性。APSI 型见于儿童，主要表现为肾上腺功能减退，甲状旁腺功能减退及黏膜皮肤白念珠菌病，性腺（主要是卵巢）功能低下，偶见慢性活动性肝炎、恶性贫血。此综合征呈常染色体隐性遗传。APSE 型见于成人，主要表现为肾上腺功能减退、自身免疫性甲状腺病（慢性淋巴细胞性甲状腺炎、甲状腺功能减退症、Graves 病）、1 型糖尿病，呈显性遗传。

（3）其他较少见病因：恶性肿瘤转移、淋巴瘤、白血病浸润、淀粉样变性、双侧肾上腺切除、放射治疗破坏、肾上腺酶系抑制药（如美替拉酮、氨鲁米特）、酮康唑或细胞毒性药物（如米托坦）的长期应用、血管栓塞等。肾上腺脑白质营养不良症为先天性长链脂肪酸代谢异常疾病，脂肪酸 β 氧化受阻，累及神经组织与分泌类固醇激素的细胞，致肾上腺皮质及性腺功能低下，同时出现神经损害。

三、临床表现

最具特征性的表现为全身皮肤色素加深，暴露处、摩擦处、乳晕、瘢痕等处尤为明显，系垂体 ACTH、黑素细胞刺激素分泌增多所致。其他症状包括：① 神经、精神系统：乏力，淡漠，易疲劳，重者嗜睡、意识模糊，可出现精神失常。② 胃肠道：食欲减退，嗜咸食，胃酸过少，消化不良；有恶心、呕吐、腹泻者，提示病情加重。③ 心血管系统：血压降低，心脏缩小，心音低钝；可有头晕、眼花、直立性晕厥。④ 代谢障碍：糖异生作用减弱，肝糖原耗损，可发生低血糖症状。⑤ 肾：排泄水负荷的能力减弱，在大量饮水后可出现稀释性低钠血症；糖皮质激素缺乏及血容量不足时，抗利尿激素释放增多，也是造成低钠血症的原因。⑥ 生殖系统：女性阴毛、腋毛减少或脱落、稀疏，月经失调或闭经，但病情轻者仍可生育；男性常有性功能减退。⑦ 对感染、外伤等各种应激的抵抗力减弱，在发生这些情况时可出现肾上腺危象。⑧ 如病因为结核感染且病灶活跃或伴有其他脏器活动性结核者，常有低热、盗汗等症状，体质虚弱，消瘦更严重。本病与其他自身免疫病并存时，则伴有相应疾病的临床表现。

肾上腺危象为本病急骤加重的表现，常发生于感染、创伤、手术、分娩、过劳、大量出汗、呕吐、腹泻、失水或突然中断糖皮质激素治疗等应激情况下，表现为恶心、呕吐、腹痛或腹泻、严重脱水、血压降低、心率快、脉细弱、精神失常，常有高热、低血糖症、低钠血症，血钾可低可高。如不及时抢救，可发展至休克、昏迷、死亡。

四、辅助检查

（一）实验室检查

1. 血液生化检查

血液生化检查可有低血钠、高血钾。脱水严重时低血钠可不明显，高血钾一般不重，如甚明显须考虑肾功能不全或其他原因。少数患者可有轻度或中度高血钙（糖皮质激素有促进肾、肠排钙作用），如有低血钙和高血磷则提示同时合并有甲状旁腺功能减退症。脱水明显时有氮质血症，可有空腹低血糖，糖耐量降低等表现。

2. 血常规检查

血常规检查常有正细胞正色素性贫血，少数患者合并有恶性贫血。白细胞分类示中性粒细胞减少，淋巴细胞相对增多，嗜酸性粒细胞明显增多。

3. 激素检查

基础血、尿皮质醇，尿 17-羟皮质类固醇测定常降低，但也可接近正常。

原发性 ACI 一般基础血浆 ACTH > 22 pmol/L（100 pg/mL）（或高于参考值范围上限 2 倍），继发性 ACI 血浆 ACTH 水平降低或为正常范围低值。因此，血浆 ACTH 正常有助于排除原发性 ACI。

① 血清皮质醇：一般于清晨 8 时空腹采血测血清皮质醇。非应激情况下，血清皮质醇 < 3 μg/dL（80 nmol/L），应高度怀疑 ACI；血清皮质醇 > 18 μg/dL（500 nmol/L），可以排除 ACI；需要注意部分 ACI 患者基础血清皮质醇可在正常范围。急性危重疾病状态下，血清皮质醇在正常范围不能排除肾上腺皮质功能减退。② 血醛固酮、肾素：原发性 ACI 血醛固酮低于正常，而血浆肾素活性（PRA）升高。继发性 ACI 血醛固酮水平正常。

4. 功能试验

目前最为常用的激发试验方法为标准 ACTH 兴奋试验，其他试验还包括：小剂量 ACTH 兴奋试验、连续性 ACTH 兴奋试验、胰岛素低血糖兴奋试验等。需要注意，国内外指南均推荐 ACTH1-24 作为激发试验常规药物，但由于国内缺乏此药物，仅有 ACTH1-39 作为替代。ACTH1-39 是天然的促肾上腺皮质激素，其免疫原性较高、不良反应大，仅限肌注或稀释后缓慢静滴，因此临床须权衡使用。

（1）标准 ACTH 兴奋试验：正常个体肌注或静注 250 μg ACTH1-24，分别于 0 min、30 min 和 60 min 测血清皮质醇，30 min 或 60 min 血清皮质醇峰值 > 18 μg/dL（500 nmol/L）。原发性 ACI 血清皮质醇无变化或仅略上升，但轻型或初发的继发性 ACI 可能呈现正常反应，因此标准 ACTH 兴奋试验只能排除原发性 ACI。

（2）小剂量 ACTH 兴奋试验：正常个体静脉注射 1 μg ACTH1-24，分别于 0 min、30 min 和 60 min 测血清皮质醇，30 min 或 60 min 血清皮质醇峰值 > 18 μg/dL（500 nmol/L）。原发性和继发性 ACI 则不上升。既往研究认为该试验在诊断轻型或初发的继发性 ACI 时更为敏感，但因其存在药物剂量小、配制烦琐、易呈现假阳性等缺点，仅推荐当 ACTH1-24 供应短缺时使用。

（3）连续性 ACTH 兴奋试验：该试验有利于更好地将原发性 ACI 与继发性 ACI 进行鉴别。将 250 μg ACTH1-24 持续静滴 8 h，共 3 ~ 5 d，每日测血清皮质醇、UFC、17-OHCS。若 3 ~ 5 d 后 UFC < 200 μg/24 h（0.55 μmol/24 h）或 17-OHCS < 10 mg/24 h（27.6 μmol/24 h），则支持原发性 ACI 诊断，继发性 ACI 常呈延迟反应。

（4）胰岛素低血糖兴奋试验（ITT）：该试验被认为是判断可疑继发性 ACI 的金标准。但因该试验有较高风险，不建议用于老年人与心脑血管疾病、癫痫及已有低血糖的患者。常规 ITT 方法：静脉注射胰岛素 0.1~0.15 IU/kg 后，于 0、30、60 和 120 min 测血清皮质醇和血浆 ACTH，正常反应为兴奋后血清皮质醇峰值 >18 μg/dL（500 nmol/L），而继发性 ACI 血清皮质醇和血浆 ACTH 不上升。需要注意该试验血糖应低于 2.2 mmol/L（或血糖 <2.6 mmol/L 且低于基础值的 50%），才能保证试验结果的可靠性；用药后 45 min 若最低血糖未满足上述条件，需要追加胰岛素（0.3 IU/kg）再次激发，并重新记录激发时间。

五、诊断与鉴别诊断

（一）诊断

对具有典型临床表现和实验室检查结果者，诊断并不困难。

（1）原发性 ACI 的典型临床表现为缓慢、逐渐加重的乏力、倦怠、食欲缺乏、体重减轻、头晕和体位性低血压等。慢性原发性 ACI 患者最显著的特征是皮肤、黏膜色素沉着，面部、掌纹、乳晕、甲床、齿龈、黏膜更明显，更早出现。在色素沉着的皮肤间，可有白斑（白癜风）。

（2）继发性 ACI 患者皮肤无色素沉着，反而显苍白，并常无盐皮质激素（醛固酮）缺乏的表现如高钾代谢性酸中毒。同时常伴有腺垂体其他功能减退如甲状腺和性腺功能减退的症状、体征和实验室检查结果，如出现畏寒，便秘，闭经，腋毛、阴毛稀少，性欲下降，阳痿和睾丸细小，青少年起病者常生长发育迟缓等。下丘脑或垂体占位病变者可有头痛、尿崩症，视力减退和视野缺损。

（二）鉴别诊断

（1）慢性消瘦：慢性肝炎、肝硬化所致消瘦可检出肝炎病毒、肝功能异常等；结核病、恶性肿瘤有全身消瘦恶病质等，并可找到原发病灶；甲亢是引起消瘦的最常见内分泌疾病之一，根据典型的症状和体征及血清 T_3、T_4 可确诊；糖尿病致消瘦可根据"三多一少"症状及 FPG 和 OGTT 确诊；神经性厌食性消瘦无器质性病变。

（2）低血压：黏液性水肿性低血压根据血清 T_3、T_4、TSH 及 TRH 兴奋试验可确诊；嗜铬细胞瘤所致的低血压可表现为直立性低血压或高血压与低血压交替出现，血、尿儿茶酚胺及 VMA 异常，可有冷加压试验、胰高血糖素试验异常，影像学检查可发现肾上腺皮质或肾上腺外肿瘤；糖尿病患者易出现体位性低血压。

（3）低血糖：应与胰岛素瘤性低血糖、肝源性低血糖、药源性低血糖等鉴别。

（4）慢性纤维性肌痛症：慢性纤维性肌痛症是一种病因不明、常见于年轻女性的肌肉骨骼疼痛病症，主要临床表现特点为广泛的肌肉骨骼疼痛、多发性压痛点，伴有忧郁、疲乏和失眠，甚至功能性致残，须排除其他疾病所致上述症状才能确诊，且由于其症状普遍被人忽略和不被理解而误诊。

（5）慢性虚弱综合征：慢性虚弱综合征常见于 20~50 岁的女性，以严重的乏力、肌痛、淋巴结病、关节痛、寒战、发热、运动后易疲乏为主要临床表现，其病因不明，可能和感染、免疫、神经及精神因素有关。慢性虚弱综合征具有遗传倾向，主要根据临床症状来诊断。

六、治疗

ACI 有潜在的生命危险，一经诊断就应该开始治疗，如果已经出现肾上腺危象，应该更早期进行治疗,激素替代治疗要求尽量符合生理要求,既要改善症状,又须避免过量。

(一)急性肾上腺功能不全

1. 糖皮质激素替代治疗

在连续的心脏监测下用生理盐水输注迅速补液,静脉内注射 100 mg 氢化可的松,然后通过连续静脉内输注 5% 葡萄糖溶液 + 100 ~ 200 mg 氢化可的松(或者氢化可的松每 6 h 肌内注射,剂量为 50 ~ 100 mg,取决于年龄和体表面积)。

2. 盐皮质激素替代治疗

盐皮质激素替代治疗仅在原发性肾上腺功能不全时需要;如果氢化可的松剂量每 24 h > 50 mg,则不需要。

(二)慢性肾上腺功能不全

1. 糖皮质激素替代治疗

原发性肾上腺功能不全:起始氢化可的松剂量为 20 ~ 25 mg/24 h。

继发性肾上腺功能不全:氢化可的松剂量为 15 ~ 20 mg/24 h;如果皮质醇浓度对促肾上腺皮质激素试验反应在临界值偏低,则考虑用氢化可的松每日 10 mg 或在密切监测下仅在应激下应用氢化可的松。

氢化可的松应每日三次给予,每天早上口服日总剂量的三分之二或三分之一。使用激素治疗过程中应评估患者是否有糖皮质激素替代不足(体重减轻,疲劳,恶心,肌痛,缺乏活力)或过度替代(体重增加,中心性肥胖,皮纹,骨质减少和骨质疏松症,葡萄糖耐量减低,高血压)等症状体征。

2. 盐皮质激素替代治疗

盐皮质激素替代治疗仅在原发性肾上腺功能不全时需要;如果每日氢化可的松剂量超过 50 mg,则不需要。起始 100 μg 氟氢可的松(每天 50 ~ 250 μg)作为单剂量与清晨氢化可的松同服。

监测应包括评估患者体内盐皮质激素替代不足的体征(动脉血压下降 > 20 mmHg,体重下降,脱水,低钠血症,血浆肾素活性升高)或过度替代体征(体重增加,动脉血压,高钠血症,血浆肾素活性抑制)。

3. 肾上腺雄激素替代治疗

肾上腺雄激素替代治疗适用于使用糖皮质激素和盐皮质激素进行最佳替代治疗后,仍然存在身心健康受损的女性患者,或者症状和体征提示肾上腺雄激素缺乏的妇女。起始脱氢表雄酮 25 ~ 50 mg 每日清晨单剂量服用。女性治疗期间的监测应包括测量血清睾酮和性激素结合球蛋白(计算游离睾酮指数)浓度;不论性别,均应监测血清硫酸脱氢表雄酮和雄烯二酮的浓度(最后一次给予脱氢表雄酮后 24 h)。

(三)肾上腺危象处理

肾上腺危象可表现为恶心呕吐、腹泻、脱水,出现意识障碍、昏迷,须紧急救治。除抗休克治疗、纠正低血容量及电解质紊乱、去除诱因之外,应立即静脉给予氢化可的松 100 mg,然后每 6 ~ 8 h 静脉给予氢化可的松 100 mg,24 h 内总量为 300 ~ 400 mg,待病情好转后再逐渐减量,并改为口服。

【思考问题】

(1)如何利用临床表现、实验室检查和特殊激发试验诊断原发性肾上腺皮质功能减退症?

(2)原发性肾上腺皮质功能减退症的常规治疗方法是什么?如何处理肾上腺危象?

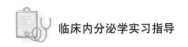

第 五 章

营养代谢性疾病

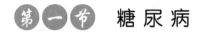 糖 尿 病

【实习目的】

（1）理解糖尿病的发病机制。1 型糖尿病由于胰岛 β 细胞被自身免疫摧毁导致胰岛素缺乏,2 型糖尿病主要因为胰岛素抵抗和 β 细胞功能不全。

（2）学习糖尿病的临床表现,并理解其发生的原因。

（3）熟练掌握糖尿病的诊断标准,包括空腹血糖、餐后血糖和糖化血红蛋白等方面。

（4）掌握糖尿病的治疗策略,包括生活方式调整、药物治疗和血糖监测等。

（5）掌握糖尿病的并发症,理解并发症的预防和处理。

【实习准备】

带教老师准备:

（1）整理和汇总有关糖尿病的最新教材、研究及指南等,包括糖尿病的类型、病因、临床表现、糖化血红蛋白、并发症以及管理和治疗手段等。

（2）收集一些糖尿病的病例,帮助学生了解疾病在真实生活中的表现,以及诊断和治疗过程。

（3）设计教学策略,如采用讲座、小组讨论、实战模拟训练等。

（4）计划一些诸如小测试或进行角色扮演等互动元素,以评估学生的理解情况。

学生准备:

（1）预习糖尿病的基础知识,理解糖尿病的基本概念、分类、主要症状和治疗方式。

（2）准备一些问题,提前进行相关研究,浏览和阅读医学文献,以了解糖尿病的最新研究成果和治疗方法。

（3）就自己对糖尿病的理解编写一份小论文或报告,在课堂上进行演讲和讨论。

（4）对老师提供的糖尿病病例进行预研究,尝试从中找出可能的诊断和治疗方案。

【实习内容】

糖尿病概述

一、疾病的认识

糖尿病(diabetes mellitus,DM)是一组由多病因引起的以慢性高血糖为特征的代谢性疾病,常由胰岛素分泌和(或)作用缺陷引起。长期糖类、脂肪以及蛋白质代谢紊乱可引起多系统损害,导致眼、肾、神经、心脏、血管等组织器官慢性进行性病变、功能减退及衰竭,病情严重或应激时可发生急性严重代谢紊乱,如糖尿病酮症酸中毒(DKA)、高渗高血糖综合征。

近30多年来,我国DM患病率显著增加。1980年全国14省、市30万人的流行病学资料显示,DM的患病率为0.67%。1994至1995年全国19省、市21万人的流行病学调查显示,25～64岁人群DM患病率为2.51%,糖耐量减低(IGT)患病率为3.20%。2007至2008年,中华医学会糖尿病学分会组织的全国14省、市DM流行病学调查结果显示,我国20岁及以上成人的DM患病率为9.7%。2010年中国疾病预防控制中心和中华医学会内分泌学分会调查了中国18岁及以上人群DM的患病情况,显示DM患病率为9.7%。2013年我国慢性病及其危险因素监测结果显示,18岁及以上人群DM患病率为10.4%。

二、病因与机制

DM的病因与发病机制极为复杂,至今未完全阐明。DM可分为1型糖尿病(T1DM)和2型糖尿病(T2DM),不同类型其病因不尽相同,即使在同一类型中也存在着异质性。总的来说,遗传因素及环境因素共同参与其发病。胰岛素由胰岛β细胞合成和分泌,经血液循环到达体内各组织器官的靶细胞,与特异受体结合并引发细胞内物质代谢效应,这一过程中任何一个环节发生异常均可导致DM。在DM的自然进程中,不论其病因如何,都会经历几个阶段:患者已存在DM相关的病理生理改变(如自身免疫抗体阳性、胰岛素抵抗、胰岛β细胞功能缺陷)相当长时间,但糖耐量仍正常;随病情进展首先出现糖调节受损(IGR),包括空腹血糖受损(IFG)和糖耐量异常(IGT),两者可分别或同时存在,近有主张将糖化血红蛋白含量在5.7%～6.5%阶段称为DM前期;IGR代表了正常葡萄糖稳态和DM高血糖之间的中间代谢状态,是最重要的T2DM高危人群,其中IGT预测发展为DM有更高的敏感性,每年有1.5%～10.0%的IGT患者进展为T2DM;并且在大多数情况下,IGR是DM自然病程中的一部分,最后进展至DM;进展至DM后,部分患者可通过饮食调节、运动、减肥等使血糖得到控制,多数患者则须在此基础上使用口服降糖药使血糖得到控制,但不需要用胰岛素治疗;随着病情进展,β细胞分泌胰岛素的功能进行性下降,患者须应用胰岛素帮助控制高血糖,但不依赖外源胰岛素维持生命;随胰岛细胞破坏进一步加重,至胰岛β细胞衰竭时,则需要依赖外源胰岛素维持生命。

三、临床分型

主要依据对DM的临床表现、病理生理及病因的认识而建立的综合情况进行分型,随着对DM本质认识的进步和深化而逐渐丰富,但目前的认识远非完善,故现行的分型分类方法是暂时的,今后还

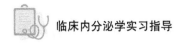

会不断修改。目前国际上通用的是 WHO 糖尿病专家委员会提出的分型标准(表 5-1-1)。

表 5-1-1　WHO 糖尿病专家委员会提出的分型标准

主要类型	详细分型
T1DM	胰岛 β 细胞破坏,常导致胰岛素绝对缺乏 (1) 免疫介导性(1A 型):急性型及缓发型 (2) 特发性(1B 型):无自身免疫证据
T2DM	从以胰岛素抵抗为主伴胰岛素进行性分泌不足到以胰岛素进行性分泌不足为主伴胰岛素抵抗
其他特殊类型	在不同水平上(从环境因素到遗传因素或两者间的相互作用)病因学相对明确的一些高血糖状态 (1) 胰岛 β 细胞功能的基因缺陷:① 青年人中的成年发病型糖尿病(maturity-onset diabetes of theyoung,MODY);② 线粒体基因突变糖尿病;③ 其他 (2) 胰岛素作用的基因缺陷:A 型胰岛素抵抗、妖精貌综合征、Rabson-Mendenhall 综合征、脂肪萎缩型糖尿病等 (3) 胰腺外分泌疾病:胰腺炎、创伤、胰腺切除术、胰腺肿瘤、胰腺囊性纤维化病、血色病、纤维钙化性胰腺病等 (4) 内分泌疾病:肢端肥大症、库欣综合征、胰高血糖素瘤、嗜铬细胞瘤、甲状腺功能亢进症、生长抑素瘤、醛固酮瘤及其他 (5) 药物或化学品所致的糖尿病:vacor(N-3 吡啶甲基 N-P 硝基苯尿素)、喷他脒、烟酸、糖皮质激素、甲状腺激素、二氮嗪、β 肾上腺素能激动药、噻嗪类利尿药、苯妥英钠、α 干扰素及其他 (6) 感染:先天性风疹、巨细胞病毒感染及其他 (7) 不常见的免疫介导型糖尿病:僵人(stiff-man)综合征、抗胰岛素受体抗体及其他 (8) 其他与糖尿病相关的遗传综合征:Down 综合征、Klinefelter 综合征、Turner 综合征、Wolfram 综合征、Friedreich 共济失调、Huntington 舞蹈病、Laurence-Moon-Beidel 综合征、强直性肌营养不良、卟啉病、Prader-Willi 综合征及其他
妊娠糖尿病(GDM)	妊娠期间发生的不同程度的糖代谢异常。不包括孕前已诊断或已患糖尿病者,后者称为糖尿病合并妊娠

四、临床表现

1. 代谢紊乱综合征

血糖升高后因渗透性利尿引起多尿,继而口渴多饮;外周组织对葡萄糖利用障碍,脂肪分解增多,蛋白质代谢负平衡,渐见乏力、消瘦,儿童生长发育受阻;患者常有易饥、多食。故 DM 的临床表现常被描述为"三多一少",即多尿、多饮、多食和体重减轻。可有皮肤瘙痒,尤其外阴瘙痒。血糖升高较快时可使眼房水、晶体渗透压改变而引起屈光改变致视物模糊。许多患者无任何症状,仅于健康检查或因各种疾病就诊化验时发现高血糖。

2. T1DM

(1) 免疫介导性 T1DM(1A 型):诊断时临床表现变化很大,可以是轻度非特异性症状、典型"三多一少"症状或昏迷。多数青少年患者起病较急,症状较明显;如未及时诊断治疗,当胰岛素严重缺乏时,可出现 DKA。多数 T1DM 患者起病初期都需要胰岛素治疗,使代谢恢复正常,但此后可能有持续数周至数月的时间需要的胰岛素剂量很小,即所谓"蜜月期",这是由于 β 细胞功能得到部分恢复。某些成年患者,起病缓慢,早期临床表现不明显,经历一段或长或短的不需胰岛素治疗的阶段,称为"成人隐匿性自身免疫性糖尿病"(latentautoimmunediabetesinadults,LADA)。尽管起病急缓不一,一般较快进展到 DM,须依赖外源胰岛素控制血糖或维持生命。这类患者很少肥胖,但肥胖不排除本病可能性。多数 1A 型患者血浆基础胰岛素水平低于正常,葡萄糖刺激后胰岛素分泌曲线低平。胰岛 β 细胞自身抗体检查可为阳性。

（2）特发性 T1DM（1B 型）：通常急性起病，β 细胞功能明显减退甚至衰竭，临床上表现为 DKA，但病程中 β 细胞功能可以好转以至于一段时期无须继续胰岛素治疗。β 细胞自身抗体检查为阴性。病因未明，其临床表型的差异反映出病因与发病机制的异质性。诊断时须排除单基因突变 DM。

3. T2DM

流行病学调查显示，T2DM 占 DM 90% 以上。本病为一组异质性疾病，包含许多不同病因者，可发生在任何年龄，但多见于成人，常在 40 岁以后起病；多数起病隐匿，症状相对较轻，半数以上无任何症状；不少患者因慢性并发症、伴发病或仅于健康检查时发现。很少自发性发生 DKA，但在应激、严重感染、中断治疗等诱因下也可发生 DKA。T2DM 常有家族史。临床上与肥胖症、血脂异常、脂肪肝、高血压、冠心病等疾病常同时或先后发生，并常伴有高胰岛素血症，目前认为这些均与胰岛素抵抗有关，称为代谢综合征。由于诊断时所处的病程阶段不同，其 β 细胞功能表现差异较大，有的早期患者进食后胰岛素分泌高峰延迟，餐后 3～5 h 血浆胰岛素水平不适当地升高，引起反应性低血糖，可成为这些患者的首发临床表现。

4. 特殊类型 DM

（1）青年人中的成年发病型糖尿病（MODY）是一组高度异质性的单基因遗传病。主要临床特征：① 有三代或以上家族发病史，且符合常染色体显性遗传规律；② 发病年龄 <25 岁；③ 无酮症倾向，至少 5 年内不需要用胰岛素治疗。

（2）线粒体基因突变 DM。临床特征为：① 母系遗传；② 发病早，β 细胞功能逐渐减退，自身抗体阴性；③ 身体多消瘦；④ 常伴神经性聋或其他神经、肌肉表现。

（3）糖皮质激素所致 DM。部分患者应用糖皮质激素后可诱发或加重 DM，常常与剂量和使用时间相关。多数患者停用后糖代谢可恢复正常。不管以往是否有 DM，使用糖皮质激素时均应监测血糖，及时调整降糖方案，首选胰岛素控制高血糖。

（4）妊娠糖尿病（GDM）。通常是在妊娠中、末期出现，此时与妊娠相关的胰岛素拮抗激素的分泌亦达高峰。GDM 一般只有轻度无症状性血糖增高，但由于血糖轻度增高对胎儿发育亦可能有不利影响，因此妊娠期间应重视筛查：对 GDM 高风险的妇女（GDM 个人史、肥胖、尿糖阳性，或有 DM 家族史者），最好在怀孕前就做筛查，一旦怀孕应尽快进行筛查，其他孕妇建议在妊娠 24～28 周也做 DM 筛查。对 GDM 和"DM 合并妊娠"均须积极有效处理，以降低围生期疾病相关的患病率和病死率。GDM 妇女分娩后血糖一般可恢复正常，但未来发生 T2DM 的风险显著增加；此外，由于某些 GDM 患者孕前可能已经存在未被诊断的各种类型的 DM，故 GDM 患者应在产后 6～12 周使用非妊娠 OGTT 标准筛查 DM，并长期追踪观察。

五、辅助检查

1. 尿糖测定

大多采用葡萄糖氧化酶法，测定的是尿葡萄糖，尿糖阳性是诊断 DM 的重要线索。但尿糖阳性只是提示血糖值超过肾糖阈（大约 10 mmol/L），因而尿糖阴性不能排除 DM 可能。并发肾脏病变时，肾糖阈升高，虽然血糖升高，但尿糖阴性。肾糖阈降低时，虽然血糖正常，尿糖可为阳性。

2. 血糖测定和口服葡萄糖耐量试验（OGTT）

血糖升高是诊断 DM 的主要依据，又是判断 DM 病情和控制情况的主要指标。血糖值反映的是瞬间血糖状态。常用葡萄糖氧化酶法测定。抽静脉血或取毛细血管血,可用血浆、血清或全血。如血细胞比容正常,血浆、血清血糖比全血血糖可升高15%。诊断DM时必须用静脉血浆测定血糖,治疗过程中随访血糖控制情况可用便携式血糖计测定末梢血糖。当血糖高于正常范围而又未达到诊断DM标准时,须进行OGTT。OGTT应在无摄入任何热量8 h后,清晨空腹进行,成人口服75 g无水葡萄糖,溶于250~300 mL水中,5~10 min饮完,空腹及开始饮葡萄糖水后2 h测静脉血浆葡萄糖。儿童服糖量按每千克体重1.75 g计算,总量不超过75 g。如下因素可影响OGTT结果的准确性:试验前连续3 d膳食中糖类摄入受限、长期卧床或极少活动、应激情况、应用药物(如噻嗪类利尿药、β受体阻滞药、糖皮质激素等)、吸烟等。因此急性疾病或应激情况时不宜行OGTT,试验过程中受试者不喝茶及咖啡、不吸烟、不做剧烈运动,试验前3 d内摄入足量糖类,试验前3~7 d停用可能影响的药物。

3. 糖化血红蛋白(GHbA1)和糖化血浆清蛋白测定

GHbA1是葡萄糖或其他糖与血红蛋白的氨基发生非酶催化反应(一种不可逆的蛋白糖化反应)的产物,其量与血糖浓度呈正相关。GHb有a、b、c3种,以GHbAlc(HbAlc)最为主要。正常人HbA1c占血红蛋白总量的3%~6%,不同实验室之间其参考值有一定差异。血糖控制不良者HbA1c升高,并与血糖升高的程度和持续时间相关。由于红细胞在血液循环中的寿命约为120 d,因此HbA1c反映患者近8~12周平均血糖水平,为评价DM长期血糖控制水平的主要监测指标之一。需要注意HbA1c受检测方法、有无贫血和血红蛋白异常疾病、红细胞转换速度、年龄等诸多因素的影响。另外,HbAlc不能反映瞬时血糖水平及血糖波动情况,也不能确定是否发生过低血糖。血浆蛋白(主要为清蛋白)同样也可与葡萄糖发生非酶催化的糖化反应而形成果糖胺(fructosamine,FA),其形成的量也与血糖浓度和持续时间相关,正常值为1.7~2.8 mmol/L。由于清蛋白在血中半衰期为19 d,故FA反映患者近2~3周平均血糖水平,为DM患者近期病情监测的指标。

4. 胰岛素释放试验

正常人空腹基础血浆胰岛素为35~145 pmol/L(5~20 mU/L),口服75 g无水葡萄糖(或100 g标准面粉制作的馒头)后,血浆胰岛素在30~60 min上升至高峰,峰值为基础值的5~10倍,3~4 h恢复到基础水平。本试验反映基础和葡萄糖介导的胰岛素释放功能。胰岛素测定受血清中胰岛素抗体和外源性胰岛素干扰。

5. C肽释放试验

方法同胰岛素释放试验。正常人空腹基础值>400 pmol/L,高峰时间同胰岛素释放试验,峰值为基础值的5~6倍。该试验也反映基础和葡萄糖介导的胰岛素释放功能。C肽测定不受血清中的胰岛素抗体和外源性胰岛素影响。

6. 其他检测β细胞功能的方法

如静脉注射葡萄糖-胰岛素释放试验和高糖钳夹试验可了解胰岛素释放第1时相;胰高血糖素-C肽刺激试验和精氨酸刺激试验可了解非糖介导的胰岛素分泌功能等。可根据患者的具体情况和检查目的而选用。

由于T2DM不同个体、同一个体病程不同阶段胰岛素分泌缺陷表现(时相和分泌量)不一样,且可发生动态变化,此外胰岛素分泌同时受糖负荷和胰岛素抵抗双调节,β细胞对各种刺激物的反应不同,胰岛素检测也受胰岛素原的干扰,故目前尚无一种评估胰岛β细胞功能的检查可完美表达胰岛β细胞功能"质、量、时相"的动态变化。在临床实践中应深入了解各种评估方法的生理学基础、优点和局限性,做到合理、择优、联合选用各种现有的评估指标。

7. 有关病因与发病机制的检查

GADA、ICA、IAA 及 IA-2A 的联合检测;胰岛素敏感性检查;基因分析等。

糖尿病急、慢性并发症

一、糖尿病急性并发症

(一)糖尿病酮症酸中毒

1. 疾病的认识

糖尿病酮症酸中毒(DKA)是由于胰岛素不足和升糖激素不适当升高引起的糖、脂肪和蛋白质代谢严重紊乱综合征,临床以高血糖、高血酮和代谢性酸中毒为主要特征。T1DM 有发生 DKA 的倾向;T2DM 亦可发生 DKA。DKA 的发生常有诱因,包括急性感染、胰岛素不适当减量或突然中断治疗、饮食不当、胃肠疾病、脑卒中、心肌梗死、创伤、手术、妊娠、分娩、精神刺激等。

2. 临床表现

DKA 分为轻度、中度和重度。仅有酮症而无酸中毒称为糖尿病酮症;轻、中度 DKA 除酮症外,还有轻、中度酸中毒;重度 DKA 是指酸中毒伴意识障碍(DKA 昏迷),或虽无意识障碍,但血清 HCO_3^- 低于 10 mmol/L。

DKA 常呈急性起病。在 DKA 起病前数天可有多尿、烦渴多饮和乏力症状的加重,失代偿阶段出现食欲减退、恶心、呕吐、腹痛,常伴头痛、烦躁、嗜睡等症状,呼吸深快,呼气中有烂苹果味(丙酮气味);病情进一步发展可出现严重失水现象,尿量减少、皮肤黏膜干燥、眼球下陷,脉快而弱,血压下降、四肢厥冷;到晚期,各种反射迟钝甚至消失,最终昏迷。

3. 辅助检查

首要的实验室检查应包括血常规、血糖、血尿素氮、血肌酐、血酮体、血电解质、血渗透压、血气分析、尿常规、尿酮体等。若怀疑合并感染还应进行血、尿和咽部的细菌培养。还应进行心电图检查。

4. 诊断

如血酮体升高(血酮体 ≥ 3 mmol/L)或尿糖和酮体阳性(++ 以上)伴血糖增高(血糖 > 13.9 mmol/L),血 pH(pH < 7.3)和(或)二氧化碳结合力降低(HCO_3^- < 18 mmol/L),无论有无糖尿病病史,都可诊断为 DKA。

5. 治疗

DKA 的治疗原则为尽快补液以恢复血容量、纠正失水状态,降低血糖,纠正电解质及酸碱平衡失调,同时积极寻找和消除诱因,防治并发症,降低病死率。对无酸中毒的糖尿病酮症患者,须适当补充液体和胰岛素治疗,直到酮体消失。DKA 应按以下方法积极治疗。

(1)补液:能纠正失水,恢复血容量和肾灌注,有助于降低血糖和清除酮体。治疗中补液速度应先快后慢,第 1 h 输入生理盐水,速度为 15 ~ 20 mL/(kg·h)(一般成人为 1.0 ~ 1.5 L)。随后补液速度取决于脱水程度、电解质水平、尿量等。要在第 1 个 24 h 内补足预先估计的液体丢失量,补液治疗是否奏效,要看血流动力学(如血压)、出入量、实验室指标及临床表现。对有心、肾功能不全者,在补液过程中要监测血浆渗透压,并经常对患者的心脏、肾脏、神经系统状况进行评估以防止补液过快。

在 DKA 治疗过程中,纠正高血糖的速度一般快于酮症,血糖降至 13.9 mmol/L、DKA 得到纠正($pH > 7.3$,$HCO_3^- > 18.0$ mmol/L)的时间分别约为 6 h 和 12 h。当 DKA 患者血糖≤11.1 mmol/L 时,须补充 5% 葡萄糖注射液并继续胰岛素治疗,直至血酮、血糖均得到控制。

(2)胰岛素:皮下注射速效胰岛素与静脉注射胰岛素在轻、中度的 DKA 患者的预后方面无明显差异,但越来越多的证据已推荐将小剂量胰岛素连续静脉滴注方案作为 DKA 的标准治疗,本书推荐采用连续胰岛素静脉输注[0.1 U/(kg·h)],但对于重症患者,可采用首剂静脉注射胰岛素 0.1 U/kg,随后以 0.1 U/(kg·h)速度持续输注,胰岛素静脉输注过程中须严密监测血糖,根据血糖下降速度调整输液速度以保持血糖每小时下降 2.8 ~ 4.2 mmol/L。若第 1 h 内血糖下降不足 10%,或有条件监测血酮时,血酮下降速度 < 0.5 mmol/(L·h),且脱水已基本纠正,则增加胰岛素剂量至 1 U/h。

当 DKA 患者血糖降至 11.1 mmol/L 时,应减少胰岛素输入量至 0.02 ~ 0.05 U/(kg·h),并开始给予 5% 葡萄糖注射液,此后需要根据血糖来调整胰岛素给药速度和葡萄糖浓度,使血糖维持在 8.3 ~ 11.1 mmol/L,同时持续进行胰岛素滴注直至 DKA 缓解。DKA 缓解标准参考如下:血糖 < 11.1 mmol/L,血酮 < 0.3 mmol/L,血清 HCO_3^- ≥15 mmol/L,血 $pH > 7.3$,阴离子间隙 ≤12 mmol/L。不可完全依靠监测尿酮值来确定 DKA 的缓解,因尿酮在 DKA 缓解时仍可持续存在。DKA 缓解后可转换为胰岛素皮下注射。需要注意的是,为防止 DKA 再次发作和反弹性血糖升高,胰岛素静脉滴注和皮下注射之间可重叠 1 ~ 2 h。

(3)纠正电解质紊乱:在开始胰岛素及补液治疗后,若患者的尿量正常,血钾 < 5.2 mmol/L 即应静脉补钾,一般在每升输入溶液中加氯化钾 1.5 ~ 3.0 g,以维持血钾水平在 4 ~ 5 mmol/L 之间。治疗前已有低钾血症,尿量 ≥40 mL/h 时,在补液和胰岛素治疗同时必须补钾。严重低钾血症可危及生命,若发现血钾 < 3.3 mmol/L,应优先进行补钾治疗,当血钾升至 3.3 mmol/L 时,再开始胰岛素治疗,以免发生致死性心律失常、心脏骤停和呼吸肌麻痹。

(4)纠正酸中毒:DKA 患者在注射胰岛素治疗后会抑制脂肪分解,进而纠正酸中毒,如无循环衰竭,一般无须额外补碱。但重度代谢性酸中毒可能会引起心肌受损、脑血管扩张、严重的胃肠道并发症以及昏迷等严重并发症。仅推荐 $pH ≤ 6.9$ 的患者考虑适当补碱治疗。每 2 h 测定 1 次血 pH,直至其维持在 7.0 以上。治疗中加强复查,防止过量。

(5)去除诱因和治疗并发症:如休克、感染、心力衰竭和心律失常、脑水肿和肾衰竭等。

(6)治疗监测:治疗过程应准确记录液体入量及出量、血糖及血酮。

(7)DKA 的预防:国内的研究结果显示,当随机血糖超过 19.05 mmol/L(血清酮体 ≥3 mmol/L)时,可预警 DKA。良好的血糖控制,预防并及时治疗感染等其他疾病是预防 DKA 的关键。

(二)高渗性高血糖状态

1.疾病的认识

高渗性高血糖状态(HHS)是 DM 的严重急性并发症之一,临床以严重高血糖而无明显 DKA、血浆渗透压显著升高、脱水和意识障碍为特征。

2.临床表现

HHS 起病隐匿,一般从开始发病到出现意识障碍需要 1 ~ 2 周,偶尔急性起病,约 30% ~ 40% 无糖尿病病史。患者常先出现口渴、多尿和乏力等 DM 症状,或原有症状进一步加重,多食不明显,有时甚至表现为厌食。病情逐渐加重出现典型症状,主要表现为脱水及神经系统症状和体征。通常患者的

血浆渗透压 >320 mOsm/L 时,即可以出现精神症状,如淡漠、嗜睡等;当血浆渗透压 >350 mOsm/L时,可出现定向力障碍、幻觉、上肢拍击样粗震颤、癫痫样发作、偏瘫、偏盲、失语、视觉障碍、昏迷和阳性病理征。

3. 辅助检查

(1)血糖检测:HHS 患者血糖浓度通常高达 33.3 mmol/L 或更高。

(2)血浆渗透压测定:HHS 患者的血浆渗透压浓度通常在 320 mOsm/L 或更高,用于观察病情严重程度。

(3)血气分析:HHS 患者常常伴有代谢性酸中毒,所以可以通过血气分析检测血液 pH、CO_2 和血液中的碳酸氢盐浓度。

(4)电解质和尿素氮测定:HHS 患者血浆钠、氯离子和尿素氮等水平均可能升高。

(5)胰岛素水平测定:HHS 患者血中胰岛素水平往往很低,甚至不可检测。

(6)其他辅助检查:如心电图(ECG)、神经电图(EMG)等。糖尿病肾病的患者还需要进行肾功能相关检测。

4. 诊断

HHS 的实验室诊断参考标准是:① 血糖 ≥33.3 mmol/L;② 有效血浆渗透压 ≥320 mOsm/L;③ 血清 HCO_3^- ≥18 mmol/L 或动脉血 pH ≥7.30;④ 尿糖呈强阳性,而血酮体及尿酮阴性或为弱阳性;⑤ 阴离子间隙 <12 mmol/L。

5. 治疗

HHS 病情危重、并发症多,病死率高于 DKA,强调早期诊断和治疗。治疗原则同 DKA,主要包括积极补液,纠正脱水;小剂量胰岛素静脉输注控制血糖;纠正水、电解质和酸碱失衡以及去除诱因和治疗并发症。

(1)补液:HHS 失水比 DKA 更严重,24 h 总的补液量一般应为 100 ~ 200 mL/kg。推荐 0.9% 氯化钠溶液作为首选。补液速度与 DKA 治疗相仿,第 1 h 给予 1.0 ~ 1.5 L,随后补液速度根据脱水程度、电解质水平、血渗透压、尿量等调整。治疗开始时应每小时检测或计算血有效渗透压,血有效渗透压 =2 × ([Na⁺] + [K⁺])(mmol/L) + 血糖(mmol/L),并据此调整输液速度以使其逐渐下降,速度为 3 ~ 8 mOsm/(L·h)。当补足液体而血浆渗透压不再下降或血钠升高时,可考虑给予 0.45% 氯化钠溶液。HHS 患者补液本身即可使血糖下降,当血糖下降至 16.7 mmol/L 时须补充 5% 含糖液,直到血糖得到控制。HHS 常合并血钠异常,高血糖造成高渗透压,使细胞内水转移至细胞外导致血钠稀释性下降,胰岛素治疗后,随着血糖下降,水从细胞外重新回到细胞内,如果补液不充分,此时血钠测定值可能比治疗前更高。为了确定体内脱水程度,应计算校正后血钠。血糖超过 5.6 mmol/L 时,按血糖每升高 5.6 mmol/L,血钠下降 1.6 mmol/L 计算。校正后的血钠 >140 mmol/L 提示严重脱水。也可通过公式进行纠正假性低钠血症,纠正的 [Na⁺] = 测得的 [Na⁺](mmol/L) + 1.6 × [血糖(mg/dL) - 100]/100。

(2)胰岛素治疗:胰岛素使用原则与治疗 DKA 大致相同,一般来说 HHS 患者对胰岛素较为敏感,胰岛素用量相对较小。推荐以 0.1 U/(kg·h)持续静脉输注。当血糖降至 16.7 mmol/L 时,应减慢胰岛素的滴注速度至 0.02 ~ 0.05 U/(kg·h),同时续以葡萄糖溶液静滴,并不断调整胰岛素用量和葡萄糖浓度,使血糖维持在 13.9 ~ 16.7 mmoL/L,直至 HHS 高血糖危象缓解。HHS 缓解主要表现为血渗透压水平降至正常、患者意识状态恢复正常。

（3）补钾：HHS 患者缺钾，补钾原则与 DKA 相同。

（4）连续性肾脏替代治疗（CRRT）：早期给予 CRRT 治疗，能有效减少并发症的出现，减少住院时间，降低患者病死率，其机制为 CRRT 可以平稳有效地补充水分和降低血浆渗透压。另外，CRRT 可清除循环中的炎性介质、内毒素，减少多器官功能障碍综合征等严重并发症的发生。但 CRRT 治疗 HHS 仍是相对较新的治疗方案，还需要更多的研究以明确 CRRT 的治疗预后。

（5）其他治疗：包括去除诱因，纠正休克，防治低血糖和脑水肿、预防压疮等。

二、糖尿病慢性并发症

（一）心血管疾病及危险因素管理

1. 疾病的认识

DM 患者的心血管疾病主要包括动脉粥样硬化性心血管疾病（ASCVD）和心力衰竭，其中 ASCVD 包括冠心病、脑血管疾病和周围血管疾病，DM 患者的心血管疾病也是 DM 患者的主要死亡原因。DM 是心血管疾病的独立危险因素，DM 患者常常合并高血压、血脂紊乱等心血管疾病的重要危险因素，DM 患者发生心血管疾病的风险较正常人增加 2~4 倍。大量临床证据显示，严格控制血糖对减少 T2DM 患者的心血管疾病发生及其死亡风险作用有限，尤其是病程长、年龄大和已经发生过心血管疾病或伴有多个心血管风险因素的患者。然而，对多重危险因素的综合干预可显著改善 DM 患者心血管疾病的发生和死亡风险。

DM 患者的心力衰竭住院风险增加 2 倍，DM 患者可以出现射血分数保留的心力衰竭和射血分数下降的心力衰竭。高血压和 ASCVD 常与两种不同类型的心力衰竭共存，既往有心肌梗死更易发生射血分数下降的心力衰竭。研究显示，钠-葡萄糖共转运蛋白 2 抑制剂（SGLT2i）显著改善 T2DM 患者的心力衰竭住院风险，尤其是合并 ASCVD 的患者。

因此，对 DM 患者的心血管疾病预防，需要所有患者每年进行危险因素筛查，包括超重与肥胖、高血压、血脂紊乱、吸烟、冠心病家族史、慢性肾病、白蛋白尿等。目前，我国 T2DM 患者的心血管危险因素发生率高，但控制率较低。在 T2DM 患者中，血糖、血压和血脂控制综合达标率仅为 5.6%，阿司匹林的使用率也偏低。临床上应更积极地筛查和治疗心血管疾病危险因素，并优先选择对心血管疾病具有保护作用的降糖药物，如胰高糖素样肽-1 受体激动剂（GLP-1RA）和 SGLT2i。

2. 筛查

DM 确诊后，应至少每年评估 1 次心血管疾病的风险因素，评估的内容包括心血管病史、年龄、吸烟、高血压、血脂紊乱、肥胖（特别是腹型肥胖）、早发心血管疾病的家族史、肾脏损害（尿白蛋白排泄率增高等）、心房颤动（可导致卒中）。可以采用中国缺血性心血管疾病风险评估模型和 Framingham 风险评估模型评估 10 年心血管疾病风险。静息时的心电图检查对 T2DM 患者心血管疾病的筛查价值有限。

3. 治疗

（1）降压治疗：我国 T2DM 患者中约 60% 伴有高血压。T1DM 合并高血压常与肾脏损害加重相关，而 T2DM 患者合并高血压常有多种心血管代谢危险因素并存。DM 合并高血压使大血管与微血管并发症的发生和进展风险明显增加，也使患者死亡风险增加。反之，控制高血压可显著降低 DM 并发症和心血管事件发生的风险。

对 DM 患者血压增高的初始干预方案应视血压水平而定。DM 患者的血压水平如果超过 120/80 mmHg 即应开始生活方式干预以预防高血压的发生。血压≥140/90 mmHg 者可考虑开始降压药物治疗。DM 患者血压≥160/100 mmHg 或者高于目标值 20/10 mmHg 时，应立即开始降压药物治疗，并应用联合治疗方案。

对于 DM 患者的血压控制目标，目前国内外指南及循证证据仍存在不一致的情况。一般 DM 合并高血压患者，在安全达标的前提下，血压目标 < 130/80 mmHg 较合适。对于患有高血压的 DM 孕妇，建议将血压控制在≤135/85 mmHg，以降低母体高血压加速进展的风险，并尽量减少对胎儿生长的影响。老年或伴有严重冠心病的 DM 患者，考虑到血压过低会对患者产生不利影响，可确定相对宽松的降压目标值，血压控制目标可放宽至 < 140/90 mmHg。

降压药物选择时应综合考虑降压疗效、对心脑肾的保护作用、安全性和依从性以及对代谢的影响等因素。DM 患者降压治疗的获益主要与血压控制本身有关。由于 DM 患者易出现夜间血压升高，可在 24 h 动态血压评估的基础上指导及调整药物使用，必要时可考虑睡前服药。优选长效制剂有效平稳控制 24 h 血压（包括夜间血压与晨峰血压），以减少血压昼夜波动，预防心脑血管事件发生。五类降压药物分别为血管紧张素转化酶抑制剂（ACEI）、血管紧张素Ⅱ受体拮抗剂（ARB）、钙通道阻滞剂、利尿剂和选择性 β 受体阻滞剂，均可用于 DM 患者。其中，ACEI 或 ARB 在 DM 合并白蛋白尿或慢性肾脏病时为首选药物。为达到降压目标，通常需要多种降压药物联合应用。联合用药可以 ACEI 或 ARB 为基础，联合钙通道阻滞剂、小剂量利尿剂或选择性 β 受体阻滞剂。在联合方案中更推荐单片固定复方制剂（ARB/钙通道阻滞剂、ARB 或 ACEI/利尿剂）。固定复方制剂在疗效、依从性和安全性方面均优于上述药物自由联合。DM 患者一般不推荐 ACEI 联合 ARB、利尿剂联合选择性 β 受体阻滞剂的治疗方案。对 DM 合并难治性高血压，可在三种降压药联用的基础上，加用螺内酯。新近系列临床试验结果显示，SGLT2i 能改善 DM 合并高血压的心力衰竭、终末期肾病和心血管病的死亡风险，值得进一步关注。

（2）调脂治疗：T2DM 患者的血脂异常主要表现为血甘油三酯（TG）、极低密度脂蛋白、游离脂肪酸水平升高，高密度脂蛋白胆固醇（HDL-C）水平下降，持续性餐后高脂血症以及低密度脂蛋白胆固醇（LDL-C）水平轻度升高，小而密的低密度脂蛋白和小而密的高密度脂蛋白均增加。这些血脂异常是引起 DM 血管病变的重要危险因素。

降低总胆固醇和 LDL-C 水平可显著降低 DM 患者大血管病变和死亡风险，是 DM 调脂治疗的主要目标，非 HDL-C 是次要干预靶点。对有 ASCVD 高风险的 T2DM 人群，在他汀类药物治疗的基础上，若仍有 TG 升高或 HDL-C 降低，则联用其他调脂药物，有可能进一步降低 DM 患者发生心血管事件及死亡风险。

心血管危险分层：① 高危：无 ASCVD 的 DM 患者；② 极高危：有明确 ASCVD 病史的 DM 患者。ASCVD 病史包括既往心肌梗死或不稳定型心绞痛、稳定型心绞痛、冠状动脉血运重建后、卒中和短暂性脑缺血发作以及外周动脉疾病。

DM 患者应至少每年检查 1 次血脂（包括总胆固醇、TG、LDL-C、HDL-C）。接受调脂药物治疗者，4~12 周后检查患者的依从性和生活方式、血脂改变的情况，通过复查血脂了解患者对降脂药的反应，及早发现药物的不良反应，根据需要每 3~12 个月重复 1 次。

要求患者保持健康生活方式，是维持合适血脂水平和控制血脂紊乱的重要措施，主要包括减少饱和脂肪酸、反式脂肪酸和胆固醇的摄入,增加 ω - 3 脂肪酸的摄入,减轻体重,增加运动及戒烟、限酒等。

起始宜应用中等强度他汀类药物,根据个体调脂疗效和耐受情况,适当调整剂量。若胆固醇水平不能达标,可与其他调脂药物联合使用(如依折麦布);针对极高危患者,若他汀类药物联合依折麦布4~6 周后仍不达标,可加用前蛋白转化酶枯草溶菌素/kexin9 型抑制剂,能获得安全有效的调脂效果,可进一步降低心血管风险。近年有报道他汀类药物有增加 DM 发病风险,但他汀类药物降低心血管事件的获益大于 DM 发病风险的增加,仍推荐使用。

如果 LDL-C 基线值较高,现有调脂药物标准治疗 3 个月后,难以使 LDL-C 降至所需目标值,则可考虑将 LDL-C 降低 50% 以上作为替代目标。基线是指未接受降脂药物治疗时的 LDL-C 水平,而正在接受降脂治疗的患者中,则外推计算基线的 LDL-C 水平。

LDL-C 达标后,若 TG 仍高,可在他汀类药物治疗的基础上加用降低 TG 药物(如贝特类)。如果空腹 TG≥5.7 mmol/L,为预防急性胰腺炎,首先使用降低 TG 的药物。

(3)抗血小板治疗:阿司匹林对心血管事件二级预防的有效性已有共识,早期医生健康研究和女性健康研究等一级预防试验结果显示,阿司匹林对高风险患者有低到中等程度获益,但 2018 年发表的糖尿病心血管事件研究(ASCEND)、阿司匹林降低初始血管事件研究(ARRIVE)以及阿司匹林降低老年人事件研究(ASPREE)表明,阿司匹林在一级预防中心血管获益较小,且可能增加出血风险,提示阿司匹林对于 DM 患者心血管事件一级预防的使用应慎重。在 ASCVD 二级预防中,推荐 DM 患者单独或联合使用小剂量阿司匹林,氯吡格雷可作为替代药物。目前对于阿司匹林一级预防的推荐为年龄≥50 岁且合并至少 1 项主要危险因素(早发 ASCVD 家族史、高血压、血脂异常、吸烟或慢性肾脏病/蛋白尿),且无出血高风险。

① 在低危和中危患者中的应用:不推荐在 ASCVD 低危患者(如 <50 岁患者,DM 不伴有 ASCVD 危险因素)中应用阿司匹林,因其有限获益可能会被出血风险抵消。中危患者(非老年患者伴 1 个或多个危险因素,或老年患者不伴危险因素)是否应用需要临床具体评估,同时也应考虑患者的意愿。对于年龄 >70 岁的老年人(伴或不伴有 DM)使用阿司匹林作为一级预防出血风险大于获益。年龄 >70 岁或 <50 岁的人群,目前证据尚不足以做出一级预防推荐,须个体化评估。由于可能导致 Reye 综合征,年龄不足 16 岁的患者一般禁止使用阿司匹林。

② 阿司匹林应用的合适剂量:在包括 DM 患者的大多数临床研究中,阿司匹林的平均剂量为50~650 mg/d,但集中在 100~325 mg/d 范围。鲜有证据支持某一特定剂量,但用最低剂量会有助于减少不良反应。阿司匹林的合适剂量是 75~150 mg/d。2016 年的一项随机对照试验显示,阿司匹林每日多次给药较相同剂量单次给药更能抑制 DM 患者血小板的反应性。

③ P2Y12 受体拮抗剂应用指征:对阿司匹林过敏的 ASCVD 患者,须应用氯吡格雷(75 mg/d)作为二级预防。急性冠脉综合征患者须 1 种 P2Y12 受体拮抗剂与阿司匹林联用至少 1 年,延长可能获益更多。

(二)糖尿病肾病

1.疾病的认识

慢性肾脏病(CKD)包括各种原因引起的慢性肾脏结构和功能障碍。糖尿病肾病是指由 DM 所致的 CKD,病变可累及全肾(包括肾小球、肾小管、肾间质等)。我国约 20%~40% 的 DM 患者合并糖尿病肾病,现已成为 CKD 和终末期肾病的主要原因。糖尿病肾病的危险因素包括不良生活习惯、年龄、病程、血糖、血压、肥胖(尤其是腹型肥胖)、血脂、尿酸、环境污染物等。肾功能减退和患者全因死亡风险增加显著相关。糖尿病肾病诊断主要依赖于尿白蛋白和估算的肾小球滤过率(eGFR)测定,以降糖和降压为基础的综合治疗、规律随访和适时转诊可改善糖尿病肾病患者的预后。

2. 筛查

T2DM 患者在诊断时即应进行肾脏病变的筛查,以后每年应至少筛查 1 次,包括尿常规、尿白蛋白/肌酐比值(UACR)和血肌酐(计算 eGFR)。这种筛查方式有助于发现早期肾脏损伤,并鉴别其他一些常见的非 DM 性肾病。T1DM 患者一般 5 年后才会发生糖尿病肾病,T2DM 患者在诊断时即可伴有糖尿病肾病。

3. 诊断

糖尿病肾病常常是根据持续存在的 UACR 增高和(或)eGFR 下降、同时排除其他 CKD 而做出的临床诊断。以下情况应考虑非糖尿病肾病并及时转诊至肾脏科,包括:① 活动性尿沉渣异常(血尿、蛋白尿伴血尿、管型尿);② 短期内 eGFR 迅速下降;③ 不伴糖尿病视网膜病变(DR,特别是 T1DM);④ 短期内 UACR 迅速增高或出现肾病综合征。DR 并非诊断 T2DM 患者糖尿病肾病的必备条件。病理诊断为糖尿病肾病的"金标准",病因难以鉴别时可行肾穿刺病理检查,但不推荐 DM 患者常规行肾脏穿刺活检。

推荐采用随机尿测定 UACR。24 h 尿白蛋白定量与 UACR 诊断价值相当,但前者操作较为烦琐。单独测量随机尿标本的白蛋白水平而不同时测量尿肌酐的做法较便宜,但由于水化会引起尿液浓度变化,故其容易造成结果的假阴性和假阳性。随机尿 UACR ≥ 30 mg/g 为尿白蛋白排泄增加。在 3~6 个月内重复检查 UACR,3 次中有 2 次尿白蛋白排泄增加,排除感染等因素即可诊断白蛋白尿。临床上常将 UACR 为 30~300 mg/g 时称为微量白蛋白尿,UACR > 300 mg/g 时称为大量白蛋白尿。UACR 升高与 eGFR 下降、心血管事件、死亡风险增加密切相关。UACR 测定存在较多影响因素,如感染、发热、显著高血糖、未控制的高血压、24 h 内运动、心力衰竭、月经等,结果分析时应考虑这些因素。

推荐测定血清肌酐,使用慢性肾脏病流行病学合作研究(CKD-EPI)或肾脏病膳食改良试验(MDRD)公式计算 eGFR。当患者 eGFR < 60 mL/(min·1.73 m²)时,可诊断为 eGFR 下降。eGFR 下降与心血管疾病、死亡风险增加密切相关。

4. 治疗

建议对糖尿病肾病患者进行包含不良生活方式调整、危险因素(高血糖、高血压、脂代谢紊乱等)控制及 DM 教育在内的综合管理,以降低 DM 患者的肾脏不良事件和死亡风险。

(1) 改变不良生活方式:如合理控制体重、DM 饮食、戒烟及适当运动等。

(2) 营养:对未开始透析的糖尿病肾病患者,推荐蛋白摄入量为 0.8 g/(kg·d)。过高的蛋白摄入[如 > 1.3 g/(kg·d)]与蛋白尿增加、肾功能下降、心血管及死亡风险增加有关,低于 0.8 g/(kg·d)的蛋白摄入并不能延缓糖尿病肾病进展。对已开始透析的患者蛋白摄入量可适当增加,以免出现营养不良。我国 T2DM 伴白蛋白尿患者维生素 D 水平较低,补充维生素 D 可降低 UACR,但能否延缓糖尿病肾病进展尚无证据。蛋白质来源应以优质动物蛋白为主,必要时可补充复方 α-酮酸制剂。

(3) 控制血糖:有效的降糖治疗可延缓糖尿病肾病的发生和进展,推荐所有糖尿病肾病患者进行合理的降糖治疗。多项研究结果显示,SGLT2i 有降糖之外的肾脏保护作用。对伴糖尿病肾病的

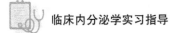

T2DM 患者,推荐在 eGFR≥45 mL/(min·1.73 m²)的患者中使用 SGLT2i,以降低糖尿病肾病进展和(或)心血管事件的风险。胰高糖素样肽-1 受体激动剂(GLP-1RA)能减少 DM 患者新发大量白蛋白尿的风险,可以考虑在 eGFR≥30 mL/(min·1.73 m²)的患者中使用。部分口服降糖药需要根据肾功能调整剂量。肾功能不全的患者可优先选择从肾脏排泄较少的降糖药,严重肾功能不全患者宜采用胰岛素治疗。

(4)控制血压:合理的降压治疗可延缓糖尿病肾病的发生和进展。推荐 >18 岁的非 GDM 患者血压应控制在 130/80 mmHg 以下。

对 DM 伴高血压且 UACR >300 mg/g 或 eGFR <60 mL/(min·1.73 m²)的患者,强烈推荐 ACEI 或 ARB 类药物治疗。对于这类患者,ACEI 或 ARB 类药物不仅减少心血管事件,而且延缓肾病进展,包括终末期肾病的发生。对伴高血压且 UACR 为 30~300 mg/g 的 DM 患者,推荐首选 ACEI 或 ARB 类药物治疗。对于这些患者,ACEI 或 ARB 类药物可延缓白蛋白尿进展和减少心血管事件,但减少终末期肾病风险的证据不足。对不伴高血压但 UACR≥30 mg/g 的 DM 患者,使用 ACEI 或 ARB 类药物可延缓白蛋白尿进展,但尚无证据显示 ACEI 或 ARB 可减少主要肾脏终点事件(如终末期肾病)。治疗期间应定期随访 UACR、血清肌酐、血钾水平,调整治疗方案。用药 2 个月内血清肌酐升高幅度 >30% 常常提示肾缺血,应停用 ACEI 或 ARB 类药物。

对不伴高血压、尿 UACR 和 eGFR 正常的 DM 患者,ACEI 或 ARB 不能延缓肾病进展,且可能增加心血管风险,不推荐使用 ACEI 或 ARB 类药物进行糖尿病肾病一级预防。ACEI 和 ARB 对糖尿病肾病的作用类似,考虑到高钾血症和 eGFR 迅速下降风险,不推荐联合使用 ACEI 和 ARB 类药物。

醛固酮受体拮抗剂可降低尿白蛋白、延缓 eGFR 下降,但存在升高血钾风险,且是否有肾脏终点事件获益尚需进一步验证。第三代醛固酮受体拮抗剂可降低糖尿病肾病患者心血管事件风险。

(5)纠正血脂异常:见"脂代谢异常"章节。

(6)透析治疗和移植:当 eGFR <60mL/(min·1.73 m²)时,应评估并治疗潜在的 CKD 并发症;当 eGFR <30 mL/(min·1.73 m²)时,应积极咨询肾脏专科医师,评估是否应当接受肾脏替代治疗。透析方式包括腹膜透析和血液透析,有条件的患者可行肾移植。

5. 随访与转诊

(1)随访:所有患者须每年检查 UACR、血清肌酐、血钾水平。3~4 期的患者须密切随访 CKD 相关的代谢紊乱,如维生素 D、血红蛋白、碳酸氢盐、钙磷代谢、甲状旁腺激素等。应根据病情的严重程度确定患者的随访频率。

(2)转诊:出现下述情况的 DM 患者应转诊至肾脏科。① 糖尿病肾病进展至 4~5 期,考虑肾脏替代治疗;② 临床考虑非糖尿病肾病,如 eGFR 短期内迅速下降、蛋白尿短期内迅速增加、肾脏影像学表现异常、合并难治性高血压等。

(三)糖尿病视网膜病变

1. 疾病的认识

糖尿病视网膜病变(DR)是常见的糖尿病慢性并发症,也是成人失明的主要原因。DR 尤其是增殖期 DR(PDR),是 DM 特有的并发症,罕见于其他疾病。DR 的主要危险因素包括 DM 病程、高血糖、高血压和血脂紊乱,其他相关危险因素还包括 DM 合并妊娠(不包括 GDM 和妊娠期显性糖尿病)。此外,缺乏及时的眼底检查、吸烟、青春期和亚临床甲状腺功能减退也是 DR 的相关危险因素,常被忽略。

遗传是 DR 不可干预的危险因素。T2DM 患者也是其他眼部疾病早发的高危人群,这些眼病包括白内障、青光眼、视网膜血管阻塞及缺血性视神经病变等。

2. 筛查

DR 及糖尿病黄斑水肿(DME)的患者可能无明显临床症状,因此定期做眼底检查非常重要。T2DM 在诊断前常已存在一段时间,诊断时 DR 的发生率较高。因此,T2DM 患者在确诊后应尽快进行首次眼底检查和其他方面的眼科检查。

在没有条件全面开展由眼科医师进行眼部筛查的情况下,可由内科经培训的技术人员使用免散瞳眼底照相机,拍摄至少 2 张以黄斑及视乳头为中心的、角度为 45° 的眼底后极部彩色照片进行分级诊断,是可行的 DR 筛查方法。对于筛查中发现的中度及中度以上的非 PDR(NPDR)及 PDR 患者应由眼科医师进行进一步诊治。

人工智能(AI)在 DR 的筛查和分级诊断方面展现出了巨大的潜力。采用 AI 的自动眼底筛查技术,诊断 DR 的准确度为 90%~98%,具有较高的灵敏度和特异度。2018 年美国 FDA 首次批准 AI 算法(IDx-DR)用于 DR 筛查和诊断,IDx-DR 在测试中的灵敏度和特异度分别为 87.2% 和 90.7%。AI 筛查系统有望成为 DR 筛查、诊断、随访的重要辅助工具。

3. 诊断

推荐使用 2002 年国际眼病学会制定的 DR 分级标准,该标准将 DME 纳入到 DR 中进行管理。

4. 治疗

(1)健康教育:对 DM 患者及其家属的健康教育,使其能够掌握 DR 危险因素相关知识,鼓励患者坚持健康的生活方式,遵循有效的随访计划,进而达到 DR 的早防早治。

(2)DR 的内科治疗:① 血糖、血压和血脂的良好控制可预防或延缓 DR 的进展。② 非诺贝特可减缓 DR 进展,减少激光治疗需求。③ 轻中度的 NPDR 患者在控制代谢异常和干预危险因素的基础上,可进行内科辅助治疗和随访。这些辅助治疗的循证医学证据尚不多。目前常用的辅助治疗包括:抗氧化、改善微循环类药物,如羟苯磺酸钙;活血化瘀类中成药,如复方丹参、芪明颗粒和血栓通胶囊等。④ 对于 DME,抗血管内皮生长因子注射治疗比单纯激光治疗更具成本效益。⑤ 糖皮质激素局部应用可用于威胁视力的 DR 和 DME。⑥ DR 不是使用阿司匹林治疗的禁忌证,阿司匹林对 DR 没有疗效,但也不会增加视网膜出血的风险。

(3)眼科治疗:激光光凝术仍是高危 PDR 患者及某些严重 NPDR 患者的主要治疗方法。根据 DR 的严重程度以及是否合并 DME 来决策是否选择激光治疗,必要时可行玻璃体切除手术。妊娠会加速 DR 的发生和发展,激光光凝术可用于治疗孕期重度 NPDR 和 PDR。

(4)随访:无 DR 且血糖控制良好的患者至少每 1~2 年筛查 1 次;轻度 NPDR 患者每年 1 次,中度 NPDR 患者每 3~6 个月 1 次,重度 NPDR 患者每 3 个月 1 次;对于有临床意义的黄斑水肿应每 3 个月进行复查。如果 DR 进展或威胁视力,须增加监测频率,由眼科医师或有经验的验光师进行散瞳眼底检查。患有 DM 的女性如果准备妊娠,应做详细的眼科检查,告知妊娠可增加 DR 的发生危险并促使其进展。怀孕的 DM 患者应在妊娠前或第 1 次产检、妊娠后每 3 个月及产后 1 年内进行眼科检查。GDM 和妊娠期显性糖尿病患者发生的 DR 危险并不增高,随访次数可不遵循上述推荐。

(四)糖尿病神经病变

1. 疾病的认识

糖尿病神经病变是 DM 最常见的慢性并发症。T2DM 患者神经病变的发生发展与 DM 病程、血糖控制状况、肥胖、胰岛素抵抗和慢性低度炎症等因素相关,病程 10 年以上者易出现明显的神经病变临床表现。糖尿病神经病变以远端对称性多发性神经病变(DSPN)最具代表性。

2. 筛查

DSPN 是糖尿病神经病变的最常见类型。T2DM 确诊时,T1DM 在诊断后 5 年应进行糖尿病神经病变筛查,随后至少每年筛查 1 次。有典型症状者易于发现和诊断,最常见的早期症状包括疼痛和感觉异常等,但高达 50% 的 DSPN 患者可能无症状。无症状者建议通过体格检查做出诊断,有条件可进行神经电生理检查。建议在临床工作中联合应用踝反射、针刺痛觉、震动觉、压力觉、温度觉 5 项检查来筛查 DSPN。针刺痛觉和温度觉检查常反映小纤维神经情况,踝反射、震动觉和压力觉常反映大纤维神经情况。

3. 诊断

(1)诊断依据:① 明确的 DM 病史;② 诊断 DM 时或之后出现的神经病变;③ 临床症状和体征与 DSPN 的表现相符;④ 当存在病情进展迅速、病变部位不对称、运动功能损伤明显重于感觉功能损伤等情况时,须排除其他病因引起的神经病变,如颈腰椎病变(神经根压迫、椎管狭窄、颈腰椎退行性变)、脑梗死、格林-巴利综合征;严重动静脉血管性病变(静脉栓塞、淋巴管炎)等;维生素 B_{12} 缺乏;感染(如人类免疫缺陷病毒等);药物尤其是化疗药物引起的神经毒性作用以及肾功能不全引起的代谢毒物对神经的损伤。神经肌电图检查并非诊断糖尿病神经病变的必要手段,但其在 DM 合并神经病变的鉴别诊断中具有重要价值。

(2)诊断分层:① 确诊的 DSPN,有 DSPN 的症状或体征,同时神经传导速度降低;② 临床诊断的 DSPN,有 DSPN 的症状和 1 项阳性体征或有 2 项以上(含 2 项)阳性体征伴或不伴症状;③ 疑似 DSPN,有 DSPN 的症状但无体征或无症状但有 1 项阳性体征;④ 亚临床 DSPN,无症状和体征,仅神经传导速度降低。

(3)临床诊断流程:主要根据临床症状和体征,临床诊断有疑问时,可以做神经传导功能检查等。

(4)糖尿病自主神经病变的诊断。① 心血管自主神经病变。表现为静息性心动过速、直立性低血压、晕厥、冠状动脉舒缩功能异常、无痛性心肌梗死、心脏骤停或猝死等。可以采用心血管反射试验、心率变异性及体位变化时血压测定、24 h 动态血压监测等辅助诊断。② 消化系统自主神经病变。表现为吞咽困难、呃逆、胃轻瘫、便秘及腹泻等。在诊断胃轻瘫之前须排除胃出口梗阻或其他器质性原因。胃电图、测定胃排空的闪烁图扫描(测定固体和液体食物排空的时间)等有助于诊断。^{13}C 呼气试验作为无创、简便和可靠的评价胃排空的手段,与核素法具有较好相关性。③ 泌尿生殖系统自主神经病变。膀胱功能障碍表现为排尿障碍、尿失禁、尿潴留、尿路感染等。超声检查可判定膀胱容量、残余尿量等,有助于诊断糖尿病神经源性膀胱。性功能障碍在男性可导致勃起功能障碍和(或)逆向射精,在女性表现为性欲减退、性交疼痛。对于勃起功能障碍应进行性激素水平测定排除性腺功能减退。此外,还应排除药物及其他原因导致的病变。④ 其他自主神经病变。表现为出汗减少或无汗,从而导致手足干燥开裂,容易继发感染。对低血糖感知异常,当支配内分泌腺体的自主神经发生病变时,DM 患者在低血糖时应激激素如儿茶酚胺、生长激素等分泌常延迟或减少,造成患者对低血糖感知减退或无反应,低血糖恢复的时间延长。

4. 治疗

(1)针对病因治疗:① 血糖控制。积极严格地控制高血糖并减少血糖波动是预防和治疗糖尿病神经病变的最重要措施。② 神经修复。常用药物有甲钴胺、神经生长因子等。③ 改善微循环。周围神经血流减少是导致糖尿病神经病变发生的一个重要因素。通过扩张血管、改善血液高凝状态和微循环,提高神经细胞的血氧供应,可有效改善糖尿病神经病变的临床症状。常用药物为前列腺素 E_1、贝前列素钠、西洛他唑、己酮可可碱、胰激肽原酶、钙拮抗剂和活血化瘀类中药等。④ 其他。神经营养因子、肌醇、神经节苷酯和亚麻酸等。

（2）针对神经病变的发病机制治疗:① 抗氧化应激。通过抑制脂质过氧化,增加神经营养血管的血流量,增加神经 $Na^+ - K^+ - ATP$ 酶活性,保护血管内皮功能。常用药物为 α – 硫辛酸。② 醛糖还原酶抑制剂。DM 可引起多元醇通路过度激活,醛糖还原酶抑制剂通过作用于醛糖还原酶而抑制多元醇通路。常用药物为依帕司他。

（3）治疗糖尿病痛性神经病变:① 抗惊厥药,包括普瑞巴林、加巴喷丁、丙戊酸钠和卡马西平等。普瑞巴林(或加巴喷丁)可以作为初始治疗药物,改善症状。② 抗抑郁药物,包括度洛西汀、文拉法辛、阿米替林、丙米嗪和西肽普兰等。度洛西汀可以作为疼痛的初始治疗药物。③ 阿片类药物(曲马多和羟考酮)和辣椒素等。由于具有成瘾性和发生其他并发症的风险较高,阿片类药物不推荐作为治疗痛性神经病变的一、二线药物。

（4）自主神经病变的治疗:① 体位性低血压。除了非药物治疗外,米多君和屈昔多巴可用于治疗。此外,患者仰卧位血压较高时,可考虑在就寝时使用短效降压药(如卡托普利、可乐定等)。② 胃轻瘫。低纤维、低脂肪膳食,避免使用减弱胃肠动力的药物,可考虑短期使用胃动力药(如甲氧氯普胺等)。③ 勃起功能障碍。除了控制其他危险因素(如高血压和血脂异常)外,主要治疗药物为 5 型磷酸二酯酶抑制剂。经尿道前列腺素海绵体内注射、真空装置和阴茎假体可以改善患者的生活质量。

5. 预防

戒烟及血糖、血压、血脂、体重等良好的代谢管理等是预防糖尿病神经病变发生的重要措施,尤其是血糖控制至关重要。定期进行神经病变的筛查及评估,重视足部护理,可以降低足部溃疡的发生风险。

（五）糖尿病下肢动脉病变

1. 疾病的认识

下肢动脉病变是外周动脉疾病的一个组成成分,表现为下肢动脉的狭窄或闭塞。与非 DM 患者相比,DM 患者更常累及股深动脉及胫前动脉等中小动脉。其主要病因是动脉粥样硬化,但动脉炎和栓塞等也可导致下肢动脉病变,因此,DM 患者下肢动脉病变通常是指下肢动脉粥样硬化性病变(LEAD)。LEAD 的患病率随年龄的增大而增加,DM 患者与非 DM 患者相比,发生 LEAD 的危险性增加 2 倍。我国在 2004、2012 年的 2 次糖尿病足调查结果显示,糖尿病足合并 LEAD 者分别为 62.9% 和 59.0%,表明 DM 合并 LEAD 是糖尿病足溃疡(DFU)发生的重要病因之一。

由于 LEAD 与冠状动脉疾病(CAD)和脑血管疾病等动脉血栓性疾病在病理机制上有共性,如内皮功能的损害、氧化应激等,因此,在临床上这几种病变常同时存在,故 LEAD 对 CAD 和脑血管疾病有提示价值。LEAD 对机体的危害除了导致下肢缺血性溃疡和截肢外,更重要的是使这些患者发生心血管事件的风险明显增加,死亡率更高。LEAD 患者的主要死亡原因是心血管事件,在确诊 1 年后心血管事件发生率达 21.1%,与已发生心脑血管病变者再次发作风险相当。踝肱指数(ABI)越低,预后越差,下肢多支血管受累者较单支血管受累者预后更差。我国 DM 合并 LEAD 患者的治疗达标率较低,达到指南推荐的血糖、血压和血脂控制目标的患者仅占 55.0%、28.2% 和 42.5%。因此,对于 LEAD,目前存在着知晓率低、治疗率低、达标率低、致残率高、死亡率高的状况。从某种角度来看,LEAD 仍然是被临床医护人员忽略的一个 DM 并发症。

2. 筛查

对于 50 岁以上的 DM 患者,应该常规进行 LEAD 的筛查。伴有 LEAD 发病危险因素(如合并心脑血管病变、血脂异常、高血压、吸烟或 DM 病程 5 年以上)的 DM 患者应该每年至少筛查 1 次。对于有足溃疡、坏疽的 DM 患者,不论其年龄,都应该进行全面的动脉病变检查及评估。

3. 诊断

DM 合并 LEAD 的诊断依据包括:① 符合 DM 诊断;② 具有下肢动脉狭窄或闭塞的临床表现;③ 如果患者静息 ABI≤0.90,无论患者有无下肢不适的症状,都应该诊断为 LEAD;④ 运动时出现下肢不适且静息 ABI≥0.90 的患者,如踏车平板试验后 ABI 下降 15%~20%,应该诊断为 LEAD;⑤ 患者超声多普勒、CT 血管成像、磁共振血管成像和数字减影血管造影检查下肢动脉有狭窄或闭塞病变;⑥ 如果患者静息 ABI<0.40 或踝动脉压<50 mmHg 或趾动脉压<30 mmHg,应该诊断严重肢体缺血(CLI)。

4. 治疗

(1) LEAD 的治疗目的包括:预防全身动脉粥样硬化疾病的进展,预防心血管事件,预防缺血导致的溃疡和肢端坏疽,预防截肢或降低截肢平面,改善间歇性跛行患者的功能状态。

(2) 糖尿病性 LEAD 的预防:糖尿病性 LEAD 的规范化防治包括 3 个部分,即一级预防(防止或延缓 LEAD 的发生)、二级预防(缓解症状,延缓 LEAD 的进展)和三级预防(血运重建,降低截肢和心血管事件发生)。

糖尿病性 LEAD 的一级预防:筛查糖尿病 LEAD 的高危因素,并给予 LEAD 相关知识的教育,及早纠正不良生活方式,如戒烟、限酒、控制过量饮食等。严格控制血糖、血压、血脂,有适应证者给予抗血小板治疗。

糖尿病性 LEAD 的二级预防:在一级预防的基础上,对于有症状的 LEAD 患者,建议应用小剂量阿司匹林,剂量建议为 75~100 mg/d。对于足部皮肤完整的缺血型患者,指导患者进行运动康复锻炼,最有效的运动为平板运动或散步,强度达到引发间歇性跛行后休息,每次 30~45 min,每周至少 3 次,时间至少持续 3~6 个月。给予相应的抗血小板药物、他汀类调脂药、ACEI 及血管扩张药物治疗,可以改善患者的下肢运动功能。对于间歇性跛行患者,除上述治疗外,尚需使用血管扩张药物。目前所用的血管扩张药主要有脂微球包裹前列地尔、贝前列腺素钠、西洛他唑、盐酸沙格雷酯、萘呋胺、丁咯地尔和己酮可可碱等。由于多数有 LEAD 的 DM 患者往往合并周围神经病变,这些患者常缺乏 LEAD 的临床症状,因此,对 DM 患者常规进行 LEAD 筛查至关重要。对于已经发生 LEAD 的患者,结构化教育可以改善患者的下肢运动功能,改善患者的身体状况;心理干预可以改善患者的步行行为,增加无痛性行走距离,提高患者的生活质量。

糖尿病性 LEAD 的三级预防:主要针对慢性 CLI 患者,CLI 患者往往表现为静息痛、坏疽、溃疡不愈合,且具有极高的截肢和心血管死亡风险,血管病变主要是股腘动脉闭塞。根据缺血持续时间分为急性(≤2 周)和慢性(>2 周),以慢性更为常见。由于 CLI 患者血管重建术后 3 年累计截肢或死亡率高达 48.8%,远高于间歇性跛行患者(12.9%),因此,其临床治疗目标包括降低心血管事件发生及死亡率,缓解肢体疼痛,促进溃疡愈合,保持及改善生活质量。

在内科保守治疗无效时,须行各种血管重建手术,包括外科手术治疗和血管腔内治疗,可大大降低截肢率,改善生活质量。外科手术治疗包括动脉内膜剥脱术、人造血管或自体血管旁路术等。血管腔内治疗具有微创、高效、可同时治疗多平面病变、可重复性强等优点,是目前 LEAD 的首选治疗方法。该法特别适用于高龄、一般情况差、没有合适的可供移植的自体血管以及流出道条件不好的 LEAD 患者。腔内治疗的方法有很多,目前认为药物涂层球囊和药物洗脱支架的应用可显著提高远期通畅率,但存在发生对比剂相关性肾病的风险,尤其是有潜在或存在肾功能不全患者,发生率较高且预后较差。当出现不能耐受的疼痛、肢体坏死或感染播散,则考虑行截肢手术。

LEAD 的三级预防要求临床上做到多学科协作,即首先由 DM 专科医师评估患者全身状况,做到尽可能地减少心血管并发症的发生;同时评估其血管条件,创造经皮血管腔内介入治疗或外科手术治疗条件,血管外科和血管腔内介入治疗医师一起讨论手术方式,做出术中和术后发生心血管事件的抢救预案,并且在手术成功后给予随访及药物调整。只有这样,才能最大限度地改善糖尿病性 LEAD 患者的血运重建,减少截肢和死亡。

对 CLI 患者,应用低分子肝素联合阿司匹林能显著降低患者血管腔内微创治疗引起的血管闭塞或再狭窄。

（六）糖尿病足病

1. 疾病的认识

糖尿病足病是 DM 最严重和治疗费用高的慢性并发症之一,重者可以导致截肢和死亡。我国 14 省、市 17 家三甲医院的调查结果显示,2018 年住院慢性创面的常见原因为 DM 与感染,2007 至 2008 年为 DM 与创伤,而 1996 年 DM 仅占慢性创面病因的 4.9%,提示目前我国慢性皮肤创面的病因与发达国家相似。新近调查发现,我国 50 岁以上 DM 患者 1 年内新发足溃疡的发生率为 8.1%,治愈后的 DFU 患者 1 年内新发足溃疡的发生率为 31.6%。

2. 筛查

糖尿病足病的筛查包括以下项目:① 脉搏检测。检查足部动脉是否异常,如脉搏弱或缺失。② 神经检查。检查感觉神经和运动神经是否受损,观察有无麻木、刺痛、疼痛和肌力下降等症状。③ 温度检测。用手触摸足部皮肤,检查有无温度异常,如足部温度过低或过高。④ 检查足部皮肤。检查有无皮肤干燥、龟裂、剥脱、红肿、水疱、溃疡和感染等症状。⑤ 检查足部形态。检查足部骨骼是否异常,如足部畸形和关节僵硬等。⑥ 血压检测。检查足部血压是否降低。⑦ 步态分析。观察糖尿病患者走路时的姿势和足部动作,检查有无异常。以上筛查项目可通过医生的体格检查和技术检查来完成,如超声检查、X 线检查和神经传导速度检查等。对于 DM 患者来说,定期进行足部检查非常重要,以早期发现并治疗糖尿病足病。

3. 诊断

糖尿病足病是指初诊 DM 或已有 DM 病史的患者,足部出现感染、溃疡或组织的破坏,通常伴有下肢神经病变和(或)周围动脉病变(PAD)。因此,所有 DM 慢性并发症中,糖尿病足病是相对容易识别,预防比较有效的并发症。

糖尿病足病一旦诊断,临床上应该进行分级评估,目前临床上广为接受的分级方法主要是 Wagner 分级和 Texas 分级。Wagner 分级方法是目前临床及科研中应用最为广泛的分级方法。Texas 分级方法从病变程度和病因两个方面对糖尿病足病及坏疽进行评估,更好地体现了创面感染和缺血的情况,相对于 Wagner 分级在评价创面的严重性和预测肢体预后方面更好。

4. 治疗

糖尿病足病强调"预防重于治疗"。糖尿病足病治疗困难,但预防则比较有效。应对所有 DM 患者每年进行全面的足部检查,详细询问以前大血管及微血管病变的病史,评估目前神经病变的症状(疼痛、烧灼、麻木感、感觉异常)和下肢血管疾病(下肢疲劳、跛行)以确定溃疡和截肢的危险因素。检查应包括皮肤视诊(有无畸形、胼胝、溃疡、皮肤颜色变化),神经评估(10 g 尼龙丝试验和针刺或振动觉试验或踝反射),血管评估(下肢和足部血管搏动)。如果患者足部动脉搏动正常,尼龙丝触觉试验正常,没有足畸形以及没有明显的 DM 慢性并发症,这类患者属于无足病危险因素的患者,可进行一般的糖尿病足病预防教育。

系统的糖尿病足病相关知识教育可以减少糖尿病足病高危患者足溃疡的发生,降低糖尿病足病的复发率和增加无溃疡事件的生存率,降低糖尿病足病的截肢率,以及降低医疗费用和提高患者的生活质量。但是绝大多数 DM 患者缺乏糖尿病足病相关知识,且未接受过糖尿病足病相关知识的教育,而临床医师的态度决定了患者对于糖尿病足病相关知识的掌握程度以及能否正确进行日常足部护理实践,因此强化教育可以增加糖尿病足病患者相关知识及改善日常足部护理行为,提高患者的满意度。最好由糖尿病足病专科医护人员而不是普通的护士对 DM 及糖尿病足病患者进行足部保护相关知识和护理方面的教育,并帮助他们转换成有效的行动,才能达到更佳的效果。

预防糖尿病足病的关键点在于:定期检查患者是否存在糖尿病足病的危险因素;识别出这些危险因素;教育患者及其家属和有关医务人员进行足的保护;穿着合适的鞋袜;去除和纠正容易引起溃疡的因素。

在进行足溃疡治疗之前,首先要评估溃疡性质。神经性溃疡常见于反复受压部位,如跖骨头足底面、胼胝中央,常伴有感觉缺失或异常,而局部血供良好。缺血性溃疡多见于足背外侧、足趾尖部或足跟部,局部感觉正常,但皮肤温度低、足背动脉和(或)胫后动脉搏动明显减弱或消失。对于缺血性溃疡,则要重视解决下肢缺血。轻中度缺血的患者可以实行内科治疗;病变严重的患者可以接受介入治疗或血管外科成形手术,待足部血供改善后再进行溃疡局部处理。对于神经性溃疡,主要是制动减压,特别要注意患者的鞋袜是否合适。

糖尿病足病的治疗还需要合理地降糖、降压、调脂和抗血小板治疗及积极治疗糖尿病性下肢动脉病变。

足溃疡感染的处理:糖尿病足感染必须通过临床诊断,以局部或全身的体征或炎症的症状为基础。在选择抗生素控制感染之前,应进行溃疡创面细菌培养和药敏试验,细菌培养方法可选择严格清创后的棉拭子及病理组织培养。在细菌培养和药敏试验结果未出来之前,可经验性地选择抗生素。抗生素的替换根据治疗后的临床效果判断,若临床效果明显,即使药敏试验结果对该抗生素耐药,也应该持续使用该抗生素;若临床效果不明显或者无效,且药敏试验结果对该抗生素耐药,则根据药敏试验结果替换抗生素。对于未合并骨髓炎的足溃疡感染,抗生素治疗疗程为 1～2 周;合并骨髓炎的感染,抗生素治疗疗程至少 4 周。如同时合并严重缺血,抗生素使用时间还需要适当延长 1～2 周。但是,如果及时手术去除感染的骨组织,抗生素使用可以减少到 2 周。

足溃疡创面的处理:彻底的糖尿病足病清创,有利于溃疡愈合。目前研究证据表明,采用水凝胶清创较纱布敷料、外科清创或蛆虫清创更有利于溃疡愈合。当清创到一定程度后,可选择溃疡局部负压吸引治疗(包括真空辅助闭合及真空封闭引流),可促进肉芽生长和足溃疡的愈合。当溃疡创面有新鲜肉芽组织,感染基本控制时,可以选择生长因子或自体富血小板凝胶治疗,可加速肉芽生长和足溃疡的愈合。当溃疡肉芽生长到一定程度且周边有上皮爬行时,可选择适当的敷料或脱细胞真皮基质、皮肤替代物以及脱细胞生物羊膜治疗,促进溃疡愈合。给予患者适当的患足减压(包括减压鞋垫、糖尿病足鞋等)治疗措施,有助于避免足溃疡加重和愈合后的足溃疡复发。足溃疡创面高压氧治疗,有助于改善创面的炎症和微循环状况。对于合并 LEAD 的缺血性足溃疡患者,高压氧治疗不能促进创面愈合,但能够降低大截肢率;对于未合并 LEAD 的神经性溃疡患者,高压氧治疗既不能加速创面愈合,也不能降低糖尿病患者的截肢率。因此,对于糖尿病足病患者,尤其是未合并 LEAD 的神经性足溃疡患者,应慎重选择高压氧治疗。

非糖尿病足病专业的医务人员,应掌握在何种情况下糖尿病足病需要及时转诊或会诊。一旦出现以下情况,应该及时转诊至糖尿病足病专科或请血管外科、骨科、创面外科等相关专科会诊,包括皮肤颜色的急剧变化、局部疼痛加剧并有红肿等炎症表现、新发生的溃疡、原有的浅表溃疡恶化并累及软组织和(或)骨组织、播散性的蜂窝组织炎、全身感染征象、骨髓炎等。及时转诊或多学科协作诊治有助于提高溃疡愈合率,降低截肢率和减少医疗费用。

1 型糖尿病

一、疾病的认识

T1DM 是由于胰岛素绝对不足引起的以血浆葡萄糖水平增高为特征的代谢内分泌疾病。胰腺 β 细胞遭到破坏(主要由免疫介导机制导致)造成病情进展。T1DM 约占 DM 患者的 5%,多于儿童或青少年时期起病。在儿童及青少年患者中,T1DM 所占比例约为 80%~90%。按照 WHO 1999 年对 DM 的定义与分类,T1DM 可分为自身免疫性及特发性 T1DM。前者的胰岛自身抗体多为阳性,提示病因可能是自身免疫反应破坏胰岛 β 细胞,多以酮症或酮症酸中毒起病。此外,尚有一类缓慢起病的成人隐匿性自身免疫糖尿病(latent autoimmune diabetesin adults,LADA),在病因上亦属于自身免疫性 T1DM,但由于患者起病年龄及临床表现均貌似 T2DM,易被误诊。

二、流行病学

T1DM 的发病率及患病率在全球呈逐年上升趋势。来自 94 个国家/地区儿童 T1DM 及 10 个国家/地区成人 T1DM 的数据显示,2017 年全球 T1DM 新发人数约 23 万,患病总人数达 900 万,约占全球 DM 总数的 2%。T1DM 发病率在不同国家/地区间差异较大,其中以北欧最高,芬兰居于首位,达 62.5/10 万人年,而亚洲地区最低;但因人口基数大,亚洲地区 T1DM 患者数约占全球患病总人数的 1/3,居世界前列。

近年来,我国 T1DM 发病率亦显著增加。中国 1 型糖尿病研究(T1DM China Study)是首次对我国 T1DM 进行的全国性流行病学研究。数据显示,2010 至 2013 年我国全年龄组人群 T1DM 发病率为 1.01/10 万人年,10~14 岁组发病率为 1.93/10 万人年,15~29 岁组为 1.28/10 万人年,30 岁及以上组为 0.69/10 万人年,发病率高峰在 10~14 岁组。一项基于北京市卫生健康委信息中心 T1DM 登记数据的研究显示,T1DM 发病率从 2007 年的 2.72/10 万人年增加到 2017 年的 3.60/10 万人年;其中,以≥30 岁组 T1DM 发病率增长最为显著。若按该趋势发展,预计 2027 年新发 T1DM 患者将较 2017 年增加 1.57 倍。

随着胰岛素制剂、血糖监测技术的发展以及对 T1DM 疾病认识的逐步深化,T1DM 患者的预期寿命延长,死亡率有所下降。近期研究发现,2000 至 2016 年,澳大利亚、拉脱维亚和美国 T1DM 患者的死亡率下降与非 DM 患者的死亡率下降相一致;而在丹麦、西班牙,T1DM 患者的死亡率下降更多,表明改善 DM 治疗可延长患者寿命。2019 年全球疾病、伤害和风险因素负担研究(GBD)数据显示,1990 至 2019 年全球 25 岁以下 T1DM 的年龄标准化死亡率下降了 21.0%;尽管如此,2019 年全球 25 岁以下人群因 DM(T1DM 和 T2DM)死亡 16 300 人,其中 73.7% 为 T1DM,提示全球范围内降低 T1DM 死亡率仍是一个重要挑战。总体而言,目前得到的 T1DM 预期寿命和死亡率结果仍多基于早期的数据,仍需更大规模、更长时间的研究进一步揭示相关数据的变迁。我国仍缺乏这方面的调查数据。

三、病因与机制

T1DM 绝大多数是自身免疫性疾病,遗传因素和环境因素共同参与其发病。某些外界因素(如病毒感染、化学毒物和饮食等)作用于有遗传易感性的个体,激活 T 淋巴细胞介导的一系列自身免疫反应,引起选择性胰岛 β 细胞破坏和功能衰竭,体内胰岛素分泌不足进行性加重,最终导致 DM。近年证实 T1DM 也存在胰岛素抵抗,后者在 T1DM 的发病和加速病情恶化中也起一定作用。

(1) 遗传因素:在同卵双生子中 T1DM 同病率达 30%~40%,提示遗传因素在 T1DM 发病中起重要作用。T1DM 遗传易感性涉及多个基因,包括 HLA 基因和非 HLA 基因,现尚未被完全识别。已知位于 6 号染色体短臂的 HLA 基因为主效基因,其他为次效基因。HLA-Ⅰ、HLA-Ⅱ类分子参与了 CD4$^+$T 淋巴细胞及 CD8$^+$杀伤 T 淋巴细胞的免疫耐受,从而参与了 T1DM 的发病。其他基因可能也参与了 T1DM 的易感性:*INS 5'VNTR*(胰岛素基因的非编码启动区,染色体 11p)可能影响胰岛素基因的表达,继而影响胸腺对胰岛素反应 T 淋巴细胞的选择;*CTLA4*(细胞毒性淋巴细胞抗原 A 基因,染色体 2q)在 T 淋巴细胞作用和调控中起作用;*PTPN22*(非受体型蛋白酪氨酸磷酸酶 N22 基因,染色体 1p)也是 T 淋巴细胞作用的调控因子等。近年还发现许多与免疫耐受或调节有关的基因多态性与 T1DM 的易感性有关。总而言之,T1DM 存在着遗传异质性,遗传背景不同的亚型其病因及临床表现不尽相同。

(2) 病毒感染:据报道与 T1DM 发病有关的病毒包括风疹病毒、腮腺炎病毒、柯萨奇病毒、脑心肌炎病毒和巨细胞病毒等。病毒感染可直接损伤 β 细胞,迅速、大量破坏 β 细胞或使细胞发生微小变化、数量逐渐减少。病毒感染还可损伤 β 细胞而暴露其抗原成分,打破自身免疫耐受,进而启动自身免疫反应,现认为这是病毒感染导致 β 细胞损伤的主要机制。最近,基于 T1DM 动物模型的研究发现胃肠道中微生物失衡也可能与该病的发生有关。

(3) 化学毒物和饮食因素:链脲佐菌素和四氧嘧啶 DM 动物模型,以及灭鼠药吡甲硝苯脲所造成的人类 DM 属于非免疫介导性 β 细胞破坏(急性损伤)或免疫介导性 β 细胞破坏(小剂量、慢性损伤)。而过早接触牛奶或谷类蛋白,引起 T1DM 发病机会增大,可能与肠道免疫失衡有关。

(4) 自身免疫:许多证据支持 T1DM 为自身免疫性疾病。① 遗传易感性与 HLA 区域密切相关,而 HLA 区域与免疫调节,以及自身免疫性疾病的发生有密切关系;② 常伴发其他自身免疫性疾病,如桥本甲状腺炎、Addison 病等;③ 早期病理改变为胰岛炎,表现为淋巴细胞浸润;④ 已发现近90% 新诊断的 T1DM 患者血清中存在针对 β 细胞的单株抗体;⑤ 动物研究表明,免疫抑制治疗可预防小剂量链脲佐菌素所致动物 DM;⑥ 同卵双生子中有 DM 的一方从无 DM 的一方接受胰腺移植后迅速发生胰岛炎和 β 细胞破坏。

体液免疫:已发现 90% 新诊断的 T1DM 患者血清中存在针对 β 细胞的单株抗体,比较重要的有多株胰岛细胞抗体(ICA)、胰岛素抗体(IAA)、谷氨酸脱羧酶抗体(GADA)、蛋白质酪氨酸磷酸酶样蛋白抗体(IA-2A 及 IA-2BA)、锌转运体 8 抗体(ZnT8A)等。胰岛细胞自身抗体检测可预测 T1DM 的发病及确定高危人群,并可协助 DM 分型及指导治疗。

细胞免疫:目前认为细胞免疫异常在 T1DM 发病中起更重要作用。细胞免疫失调表现为致病性和保护性 T 淋巴细胞比例失衡及其所分泌细胞因子或其他介质相互作用紊乱,其间关系错综复杂。一般认为发病经历 3 个阶段:① 免疫系统被激活;② 免疫细胞释放各种细胞因子;③ 胰岛 β 细胞受到激活的 T 淋巴细胞影响,或在各种细胞因子或其他介质单独或协同作用下、直接或间接的高度特异性的自身免疫性攻击,导致胰岛炎。T1DMβ 细胞破坏可因坏死或凋亡所致,其中凋亡更为重要。

(5) T1DM 的发生、发展经历以下阶段:① 个体具有遗传易感性,临床无任何异常。② 某些触发事件如病毒感染引起少量 β 细胞破坏并启动长期、慢性的自身免疫过程。此过程呈持续性或间歇性,其间伴随 β 细胞的再生。③ 出现免疫异常,可检测出各种胰岛细胞抗体。④ β 细胞数目开始减少,仍能维持糖耐量正常。⑤ β 细胞持续损伤达到一定程度时(通常只残存 10%～20% β 细胞),胰岛素分泌不足,出现糖耐量降低或临床 DM,须用外源胰岛素治疗控制高血糖。⑥ β 细胞几乎完全消失,须依赖外源胰岛素维持生命。

四、筛查

(一) T1DM 的遗传易感性和遗传风险监测

HLA 基因是 T1DM 最重要的遗传易感基因,HLA *DR-DQ* 基因是其中最主要的遗传标记。目前普遍认为 *DR3/DR4* 杂合基因是 T1DM 的最强易感基因。与高加索人群不同,*DR3/DR3*、*DR3/DR9* 和 *DR9/DR9* 是中国 T1DM 人群的 HLA 易感基因型。有 T1DM 家族史(尤其是 T1DM 一级亲属)是 T1DM 的遗传高危人群,建议将 T1DM 患者的相关亲属转诊到临床研究机构进行风险评估。联合检测 HLA 和非 HLA 位点进行遗传风险评分(GRS),可以更好地预测 T1DM 的发病风险。适用于中国人群的 T1DM 风险预测模型包含了 5 个独立 HLA 基因型和 3 个非 HLA 易感位点,曲线下面积达到 0.86 (95% CI 为 0.85～0.88)。进一步验证发现,预测模型的 GRS 越高,T1DM 发病年龄越早,初诊时空腹 C 肽水平越低。

(二) 遗传易感个体进展为胰岛自身免疫期的筛查

此阶段胰岛自身免疫启动,存在 2 种或 2 种以上胰岛自身抗体阳性是该期的主要特征。通过对上述具有遗传易感性的高危个体进行免疫学标志物的定期检测,能够在自身免疫启动之初发现疾病高危者。多种自身抗体联合检测可提高 T1DM 高危人群筛查的敏感性、特异性与准确性。国内研究发现,T1DM 高危人群中 GADA、IA-2A 与 IAA 联合检测阳性率为 10.1%,胰岛自身抗体阳性患者的一级亲属可能存在一定程度的胰岛 β 细胞功能减退。

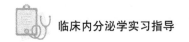

（三）IAA、GADA、IA-2A 与 ZnT8A 是目前 T1DM 有效的预测、筛查、诊断指标

从血清中无法检测到胰岛自身抗体到能够检测到抗体的转折点称为血清转换。携带 HLA 高危基因的儿童较早发生胰岛自身抗体的血清转换。5 岁以下起病儿童多以 IAA 最先出现,继而出现 GADA,而成人起病者多以 GADA 为首个阳性抗体。检出胰岛自身抗体后进展为症状性 T1DM 的速度除与自身抗体数目有关外,还与高危者的性别、HLA 基因型、血清转换时的年龄有关。女性、携带 HLA DR_3-DQ_2/DR_4-DQ_8 基因型、血清转换发生在 3 岁前的高危者自血清转换后进展为症状性 T1DM 的速度更快。

（四）胰岛自身免疫期进展为血糖异常期的筛查

此阶段 T1DM 血糖异常定义为:空腹血糖为 5.6～6.9 mmol/L(即空腹血糖受损,IFG);75 g 口服葡萄糖耐量试验(OGTT)的 2 h 血浆葡萄糖为 7.8～11.0 mmol/L(即葡萄糖耐量异常,IGT);HbA1c 5.7%～6.4% 或 HbA1c 升高 10%。HbA1c < 6.5% 但持续升高,可作为 T1DM 进展的指标。HbA1c 升高可在症状性 T1DM 发生前 12～18 个月出现。

五、诊断与分型

（一）诊断依据

1. 临床特征

T1DM 目前尚无确切的诊断标准,主要根据临床特征来诊断,胰岛 β 细胞破坏所致的依赖胰岛素治疗是诊断 T1DM 的"金标准"。

支持 T1DM 诊断的临床特征有以下 3 点。

（1）起病年龄:大多数患者 20 岁以前起病,但也可以在任何年龄起病;20 岁以前出现 DM 的患者中约 80% 是 T1DM。

（2）起病方式:起病较急,多数患者的多饮、多尿、多食和体重下降等"三多一少"症状较为典型,有部分患者直接表现为脱水、循环衰竭或昏迷等酮症酸中毒的症状。

（3）治疗方式:依赖胰岛素治疗。

一般在临床上年轻起病、发病较急、"三多一少"症状明显,且伴有酮症或酮症酸中毒者,应警惕 T1DM 的可能,先给予胰岛素治疗,定期观察患者对胰岛素治疗的依赖程度及胰岛功能衰竭的速度,同时注意与其他类型的 DM 相鉴别,最终确定分型。

2. 实验室检查

（1）起病初期患者的胰岛功能:若起病 1 年内刺激后 C 肽 < 600 pmol/L,应疑诊 T1DM,然后随访观察 C 肽的变化,进行最终分型。

（2）临床上常用的评价胰岛功能的方法:测定空腹及餐后(或其他刺激后)的 C 肽水平,这尤其适用于使用外源性胰岛素的 DM 患者。目前尚无界定 T1DM 患者的 C 肽截点,通常认为刺激后 C 肽 < 200 pmol/L 提示胰岛功能较差;刺激后 C 肽 < 600 pmol/L 提示胰岛功能受损,应警惕 T1DM 或影响胰岛发育及分泌的单基因 DM 的可能;刺激后 C 肽 ≥ 600 pmol/L 提示胰岛功能尚可,诊断 T2DM 的可能性大。

（3）胰岛自身抗体:胰岛自身抗体是胰岛 β 细胞遭受免疫破坏的标志物,是诊断自身免疫性 T1DM 的关键指标,包括谷氨酸脱羧酶自身抗体(GADA)、蛋白酪氨酸磷酸酶自身抗体(IA-2A)、胰岛素自身抗体（IAA）、锌转运蛋白 8 抗体（ZnT8A）等。胰岛素治疗常致患者产生胰岛素抗体（IA），而目前常用的检测方法不能区分 IA 与 IAA，因此 IAA 应用于 DM 分型仅限于未用过胰岛素或胰岛素治疗 2 周以内的患者。目前已知的胰岛自身抗体中，以 GADA 的敏感性和特异性最高。推荐使用国际标准化的放射配体法进行检测，以确保较高的敏感性和特异性。我国新诊断经典 T1DM 人群 GADA 阳性率约为 70%，联合检测 IA-2A 和 ZnT8A 可将阳性率进一步提高 10%~15%；在检测 GADA 的基础上，再联合 IA-2A 和 ZnT8A 检测可将成人隐匿性自身免疫糖尿病（LADA）阳性率由 6.4% 提高至 8.6%，可见胰岛自身抗体联合检测有助于提高 T1DM 的检出率。

（4）基因检测：T1DM 为多基因遗传病，研究发现，T1DM 的遗传度（遗传因素在疾病发生中所起作用的程度）为 74%。迄今已鉴定出 60 余个 T1DM 易感基因位点，其中人类白细胞抗原（HLA）-Ⅱ类基因是主效基因，尤其是 HLA-DR 和 HLA-DQ 基因贡献 T1DM 遗传易感性的 40%~50%。T1DM 的 HLA 易感基因型存在种族差异。高加索人群 T1DM 患者易感基因型为 DR3/DR4、DR3/DR3 和 DR4/DR4，而中国 T1DM 患者常见的 HLA-Ⅱ类易感基因型为 DR3/DR3、DR3/DR9 和 DR9/DR9。虽然 HLA 易感基因型并非 T1DM 的诊断标准，但它可以反映患者自身免疫发病风险，具有辅助诊断价值。因此，对疑诊 T1DM 且胰岛自身抗体阴性患者，有条件的医疗机构可进行 HLA 易感基因分型以帮助诊断。

（5）其他：上述用以协助分型诊断的胰岛自身抗体是胰岛 β 细胞遭受免疫破坏的体液免疫标志物，而抗原特异性 T 细胞才是破坏 β 细胞的效应细胞和真正"元凶"。研究发现，部分抗体阴性患者呈谷氨酸脱羧酶（GAD）65 反应性 T 细胞阳性，提示细胞免疫和体液免疫联合检测可提高自身免疫性 T1DM 的诊断敏感度。因此，检测胰岛抗原特异性 T 细胞对 T1DM 具有诊断意义。可在有条件的医院或科研院所使用固相酶联免疫斑点试验（ELISPOT）检测 T 细胞反应。

（二）分型诊断

T1DM 具有较大的异质性，按病因可分为自身免疫性 T1DM 和特发性 T1DM 两种亚型，且以自身免疫性 T1DM 居多。若按照起病急缓，则 T1DM 可划分为暴发性 T1DM（FT1D）、经典性 T1DM、缓发性 T1DM 三种亚型。需要特别指出的是，FT1D 及经典性 T1DM 患者群体中均含有自身免疫性 T1DM 与特发性 T1DM 两种不同病因的个体。

1. 按病因分型

（1）自身免疫性 T1DM：符合 T1DM 诊断标准，且胰岛自身抗体阳性或胰岛抗原特异性 T 细胞阳性。在病因上均存在胰岛的自身免疫破坏，若按起病方式，既可骤然起病（如 FT1D），又可急性起病（如经典性 T1DM），还可缓慢发病［如 LADA 和青少年隐匿性自身免疫糖尿病（LADY）］。在中国成年人中缓发性 T1DM（即 LADA）患者约占所有 T1DM 的 2/3。

（2）特发性 T1DM：约有 15%~20% 的患者体内一直检测不到胰岛自身抗体或其他的免疫学证据，可诊断为特发性 T1DM。其特征表现为：① 占 T1DM 的少部分，多数发生于非洲或亚洲国家的某些种族；② 血液中没有发现胰岛 β 细胞自身免疫性损伤的免疫学证据，与 HLA 无关联；③ 有很强的遗传易感性；④ 由于胰岛 β 细胞分泌胰岛素不足，易发生糖尿病酮症酸中毒（DKA）；⑤ 需要胰岛素治疗。

但近年来随着基因检测等研究手段的普及，越来越多的报道证实，特发性 T1DM 其实是一类病因未明的 DM 的暂时性诊断。对于抗体筛查阴性、临床初诊为特发性 T1DM 的患者，其中约 30% 携带

HLA-DQ 易感基因型,约20%年轻起病的特发性 T1DM 患者基因检测被诊断为单基因 DM;我国的一组特发性 T1DM 患者中青少年发病的成人型 DM 高达22%。因此,对该亚型 DM 的病因探讨尤其重要,需要对抗体初筛阴性的患者进行基因和 T 细胞检测(有条件时),并随访 C 肽的动态变化以明确其病因分型。

依照《糖尿病分型诊断中国专家共识》建议:对于起病年龄 <20 岁 + 胰岛自身抗体阴性者,或起病在 20~30 岁 + 胰岛自身抗体阴性 + 起病时非肥胖者,应开展基因检测,以排查单基因 DM。如基因检测结果阴性,且随访中 C 肽处于较低水平或 C 肽快速下降,则考虑诊断为特发性 T1DM。

2. 按起病方式分型

(1)经典性 T1DM:研究显示,我国全年龄段估算的经典性 T1DM 发病率为 1.01/10 万人年,发病年龄高峰在 10~14 岁,新发病患者中近六成在 30 岁以下。经典性 T1DM 的诊断主要依据典型的临床表现,如发病年龄通常 <20 岁,"三多一少"症状明显,以酮症或酮症酸中毒起病,体型非肥胖,血清 C 肽水平明显降低,依赖胰岛素治疗,且大多数有胰岛特异性自身抗体(如 GADA、IA-2A 等)。

(2)FT1D:FT1D 的病因和发病机制尚未完全明确,可能与 HLA 基因、病毒感染和自身免疫等因素有关。该病多见于东亚人群,起病急骤凶险,常有感染、药疹或妊娠等诱因,酮症酸中毒程度较重,胰岛在短期内被彻底破坏,很难恢复。虽然国外报道的 FT1D 患者多数胰岛自身抗体呈阴性,但我国的患者约有半数伴有胰岛自身免疫(包括胰岛自身抗体或胰岛抗原反应性 T 细胞阳性)。患者可伴有胰酶、肌酶、转氨酶升高,具体机制未明。

目前国际上多采用 2012 年日本糖尿病学会制定的诊断标准:① 糖尿病酮症或酮症酸中毒在高血糖症状后不久(约 7 d)发生(尿酮或血酮升高);② 初次就诊时血糖水平 ≥16.0 mmol/L 和糖化血红蛋白(HbA1c)<8.7%;③ 尿 C 肽排泄 <10 μg/d 或空腹血清 C 肽水平 <0.3 ng/mL(<0.10 nmol/L),静脉注射胰高血糖素负荷后(或餐后)C 肽水平 <0.5 ng/mL(<0.17 nmol/L)。如符合上述诊断标准的②和③,即使病程超过 1 周,也应高度怀疑为 FT1D,并完善胰岛自身抗体、胰酶、肌酶、转氨酶等相关检查辅助诊断。FT1D 患者糖化血清白蛋白和 HbA1c 的比值明显升高,可能有助于 FT1D 与其他类型 DM 相鉴别。

(3)缓发性 T1DM:以患者发病年龄 18 岁为界,分为 LADA 和 LADY 亚型。2019 年,世界卫生组织(WHO)更新了 DM 诊断分型,建议将 LADA 定义为混合型 DM 的一种类型。2020 年,国际 LADA 专家共识发布,同年美国糖尿病学会(ADA)首次明确指出:LADA 或缓慢进展的自身免疫糖尿病存在自身免疫 β 细胞,属于 T1DM。《成人隐匿性自身免疫糖尿病诊疗中国专家共识(2021 版)》中指出,LADA 临床表型虽与 T2DM 重叠,但病理机制与 T1DM 相似,均为胰岛自身免疫;鉴于病因在 DM 分型中的重要性,以及临床特征具有较大异质性,共识建议依据病因发病学将 LADA 归类为自身免疫性 T1DM 的缓慢进展亚型。

疑似 LADA 人群的特征为:① 有 T1DM 或自身免疫性疾病家族史;② BMI <25 kg/m²(国际共识为 27 kg/m²);③ 起病年龄 <60 岁。

具备下述 3 项可以诊断 LADA:① 发病年龄 ≥18 岁;② 胰岛自身抗体阳性,或胰岛自身免疫性 T 细胞阳性;③ 诊断 DM 后半年内不依赖胰岛素治疗。而 <18 岁起病并具有上述②和③特征的青少年患者,可诊断为 LADY。

近年来,随着生物制剂的广泛使用,一些药物不良反应事件的报道也不断增加。其中 γ-干扰素和免疫检查点抑制剂等诱导的 T1DM 逐年增多,它们主要通过直接或间接的机制破坏胰岛 β 细胞,诱发 T1DM 的发生,在病因上属于药物相关性 T1DM(隶属于继发性 T1DM),治疗方式与 T1DM 类似。

六、治疗

由于 T1DM 患者胰岛 β 细胞功能缺乏甚至完全丧失,胰岛素分泌绝对不足,T1DM 患者须终身使用胰岛素替代治疗。胰岛素替代治疗的理想方案是将血糖维持到目标范围,同时允许在进餐和运动方面具有灵活性。T1DM 患者应坚持饮食控制和运动,并进行血糖监测,掌握根据血糖监测结果调整胰岛素剂量的技能,控制高血糖并预防低血糖的发生。

(一)医学营养治疗

(1)每个 T1DM 患者均应接受由专科营养(医)师提供的个体化营养治疗。

(2)尚无最理想的膳食模式以及最佳的宏量营养素摄入推荐,应充分考虑患者的营养状态、饮食习惯以及代谢目标等制订个体化营养治疗方案。

(3)成人 T1DM 患者膳食纤维摄入量应不少于 25～30 g/d 或 14 g/1 000 kcal;建议达到 35 g/d。儿童及青少年的推荐量为 14 g/1 000 kcal(≥1 岁,1 kcal = 4.19 kJ)或(年龄 +5)g/d(>2 岁)。

(4)依赖胰岛素治疗的 T1DM 患者应学会使用碳水化合物计数法,学会灵活调整餐时胰岛素剂量,并考虑蛋白质和脂肪的胰岛素需求量。

(5)无充足证据证明常规补充维生素和微量元素的膳食补充剂能改善代谢指标,通常不推荐将其用于血糖控制。

(6)儿童、青少年和妊娠期妇女不宜饮酒。成人 T1DM 患者若饮酒,须控制酒精摄入量,女性每日≤1 个酒精单位,男性每日 ≤2 个酒精单位。

(7)不建议 T1DM 患者长期食用非营养性甜味剂,鼓励饮水代替饮用含糖饮料和甜味剂饮料。

(二)运动治疗

由于 T1DM 本身的特殊性,既容易发生低血糖,又容易发生高血糖甚至酮症,使得很多 T1DM 患者对于运动具有畏惧心理。目前关于运动对 T1DM 影响的研究并不多,针对我国居民的研究更少。现有各种运动对 T1DM 的影响及运动处方制定的标准,更多的是参考 T2DM 的研究。近年关于间歇高强度运动对于 T1DM 影响的研究逐渐增多,其有效性也逐渐得到认可。

(1)运动对 T1DM 患者有益。

(2)运动前须评估患者的血糖水平、合并症或并发症及相关疾病风险。

(3)运动处方包括运动形式、运动强度、运动频率、运动时间 4 个部分。选择何种形式的运动,取决于血糖水平及运动目的。

(4)推荐中等或以上强度水平的有氧运动至少达 150 min/周。

(5)运动中须注意预防低血糖、酮症、运动损伤等不良事件。

(三)胰腺与胰岛移植

T1DM 是胰岛细胞特异性自身免疫性疾病,须终身依赖外源性胰岛素治疗。胰腺移植和胰岛移植是目前从根本上恢复 T1DM 患者生理性胰岛素分泌的唯一手段。

胰腺移植可提供具有正常功能的胰腺器官和胰岛功能,术后能生理性调节胰岛素的分泌,维持正常血糖,阻止和逆转 DM 并发症的发生,使患者生活质量得到根本改善并提高长期生存率。在过去的

50 余年间,国际胰腺小肠移植登记处报告了 5 万多例胰腺移植病例,在各种脏器移植中胰腺移植的数量仅次于肾脏移植、肝脏移植与心脏移植,占器官移植数量的第 4 位。胰腺移植已成为治疗 T1DM,特别是伴终末期肾脏疾病患者的有效方法。胰腺移植的安全性和有效性较好,移植受者 1 年存活率超过 95%,5 年存活率超过 88%,胰腺移植物 1 年存活率约 85%,5 年存活率超过 60%,但仍具有一定风险,术后 3 个月外科并发症发生率接近 10%。目前,外科血管并发症和急性排斥反应仍然是胰腺移植主要的挑战。胰腺血管结构和走行方向复杂,移植后很容易发生血管扭转而导致血栓形成,进而导致胰腺坏死而切除,这是胰腺移植失败的主要原因。另外,胰腺移植急性排斥反应早期症状不明显,因而不易被发现,血糖升高则显示移植物严重损伤,须及时鉴别急性排斥反应和胰腺缺血坏死。胰腺移植术后急性排斥反应分为 T 淋巴细胞介导排斥反应、抗体介导排斥反应和混合型排斥反应,如发生抗体介导排斥反应则较难治疗,须早期密切关注免疫抑制药物应用和排斥反应的风险。目前临床上一般采用免疫抑制药物浓度检测、超声检测移植物血运、监测血糖和 C 肽水平、比较同期肾移植情况来综合判断是否发生排斥反应。

（四）辅助治疗

胰岛素是 T1DM 的核心治疗药物,但长期的胰岛素治疗过程中伴随着低血糖、体重增加、胰岛素抵抗加剧、心血管风险增加等问题。部分非胰岛素类药物可辅助降血糖,同时在一定程度上可拮抗上述作用并可能具有心血管和肾脏获益。

二甲双胍是 T2DM 治疗的一线用药,在 T1DM 人群中的临床研究结果显示,二甲双胍可轻度降低 HbA1c（-0.1%）,轻度减轻体重（-1 kg）,而对每日胰岛素剂量及其他代谢指标（如血脂）的影响并不确切。在成人 T1DM 中,有研究显示,联合二甲双胍可减少胰岛素用量同时避免胰岛素治疗所引起的体重增加。

普兰林肽是一种胰岛素类似物,是除胰岛素之外唯一经美国 FDA 批准可用于 T1DM 辅助治疗的药物。我国尚未上市。

胰高血糖素样肽-1 受体激动剂（GLP-1RA）应用于 T1DM 的辅助治疗可减少患者胰高血糖素分泌,延缓胃排空,增强饱腹感以及减轻体重。

二肽基肽酶Ⅳ抑制剂（DPP-4i）可使二肽基肽酶Ⅳ（DPP-4）失活,进而可提高体内胰高血糖素样肽-1 水平,促进胰岛 β 细胞分泌胰岛素从而降低血糖。在 T1DM 中联合使用 DPP-4i 可降低血糖,但对胰岛 β 细胞无明显保护作用。建议可在血糖控制不佳并在 T1DM 患者知情同意的前提下酌情考虑联合使用 DPP-4i。对 LADA 患者,则建议可在无禁忌证情况下选择使用。

钠-葡萄糖共转运蛋白 2 抑制剂（SGLT2i）包括达格列净、恩格列净、索格列净等。Ⅲ期临床研究显示,SGLT2i 药物应用于 T1DM 患者的辅助治疗可降低 HbA1c（-0.46%）,改善葡萄糖在目标范围内时间（TIR）,减轻体重（-4.3 kg）,改善血压控制,但会增加糖尿病酮症及酮症酸中毒的风险。目前达格列净和索格列净已在欧盟获批治疗 BMI≥27 kg/m² 且胰岛素控制不佳的 T1DM 患者,但目前我国尚未批准 SGLT2i 药物用于 T1DM 治疗。

阿卡波糖应用于 T1DM 辅助治疗的随机对照试验研究较为有限,不同的研究对于阿卡波糖是否能降低 HbA1c 及减少每日胰岛素剂量并无一致结论,部分研究显示阿卡波糖可减少血糖波动。

（五）血糖控制目标

DM 综合管理的目的是减少 T1DM 患者并发症的发生和延缓并发症的发展,提高患者生活质量,延长患者寿命。管理策略包括通过有效给予外源性胰岛素维持患者血糖至接近正常,减少低血糖事件,管理心血管危险因素以及促进心理健康最终防止 DM 并发症的发生和发展。

1. 血糖控制目标

控制高血糖和防止低血糖是 T1DM 血糖控制的两大目标。目前公认的血糖控制标准为:在发生低血糖风险最小的情况下,应使患者的血糖尽可能接近正常水平。对于个体患者而言,血糖控制目标的制定应考虑患者年龄、患者本人或其家庭管理和认识 DM 的能力、血糖监测频率及就诊的方便性与依从性等方面。

2. HbA1c 控制目标

DM 控制和并发症研究(DCCT)等循证证据显示,HbA1c 越高,患者发生 DM 并发症的风险越高;以降低 HbA1c 为目标的强化治疗可降低 T1DM 患者慢性并发症的发生风险。与平均 HbA1c 水平[约 9.0%(75 mmol/mol)]比较,强化胰岛素治疗使患者 HbA1c 下降至 7.0%(53 mmol/mol)左右并保持6.5 年,可使糖尿病视网膜病变(DR)的发病风险减少 75%,尿微量白蛋白减少 39%,DM 神经病变减少 60%。建议我国 T1DM 血糖控制目标:不同年龄阶段 T1DM 患者的血糖控制目标不同;对使用持续皮下胰岛素输注(CSII)、有能力进行规律血糖监测或使用持续葡萄糖监测(CGM)的儿童或青少年以及具有部分残存 β 细胞功能的新发 T1DM 儿童或青少年,建议 HbA1c < 7.0%;对于不能准确识别低血糖、低血糖发作较频繁、既往有严重低血糖或医疗资源落后地区的 T1DM 儿童或青少年,建议 HbA1c < 7.5%;而对于成人,建议 HbA1c < 7.0%;对于老年人,建议 HbA1c < 7.5%。强调个体化和在尽可能避免低血糖的前提下控制血糖达标。值得注意的是,HbA1c 测定应采用标准化的检测方法。测定频率应每 3 个月监测 1 次,受条件限制时,也应该至少每 6 个月检测 1 次。

糖化白蛋白(GA)反映 2~3 周平均血糖水平,因此可用于监测短期内血糖的变化情况。HbA1c会受到血红蛋白含量、红细胞生存周期的影响,因此血红蛋白等指标出现异常的患者也可采用 GA。

3. CGM 控制目标

皮下组织间液葡萄糖浓度可反映血糖水平,持续监测皮下组织间液葡萄糖浓度可提供连续、全天的血糖信息,有助于了解连续数天血糖波动的趋势,发现不易被点血糖监测方法所检测到的高血糖和低血糖,尤其对发现无症状性低血糖可能有益。采用 CGM 可以在减少低血糖风险情况下,将血糖和HbA1c 控制到接近正常的水平。存在血糖波动大、反复低血糖、无症状性低血糖或无法解释的高血糖的患者应进行 CGM 监测。

来源于 CGM 的血糖指标一般多用葡萄糖低于目标范围时间(TBR)及葡萄糖高于目标范围时间(TAR)表示。葡萄糖在目标范围内时间(TIR)代表 24 h 内葡萄糖处于目标范围内(通常为 3.9~10.0 mmol/L)的时间或百分比,它可以更好地反映短期血糖变异程度,有效弥补 HbA1c 的不足,TIR与 DM 并发症密切相关。对大多数 T1DM 患者,TIR 应该 > 70%。TBR 分为 < 3.9 mmol/L 和< 3.0 mmol/L 时,分别建议应 < 4% 和 < 1%。TAR 分为 > 10.0 mmol/L 和 > 13.9 mmol/L 时,分别建议应 < 25% 和 < 5%。老年及高风险 T1DM 患者建议 TIR > 50%,< 3.9 mmol/L 的 TBR < 1%,> 13.9 mmol/L 的 TAR < 10%。高风险患者包括合并严重并发症与严重合症如认知障碍、关节疾病、骨质疏松症、骨折和(或)心血管疾病(CVD)等,以及需要辅助护理的患者。

(六)教育与管理

糖尿病自我管理教育与支持(DSMES)是指让 DM 患者获得进行自我管理所需的知识、技能和信心的支持过程,它贯穿于 DM 的整个病程中,需要持续进行。DSMES 是 T1DM 治疗与管理的重要组成部分,有助于所有其他的 T1DM 干预措施发挥最佳作用,是 T1DM 有效管理的基石。已有大量的研究结果显示,DSMES 不仅可以提高 T1DM 患者治疗的依从性及自我管理能力,还能改善患者的代谢控制,延缓并发症的发生,减少 DM 相关痛苦及抑郁,提高患者的生活质量。DSMES 包括对患者及其家庭成员的共同教育与支持,一经诊断,所有 T1DM 患者及其家庭均应接受适应其文化背景的 DSMES 项目,不推荐没有经过系统的 DSMES 的治疗方式。

2 型糖尿病

一、疾病的认识

2 型糖尿病(T2DM)是一种进行性疾病,定义为胰岛素分泌缺陷和胰岛素抵抗增加,导致糖代谢异常及相关代谢紊乱。虽然 T1DM 和 T2DM 的病因有着巨大的差异,但均导致高血糖状态,引起共同的大血管(心脏冠状动脉、脑血管和周围血管疾病)和微血管(视网膜病变、肾病、神经病变)并发症。

二、流行病学

1. 城市化

随着经济的发展,中国的城市化进程明显加快。中国城镇人口占全国人口比例在 2000 年为 36.09%,2008 年为 45.7%,2017 年达到 58.5%。在城市化过程中,人们可能更倾向于食用高糖、高脂肪、高热量的食物,同时缺乏运动,这些因素都会导致肥胖、高血糖等疾病的发生。

2. 老龄化

中国 60 岁以上老年人的占比逐年增加,2000 年为 10%,2008 年为 12%,2017 年增加到 17.3%。2007 至 2017 年的连续调查中,60 岁以上的老年人群 DM 患病率均接近或超过 20%。

3. 超重和肥胖患病率增加

《中国居民营养与慢性病状况报告(2015 年)》显示,超重率和肥胖率呈上升趋势,全国 18 岁及以上成人超重率为 30.1%,肥胖率为 11.9%,比 2002 年分别上升了 7.3% 和 4.8%;6~17 岁儿童、青少年超重率为 9.6%,肥胖率为 6.4%,比 2002 年分别上升了 5.1% 和 4.3%。2010 年的调查结果显示,$BMI \geqslant 30 \ kg/m^2$ 者占比为 5.7%,2015 至 2017 年调查时 $BMI \geqslant 30 \ kg/m^2$ 者占比为 6.3%,平均腰围从 80.7 cm 增加到 83.2 cm。

4. 中国人 T2DM 的遗传易感性

T2DM 的遗传易感性存在种族差异。与高加索人相比,在调整性别、年龄和 BMI 后,亚裔人群 DM 的患病风险增加 60%。在发达国家及地区居住的华人 DM 的患病率显著高于高加索人。目前全球已经定位超过 100 个 T2DM 易感位点,包括 *KCNJ11*、*PPARG*、*KCNQ1* 等,但高加索人发现的易感基因中有不到 50% 能在中国人群中得到验证。在中国人中还发现了 *PAX4*、*NOS1AP* 等 T2DM 易感基因。与中国人 T2DM 显著相关的 40 个易感位点构建的遗传评分模型可用于预测中国人 T2DM 的发生,并揭示遗传易感性主要与胰岛 β 细胞功能减退有关。

三、病因与机制

T2DM 是由遗传因素及环境因素共同作用而形成的多基因遗传性复杂病,是一组异质性疾病。目前对 T2DM 的病因与发病机制仍然认识不足。

1. 遗传因素与环境因素

同卵双生子中 T2DM 的同病率接近 100%,但起病和病情进程则受环境因素的影响而变异甚大。其遗传特点为:① 参与发病的基因很多,分别影响糖代谢有关过程中的某个中间环节,而对血糖值无直接影响;② 每个基因参与发病的程度不等,大多数为次效基因,可能有个别为主效基因;③ 每个基因只是赋予个体某种程度的易感性,并不足以致病,也不一定是致病所必需;④ 多基因异常的总效应形成遗传易感性。现有资料显示遗传因素主要影响 β 细胞功能。

环境因素包括年龄增长、现代生活方式、营养过剩、体力活动不足、子宫内环境,以及应激、化学毒物等。在遗传因素和上述环境因素共同作用下所引起的肥胖,特别是中心性肥胖,与胰岛素抵抗和 T2DM 的发生密切相关。

2. 胰岛素抵抗和 β 细胞功能缺陷

β 细胞功能缺陷导致不同程度的胰岛素缺乏和组织(特别是骨骼肌和肝脏)的胰岛素抵抗是 T2DM 发病的两个主要环节。不同患者其胰岛素抵抗和胰岛素分泌缺陷在发病中的重要性不同,同一患者在疾病进程中两者的相对重要性也可能发生变化。在存在胰岛素抵抗的情况下,如果 β 细胞能代偿性增加胰岛素分泌,则可维持血糖正常;当 β 细胞功能无法代偿胰岛素抵抗时,就会发生 T2DM。

(1) 胰岛素抵抗:胰岛素降低血糖的主要机制包括抑制肝脏葡萄糖产生、刺激内脏组织(如肝脏)对葡萄糖的摄取,以及促进外周组织(骨骼肌、脂肪)对葡萄糖的利用。胰岛素抵抗指胰岛素作用的靶器官及组织(主要是肝脏、肌肉和脂肪组织)对胰岛素作用的敏感性降低。胰岛素抵抗是 T2DM 的特性,现认为可能是多数 T2DM 发病的始发因素,且产生胰岛素抵抗的遗传背景也会影响 β 细胞对胰岛素抵抗的代偿能力。但胰岛素抵抗的发生机制至今尚未阐明。

目前主要有脂质超载和炎症两种论点。脂肪细胞增大致血液循环中 FFA 及其代谢产物水平增高,以及在非脂肪细胞(主要是肌细胞、肝细胞、胰岛 β 细胞)内沉积,从而抑制胰岛素信号传导;增大的脂肪细胞吸引巨噬细胞,分泌炎症性信号分子(如 TNF-α、抵抗素、IL-6 等),通过 Jun 氨基端激酶(JNK)阻断骨骼肌内的胰岛素信号传导;两者相互交叉,互有补充。

(2) β 细胞功能缺陷:β 细胞功能缺陷在 T2DM 的发病中起关键作用,β 细胞对胰岛素抵抗的失代偿是导致 T2DM 发病的最后共同机制。近年更有学者提出 β 细胞胰岛素分泌缺陷可能是部分 T2DM 发病的始动因素,高胰岛素血症是继发于高血糖的。现已证明从糖耐量正常到 IGT 到 T2DM 的进程中,β 细胞功能呈进行性下降,T2DM 诊断时其 β 细胞数量已丧失了 50%。T2DM 患者 β 细胞功能缺陷主要表现为:① 胰岛素分泌量的缺陷。T2DM 早期空腹胰岛素水平正常或升高,葡萄糖刺激后胰岛素分泌代偿性增多(但相对于血糖水平而言胰岛素分泌仍是不足的);随着疾病的进展和空腹血糖浓度增高,基础胰岛素分泌不再增加,甚至逐渐降低,而葡萄糖刺激后胰岛素分泌缺陷更明显。患者一般先出现对葡萄糖刺激反应缺陷和对非葡萄糖的刺激(如氨基酸、胰高血糖素、化学药物等)尚有反应;至疾病后期胰岛 β 细胞衰竭时,则对葡萄糖和非葡萄糖的刺激反应均丧失。② 胰岛素分泌模式异常。静脉注射葡萄糖后(IVGTT 或高糖钳夹试验)第 1 时相胰岛素分泌减弱或消失;口服葡萄糖耐量试验(OGTT)中早时相胰岛素分泌延迟、减弱或消失;疾病早期第 2 时相(或晚时相)胰岛素分泌呈代偿性升高及峰值后移,当病情进一步发展则第 2 时相(或晚时相)胰岛素分泌也渐减;且对葡萄糖和非葡萄糖刺激反应均减退。③ 胰岛素脉冲式分泌缺陷。正常胰岛素呈脉冲式分泌,涵盖基础和餐时状态;T2DM 胰岛素分泌谱紊乱,正常间隔脉冲消失,出现高频脉冲及昼夜节律紊乱;在 DM 的发生、发展过程中,胰岛素脉冲式分泌异常可能比糖刺激的第 1 时相胰岛素分泌异常更早出现。④ 胰岛素分泌质的缺陷。胰岛素原与胰岛素的比例增加,胰岛素原的生物活性约为胰岛素的 15%。

目前对造成胰岛 β 细胞缺陷的病因和易感因素、导致 β 细胞损害的启动因素和加重机制仍不明确,其涉及多因素,且可能主要是由基因决定的。在 DM 发病过程中,线粒体功能异常、三羧酸循环碳的提供和消耗异常、蛋白激酶丙二酰辅酶 A、TG/FFA 循环、β 细胞合成和分泌胰岛素的生物学过程的障碍、子宫内或生命早期的内分泌激素改变和营养不良等引起的 β 细胞数量减少都可能是 β 细胞缺陷的先天因素;而糖脂毒性、氧化应激、内质网应激等则可能是 β 细胞缺陷的始动因素;糖脂毒性、氧化应激和内质网应激、胰岛炎症、终末糖基化产物形成、胰岛脂肪和(或)淀粉样物质沉积、β 细胞低分化和(或)过度凋亡等使 β 细胞的结构和功能进一步恶化。

3. 胰岛 α 细胞功能异常和胰高血糖素样多肽-1(GLP-1)分泌缺陷

近年研究发现,与正常糖耐量者比较,T2DM 患者血 GLP-1 浓度降低,尤其是进餐后。但目前尚不清楚这种现象是高血糖的诱发原因还是继发于高血糖。

GLP-1 由肠道 L 细胞分泌,主要生物作用包括刺激 β 细胞葡萄糖介导的胰岛素合成和分泌、抑制胰高血糖素分泌。其他生物学效应包括延缓胃内容物排空,抑制食欲及摄食,促进 β 细胞增殖和减少凋亡,改善血管内皮功能和保护心脏功能等。GLP-1 在体内迅速被二肽基肽酶-4(DPP-4)降解而失去生物活性,其血浆半衰期不足 2 min。已知胰岛 α 细胞分泌胰高血糖素在保持血糖稳态中起重要作用。正常情况下,进餐后血糖升高刺激早时相胰岛素分泌和 GLP-1 分泌,进而抑制 α 细胞分泌胰高血糖素,从而使肝糖输出减少,防止出现餐后高血糖。研究发现,T2DM 患者由于 β 细胞数量明显减少,α/β 细胞比例显著增加;另外 T2DM 患者普遍存在 α 细胞功能紊乱,主要表现为 α 细胞对葡萄糖敏感性下降(也即需要更高的血糖浓度才能实现对胰高血糖素分泌的抑制作用),T2DM 患者负荷后 GLP-1 的释放曲线低于正常个体,从而导致胰高血糖素水平升高,肝糖输出增加。提高内源性 GLP-1 水平或补充外源性 GLP-1 后,可观察到 GLP-1 以葡萄糖依赖方式促进 T2DM 的胰岛素分泌和抑制胰高血糖素分泌,并可恢复 α 细胞对葡萄糖的敏感性。胰岛 α 细胞功能异常和 GLP-1 分泌缺陷可能在 T2DM 发病中也起重要作用。

4. 自然史

T2DM 早期存在胰岛素抵抗而 β 细胞可代偿性增加胰岛素分泌时,血糖可维持正常;当 β 细胞无法分泌足够的胰岛素以代偿胰岛素抵抗时,则会进展为 IGR 和 DM。IGR 和 DM 早期不需胰岛素治疗的阶段较长,部分患者可通过生活方式干预使血糖得到控制,多数患者则须在此基础上使用口服降糖药使血糖获得理想控制;随 β 细胞分泌胰岛素功能进行性下降,患者须应用胰岛素控制高血糖,但不依赖外源性胰岛素维持生命;但随着病情进展,相当一部分患者须用胰岛素控制血糖或维持生命。

五、筛查

半数以上的 T2DM 患者在疾病的早期无明显临床表现,DM 筛查可使这些患者得以早期发现、早期治疗,这有助于提高 DM 及其并发症的防治效率。

筛查对象为 DM 高危人群。成年高危人群包括:① 有 DM 前期史;② 年龄 ≥40 岁;③ BMI ≥ 24 kg/m² 和(或)中心型肥胖(男性腰围 ≥90 cm,女性腰围 ≥85 cm);④ 一级亲属有 DM 史;⑤ 缺乏体力活动者;⑥ 有巨大儿分娩史或有 GDM 病史的女性;⑦ 有多囊卵巢综合征病史的女性;⑧ 有黑棘皮病者;⑨ 有高血压史或正在接受降压治疗者;⑩ 高密度脂蛋白胆固醇 <0.90 mmol/L 和(或)甘油三酯 >2.22 mmol/L 或正在接受调脂药治疗者;⑪ 有动脉粥样硬化性心血管疾病(ASCVD)史;⑫ 有类固醇类药物使用史;⑬ 长期接受抗精神病药物或抗抑郁症药物治疗;⑭ 中国 DM 风险评分总分≥25 分。儿童和青少年高危人群包括:BMI≥相应年龄、性别的第 85 百分位数,且合并以下 3 项危险因素中至少 1 项,即母亲妊娠时有 DM(包括 GDM),一级亲属或二级亲属有 DM 史,存在与胰岛素抵抗相关的临床状态(如黑棘皮病、多囊卵巢综合征、高血压、血脂异常)。

筛查方法为两点法,即空腹血糖 +75 g OGTT 2 h 血糖。筛查结果正常者建议每 3 年筛查一次;筛查结果为 DM 前期者,建议每年筛查一次。

六、诊断

依据静脉血浆葡萄糖而不是毛细血管血糖测定结果诊断 T2DM。若无特殊提示,本章所提到的血糖均为静脉血浆葡萄糖值。诊断见表 5-1-1。

表 5-1-1　T2DM 的诊断标准

诊断标准	静脉血浆葡萄糖或 HbA1c 水平
典型 DM 症状	
加上随机血糖	≥11.1 mmol/L
或加上空腹血糖	≥7.0 mmol/L
或加上 OGTT 2 h 血糖	≥11.1 mmol/L
或加上 HbA1c	≥6.5%
无 DM 典型症状者,须改日复查确认	

注:OGTT 为口服葡萄糖耐量试验;HbA1c 为糖化血红蛋白。典型 DM 症状包括烦渴多饮、多尿、多食、不明原因体重下降;随机血糖指不考虑上次用餐时间,一天中任意时间的血糖,不断用来诊断空腹血糖受损或糖耐量减低;空腹状态指至少 8 h 没有进食。

七、治疗

(一)口服降糖药物

药物治疗多基于纠正导致人类血糖升高的两个主要病理生理改变,即胰岛素抵抗和胰岛素分泌受损。根据作用效果的不同,口服降糖药可分为以促进胰岛素分泌为主要作用的药物和通过其他机制降低血糖的药物,前者主要包括磺脲类、格列奈类、二肽基肽酶Ⅳ抑制剂(DPP-4i),后者主要包括双胍类、噻唑烷二酮类(TZD)、α-糖苷酶抑制剂和钠-葡萄糖共转运蛋白 2 抑制剂(SGLT2i)。

DM 的医学营养治疗和运动治疗是控制 T2DM 高血糖的基本措施。在饮食和运动不能使血糖控制达标时,应及时采用包括口服药治疗在内的药物治疗。T2DM 是一种进展性疾病。在 T2DM 的自然病程中,胰岛 β 细胞功能随着病程的延长而逐渐下降,胰岛素抵抗的程度变化不大。因此,随着 T2DM 病程的进展,对外源性的血糖控制手段的依赖逐渐增大,临床上常需要口服降糖药物或口服药物和注射降糖药[胰岛素、胰高糖素样肽-1(GLP-1)受体激动剂(GLP-1RA)]的联合治疗。

1.二甲双胍

目前临床上使用的双胍类药物主要是盐酸二甲双胍。双胍类药物的主要药理作用是通过减少肝脏葡萄糖的输出和改善外周胰岛素抵抗而降低血糖。许多国家和国际组织制定的 DM 诊治指南中均推荐二甲双胍作为 T2DM 患者控制高血糖的一线用药和药物联合中的基本用药。对临床试验的系统评价结果显示,二甲双胍的降糖疗效(去除安慰剂效应后)为 HbA1c 下降 1.0%~1.5%,并可减轻体重。在我国 T2DM 人群中开展的临床研究显示,二甲双胍的降糖疗效为 HbA1c 下降 0.7%~1.0%。在我国伴冠心病的 T2DM 患者中开展的针对二甲双胍与磺脲类药物对再发心血管事件影响的随机对照试验结果显示,二甲双胍的治疗与主要心血管事件的显著下降相关。单独使用二甲双胍不增加低血糖风险,但二甲双胍与胰岛素或胰岛素促泌剂联合使用时可增加发生低血糖的风险。二甲双胍的主要不良反应为胃肠道反应。从小剂量开始并逐渐加量是减少其不良反应的有效方法。在已经耐受低剂量二甲双胍的患者中继续增加二甲双胍的剂量不增加胃肠道不良反应。二甲双胍与乳酸性酸中毒发生风险间的关系尚不确定。双胍类药物禁用于肾功能不全[血肌酐水平男性 > 132.6 μmol/L (1.5 mg/dL),女性 > 123.8 μmol/L(1.4 mg/dL)或估算的肾小球滤过率(eGFR) < 45 mL/(min·1.73 m²)]、肝功能不全、严重感染、缺氧或接受大手术的患者。正在服用二甲双胍者,eGFR 在 45~59 mL/(min·1.73 m²)之间时不需停用,可以适当减量继续使用。造影检查如使用碘化对比剂时,应暂时停用二甲双胍,在检查完至少 48 h 且复查肾功能无恶化后可继续用药。长期服用二甲双胍可引起维生素 B_{12} 水平下降。长期使用二甲双胍者可每年测定 1 次血清维生素 B_{12} 水平,如缺乏应适当补充维生素 B_{12}。

2. 磺脲类药物

磺脲类药物属于胰岛素促泌剂,主要药理作用是通过刺激胰岛 β 细胞分泌胰岛素,增加体内的胰岛素水平而降低血糖。磺脲类药物可使 HbA1c 降低 1.0%~1.5%(去除安慰剂效应后)。前瞻性、随机分组的临床研究结果显示,磺脲类药物的使用与 DM 微血管病变和大血管病变发生的风险下降相关。目前在我国上市的磺脲类药物主要为格列本脲、格列美脲、格列齐特、格列吡嗪和格列喹酮。磺脲类药物如果使用不当可导致低血糖,特别是在老年患者和肝、肾功能不全者;磺脲类药物还可导致体重增加。有肾功能轻度不全的患者如使用磺脲类药物宜选择格列喹酮。

3. 格列奈类药物

格列奈类药物为非磺脲类胰岛素促泌剂,我国上市的有瑞格列奈、那格列奈和米格列奈。此类药物主要通过刺激胰岛素的早时相分泌而降低餐后血糖,也有一定的降空腹血糖作用,可使 HbA1c 降低 0.5%~1.5%。此类药物须在餐前即刻服用,可单独使用或与其他降糖药联合应用(磺脲类除外)。在我国新诊断的 T2DM 人群中,瑞格列奈与二甲双胍联合治疗较单用瑞格列奈可更显著地降低 HbA1c,但低血糖的风险显著增加。

格列奈类药物的常见不良反应是低血糖和体重增加,但低血糖的风险和程度较磺脲类药物轻。格列奈类药物可以在肾功能不全的患者中使用。

4. TZD

TZD 主要通过增加靶细胞对胰岛素作用的敏感性而降低血糖。目前在我国上市的 TZD 主要有罗格列酮和吡格列酮及其与二甲双胍的复方制剂。在我国 T2DM 患者中开展的临床研究结果显示,TZD 可使 HbA1c 下降 0.7%~1.0%(去除安慰剂效应后)。卒中后胰岛素抵抗干预研究(IRIS)表明,在有胰岛素抵抗伴动脉粥样硬化性心血管疾病(ASCVD)的糖耐量减低(IGT)患者中,与安慰剂相比,吡格列酮能减少卒中和心肌梗死再发生的风险,同时降低新发 DM 的风险。

TZD 单独使用时不增加低血糖风险,但与胰岛素或胰岛素促泌剂联合使用时可增加低血糖风险。

体重增加和水肿是 TZD 的常见不良反应,这些不良反应在与胰岛素联合使用时表现更加明显。TZD 的使用与骨折和心力衰竭风险增加相关。有心力衰竭[纽约心脏学会(NYHA)心功能分级Ⅱ级以上]、活动性肝病或氨基转移酶升高超过正常上限 2.5 倍、严重骨质疏松和骨折病史的患者应禁用本类药物。

5. α-糖苷酶抑制剂

α-糖苷酶抑制剂通过抑制碳水化合物在小肠上部的吸收而降低餐后血糖,适用于以碳水化合物为主要食物成分的餐后血糖升高的患者。推荐患者每日 2~3 次,餐前即刻吞服或与第一口食物一起嚼服。国内上市的 α-糖苷酶抑制剂有阿卡波糖、伏格列波糖和米格列醇。在包括中国人在内的 T2DM 人群中开展的临床研究的系统评价结果显示,α-糖苷酶抑制剂可以使 HbA1c 降低 0.50%,并能使体重下降。

α-糖苷酶抑制剂可与双胍类、磺脲类、TZD 或胰岛素联合使用。在冠心病伴 IGT 的人群中进行的研究显示,阿卡波糖不增加受试者主要复合心血管终点事件风险,但能减少 IGT 向 DM 转变的风险。

α-糖苷酶抑制剂的常见不良反应为胃肠道反应(如腹胀、排气等)。从小剂量开始,逐渐加量是减少不良反应的有效方法。单独服用本类药物通常不会发生低血糖。用 α-糖苷酶抑制剂的患者如果出现低血糖,治疗时须使用葡萄糖或蜂蜜,而食用蔗糖或淀粉类食物纠正低血糖的效果差。

6. DPP-4i

DPP-4i 通过抑制二肽基肽酶Ⅳ(DPP-4)而减少 GLP-1 在体内的失活,使内源性 GLP-1 水平升高。GLP-1 以葡萄糖浓度依赖的方式增加胰岛素分泌,抑制胰高糖素分泌。目前在国内上市的 DPP-4i 为西格列汀、沙格列汀、维格列汀、利格列汀和阿格列汀。多项荟萃分析显示,在不同的治疗方案或不同的人群中,去除安慰剂效应后 5 种 DPP-4i 降低血糖的疗效相似。单独使用 DPP-4i 不增加发生低血糖的风险。DPP-4i 对体重的作用为中性。在心血管安全性方面,沙格列汀、阿格列汀、西格列汀、利格列汀的 CVOT 研究结果均显示,不增加 T2DM 患者 3P 或 4P 主要心血管不良事件(MACE)风险及死亡风险。利格列汀心血管安全性和肾脏微血管结局研究(CARMELINA)显示,利格列汀不增加肾脏复合结局(肾性死亡、进展为终末期肾病或持续 eGFR 下降≥40%)的风险。在有肾功能不全的患者中使用西格列汀、沙格列汀、阿格列汀和维格列汀时,应注意按照药物说明书来减少药物剂量。在有肝、肾功能不全的患者中使用利格列汀不需要调整剂量。

7. SGLT2i

SGLT2i 是一类近年受到高度重视的新型口服降糖药物,可抑制肾脏对葡萄糖的重吸收,降低肾糖阈,从而促进尿糖的排出。目前在我国上市的 SGLT2i 有达格列净、恩格列净、卡格列净和艾托格列净。

SGLT2i 单药治疗能降低 HbA1c 0.5%~1.2%,在二甲双胍基础上联合治疗可降低 HbA1c 0.4%~0.8%。SGLT2i 还有一定的减轻体重和降压作用。SGLT2i 可使体重下降 0.6~3.0 kg。SGLT2i 可单用或联合其他降糖药物治疗成人 T2DM,目前在 T1DM、青少年及儿童中无适应证。SGLT2i 单药治疗不增加低血糖风险,但与胰岛素或胰岛素促泌剂联用时则增加低血糖风险。因此,SGLT2i 与胰岛素或胰岛素促泌剂联用时应下调胰岛素或胰岛素促泌剂的剂量。SGLT2i 在轻、中度肝功能受损(Child-Pugh A、B 级)患者中使用无须调整剂量,在重度肝功能受损(Child-Phgh C 级)患者中不推荐使用。SGLT2i 不用于 eGFR < 30 mL/(min·1.73 m²)的患者。

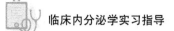

SGLT2i 的常见不良反应为泌尿系统和生殖系统感染及与血容量不足相关的不良反应,罕见不良反应包括 DKA。DKA 可发生在血糖轻度升高或正常时,多存在 DKA 诱发因素或属于 DKA 高危人群。如怀疑 DKA,应停止使用 SGLT2i,并对患者进行评估,立即进行治疗。此外,用药过程中还应警惕急性肾损伤。

SGLT2i 在一系列大型心血管结局及肾脏结局的研究中显示了心血管及肾脏获益。

（二）胰岛素

胰岛素治疗是控制高血糖的重要手段。T1DM 患者须依赖胰岛素维持生命,也必须使用胰岛素控制高血糖,并降低 DM 并发症的发生风险。T2DM 虽不需要胰岛素来维持生命,但当口服降糖药效果不佳或存在口服药使用禁忌时,仍需使用胰岛素,以控制高血糖,并减少 DM 并发症的发生风险。在某些时候,尤其是病程较长时,胰岛素治疗可能是最主要的,甚至是必需的控制血糖措施。

医务人员和患者必须认识到,与口服药相比,胰岛素治疗涉及更多环节,如药物选择、治疗方案、注射装置、注射技术、自我血糖监测（SMBG）、持续葡萄糖监测（CGM）、根据血糖监测结果所采取的行动等。与口服药治疗相比,胰岛素治疗需要医务人员与患者间更多的合作,并且需要患者本人及其照顾者掌握更多的自我管理技能。开始胰岛素治疗后,患者应坚持饮食控制和运动,并鼓励和指导患者进行 SMBG,并掌握根据血糖监测结果来调节胰岛素剂量的技能,以控制高血糖并预防低血糖的发生。开始胰岛素治疗的患者均应接受有针对性的教育以掌握胰岛素治疗相关的自我管理技能,了解低血糖发生的危险因素、症状以及掌握自救措施。

根据来源和化学结构的不同,胰岛素可分为动物胰岛素、人胰岛素和胰岛素类似物。根据作用特点的差异,胰岛素又可分为超短效胰岛素类似物、常规（短效）胰岛素、中效胰岛素、长效胰岛素、长效胰岛素类似物、预混胰岛素、预混胰岛素类似物以及双胰岛素类似物。胰岛素类似物与人胰岛素相比控制血糖的效能相似,但在模拟生理性胰岛素分泌和减少低血糖发生风险方面优于人胰岛素。

1. 起始胰岛素治疗的时机

① T1DM 患者在起病时就需要胰岛素治疗,且须终身胰岛素替代治疗。② 新诊断 T2DM 患者如有明显的高血糖症状、酮症或 DKA,首选胰岛素治疗。待血糖得到良好控制和症状得到显著改善后,再根据病情确定后续的治疗方案。③ 新诊断 DM 患者分型困难,与 T1DM 难以鉴别时,可首选胰岛素治疗。待血糖得到良好控制、症状得到显著改善、确定分型后再根据分型和具体病情制订后续的治疗方案。④ T2DM 患者在生活方式和口服降糖药治疗的基础上,若血糖仍未达到控制目标,即可开始口服降糖药和胰岛素的联合治疗。通常经足量口服降糖药物治疗 3 个月后 HbA1c 仍 ≥7.0% 时,可考虑启动胰岛素治疗。⑤ 在 DM 病程中（包括新诊断的 T2DM）,出现无明显诱因的体重显著下降时,应该尽早使用胰岛素治疗。

2. 起始胰岛素治疗时胰岛素制剂的选择

根据患者具体情况,可选用基础胰岛素、预混胰岛素或双胰岛素类似物起始胰岛素治疗。

（1）基础胰岛素:包括中效胰岛素和长效胰岛素类似物。当仅使用基础胰岛素治疗时,保留原有各种口服降糖药物,不必停用胰岛素促泌剂。

基础胰岛素的使用方法:继续口服降糖药治疗,联合中效胰岛素或长效胰岛素类似物睡前注射。起始剂量为 $0.1 \sim 0.2$ U/（kg·d）。HbA1c >8.0% 者,可考虑 $0.2 \sim 0.3$ U/（kg·d）起始;BMI ≥25 kg/m^2 者,可考虑 0.3 U/（kg·d）起始。根据患者空腹血糖水平调整胰岛素用量,通常每 $3 \sim 5$ d 调整 1 次,根据血糖水平每次调整 1~4 U 直至空腹血糖达标。基础胰岛素的最大剂量可为 0.5~0.6 U/(kg·d)。

如 3 个月后空腹血糖控制理想但 HbA1c 不达标,或每天基础胰岛素用量已经达到最大剂量血糖仍未达标,应考虑调整胰岛素的治疗方案。

(2) 预混胰岛素:包括预混人胰岛素和预混胰岛素类似物。根据患者的血糖水平,可选择每日 1~2 次的注射方案。当 HbA1c 比较高时,使用每日 2 次的注射方案。① 每日 1 次预混胰岛素:起始的胰岛素剂量一般为 0.2 U/(kg·d),晚餐前注射。根据患者空腹血糖水平调整胰岛素用量,通常每 3~5 d 调整 1 次,根据血糖水平每次调整 1~4 U 直至空腹血糖达标。② 每日 2 次预混胰岛素:起始的胰岛素剂量一般为 0.2~0.4 U/(kg·d),按 1:1 的比例分配到早餐前和晚餐前。根据空腹血糖和晚餐前血糖分别调整晚餐前和早餐前的胰岛素用量,每 3~5 d 调整 1 次,根据血糖水平每次调整的剂量为 1~4 U,直到血糖达标。③ T1DM 在蜜月期阶段,可短期使用预混胰岛素每日 2~3 次注射。预混胰岛素不宜用于 T1DM 的长期血糖控制。

(3) 双胰岛素类似物:目前上市的双胰岛素类似物只有德谷门冬双胰岛素,该药一般从 0.1~0.2 U/(kg·d) 开始,于主餐前注射,根据空腹血糖水平调整剂量直至达标。肥胖或 HbA1c >8.0% 的患者,可选择更高剂量起始。德谷门冬双胰岛素每日治疗 1 次,剂量达到 0.5 U/(kg·d) 或 30~40 U 餐后血糖仍控制不佳,或患者每日有两次主餐时,可考虑改为每日注射 2 次。

3. 胰岛素的多次皮下注射和持续皮下胰岛素输注(CSII)

(1) 多次皮下注射胰岛素:在胰岛素起始治疗的基础上,经过充分的剂量调整,如患者的血糖水平仍未达标或出现反复的低血糖,须进一步优化治疗方案。可以采用餐时 + 基础胰岛素(2~4 次/d)或每日 2~3 次预混胰岛素类似物进行胰岛素强化治疗。① 餐时 + 基础胰岛素。根据中餐前、晚餐前和睡前血糖水平分别调整三餐前的胰岛素用量,根据空腹血糖水平调整睡前基础胰岛素用量,每 3~5 d 调整 1 次,根据血糖水平每次调整的剂量为 1~4 U,直至血糖达标。开始使用餐时 + 基础胰岛素方案时,可在基础胰岛素的基础上采用仅在一餐前(如主餐)加用餐时胰岛素的方案。之后根据血糖的控制情况决定是否在其他餐前加用餐时胰岛素。② 每日 2~3 次预混胰岛素(预混人胰岛素每日 2 次,预混胰岛素类似物每日 2~3 次)。根据睡前和三餐前血糖水平进行胰岛素剂量调整,每 3~5 d 调整 1 次,直到血糖达标。研究显示,在 T2DM 患者采用餐时 + 基础胰岛素(4 次/d)或每日 3 次预混胰岛素类似物进行治疗时,二者在 HbA1c 降幅、低血糖发生率、胰岛素总剂量和对体重的影响方面无明显差别。

(2) CSII:使用 CSII 前,首先要根据患者的具体情况确定每日的胰岛素总量。对此前未接受过胰岛素治疗的 T2DM 患者,初始剂量通常根据以下公式计算,每日总量(U) = 体重(kg) × (0.2~0.4 U/kg);已接受胰岛素治疗的 T2DM 患者,每日总量 = 用泵前每日胰岛素用量 × 80%,可以根据病情酌情增减。一般而言,基础输注量占全天胰岛素总量的 40%~60%,可以按需将 24 h 分为若干个时间段,分别设置不同的输注速率。餐前大剂量通常按照 1/3、1/3、1/3 分配。带泵初期应严密监测血糖,根据血糖变化调节胰岛素泵的设置,包括基础输注量和各个时间段的输注率以及餐前大剂量。

4. 短期胰岛素强化治疗

T1DM 患者一般需要多次皮下注射胰岛素或 CSII,即需要长期的胰岛素强化治疗。对于 HbA1c ≥9.0% 或空腹血糖 ≥11.1 mmol/L 伴明显高血糖症状的新诊断 T2DM 患者,可实施短期胰岛素强化治疗,治疗时间在 2 周至 3 个月为宜,治疗目标为空腹血糖 4.4~7.0 mmol/L,非空腹血糖 <10.0 mmol/L,

可暂时不以 HbA1c 达标作为治疗目标。

短期胰岛素强化治疗方案可以采用多次皮下注射胰岛素、每日 2~3 次预混胰岛素或 CSII。如果采用的是多次皮下注射胰岛素方案,血糖监测方案须每周至少 3 d,每日 3~4 个时间点。根据中餐前、晚餐前和睡前血糖水平分别调整早、中、晚餐前的胰岛素用量,根据空腹血糖水平调整睡前基础胰岛素用量,每 3~5 d 调整 1 次,每次调整的胰岛素剂量为 1~4 U,直到血糖达标。如果采用的是每日 2~3 次预混胰岛素,血糖监测方案须每周至少 3 d,每天 3~4 个时间点。根据睡前和餐前血糖水平进行胰岛素剂量调整,每 3~5 d 调整 1 次,根据血糖水平每次调整的剂量为 1~4 U,直到血糖达标。如果采用的是 CSII,血糖监测方案须每周至少 3 d,每天 5~7 个时间点。根据血糖水平调整剂量直至血糖达标。胰岛素强化治疗时应同时对患者进行医学营养及运动治疗,并加强对 DM 患者的教育。

对于短期胰岛素强化治疗未能诱导缓解的患者,是继续使用胰岛素治疗还是改用其他药物治疗,应由 DM 专科医师根据患者的具体情况来确定。对治疗达标且临床缓解者,可以考虑定期(如 3 个月)随访监测;当血糖再次升高,即空腹血糖 ≥7.0 mmol/L 或餐后 2 h 血糖 ≥10.0 mmol/L 的患者重新起始药物治疗。

(三) 胰高糖素样肽-1 受体激动剂(GLP-1RA)

GLP-1RA 通过激活 GLP-1 受体以葡萄糖浓度依赖的方式刺激胰岛素分泌和抑制胰高糖素分泌,同时增加肌肉和脂肪组织葡萄糖摄取,抑制肝脏葡萄糖的生成而发挥降糖作用,并可抑制胃排空,抑制食欲。GLP-1 受体广泛分布于胰岛细胞、胃肠道、肺、脑、肾脏、下丘脑、心血管系统、肝脏、脂肪细胞和骨骼肌等。

我国上市的 GLP-1RA 依据药代动力学分为短效的贝那鲁肽、艾塞那肽、利司那肽和长效的利拉鲁肽、艾塞那肽周制剂、度拉糖肽和洛塞那肽。根据其分子结构的特点 GLP-1RA 可分为两类:与人 GLP-1 氨基酸序列同源性较低,基于美洲蜥蜴唾液多肽 Exendin-4 结构合成的如艾塞那肽、利司那肽和洛塞那肽;与人 GLP-1 氨基酸序列同源性较高,基于人 GLP-1 结构,通过少数氨基酸残基替换、加工修饰得到的,如利拉鲁肽、贝那鲁肽、度拉糖肽等(贝那鲁肽为天然人 GLP-1)。

GLP-1RA 可有效降低血糖,能部分恢复胰岛 β 细胞功能,降低体重,改善血脂谱及降低血压。GLP-1RA 可单独使用或与其他降糖药物联合使用。GLP-1RA 联合胰岛素治疗能减少胰岛素剂量。包括全球 56 004 例患者的 7 项大型临床研究荟萃分析显示,GLP-1RA 降低 3P-MACE(心血管死亡或非致死性心肌梗死或非致死性卒中复合事件)12%,降低心血管死亡风险 12%,减少致死性和非致死性卒中 16%,减少致死性或非致死性心肌梗死 9%,降低全因死亡风险 12%,减少因心力衰竭住院 9%,减少肾脏复合终点(新发大量蛋白尿、肾小球滤过率下降 30%、进展至终末期肾病或肾脏疾病导致死亡)17%,且未观察到严重低血糖、胰腺癌及胰腺炎风险增加。因此,GLP-1RA 适合伴 ASCVD 或高危心血管疾病风险的 T2DM 患者,并且低血糖风险较小。

GLP-1RA 的主要不良反应为轻至中度的胃肠道反应,包括腹泻、恶心、腹胀、呕吐等。这些不良反应多见于治疗初期,随着使用时间延长,不良反应逐渐减轻。一些在中国尚未上市的 GLP-1RA 也显示了良好的降糖疗效和心血管获益,如司美格鲁肽、阿比鲁肽等。

GLP-1RA 与基础胰岛素的复方制剂如甘精胰岛素利司那肽复方制剂、德谷胰岛素利拉鲁肽注射液在胰岛素使用剂量相同或更低的情况下,降糖效果优于基础胰岛素,并且能减少低血糖风险,避免胰岛素治疗带来的体重增加等不良反应。

（四）T2DM 的综合管理

1. T2DM 的综合控制目标

T2DM 患者常合并代谢综合征的一个或多个组分,如高血压、血脂异常、肥胖等,使 T2DM 并发症的发生风险、进展速度及危害显著增加。因此,科学、合理的 T2DM 治疗策略应该是综合性的,包括血糖、血压、血脂和体重的控制,并在有适应证时给予抗血小板治疗。血糖、血压、血脂和体重的控制应以改善生活方式为基础,并根据患者的具体情况给予合理的药物治疗。

血糖的控制在 DM 代谢管理中具有重要的意义。HbA1c 是反映血糖控制状况的最主要指标。制订 HbA1c 控制目标应兼顾大血管、微血管获益与发生不良反应(低血糖、体重增加等)风险之间的平衡。HbA1c 水平的降低与 DM 患者微血管并发症的减少密切相关,HbA1c 从 10% 降至 9% 对降低并发症发生风险的影响要大于其从 7% 降至 6%。英国前瞻性糖尿病研究(UKPDS)研究结果显示,HbA1c 每下降 1% 可使所有 DM 相关终点风险和 DM 相关死亡风险降低 21%,心肌梗死风险降低 14%,微血管并发症风险降低 37%。UKPDS 后续随访研究结果显示,强化降糖组在强化降糖治疗结束后 10 年其心肌梗死风险仍较常规治疗组降低 15%,全因死亡风险降低 13%,表明早期良好的血糖控制可带来远期获益。推荐大多数非妊娠成年 T2DM 患者 HbA1c 的控制目标为 <7%。

HbA1c 控制目标应遵循个体化原则,即根据患者的年龄、病程、健康状况、药物不良反应风险等因素实施分层管理,并对血糖控制的风险/获益比、成本/效益比等方面进行科学评估,以期达到最合理的平衡。年龄较轻、病程较短、预期寿命较长、无并发症、未合并心血管疾病的 T2DM 患者在无低血糖或其他不良反应的情况下可采取更严格的 HbA1c 控制目标(如 <6.5%,甚至尽量接近正常)。年龄较大、病程较长、有严重低血糖史、预期寿命较短、有显著的微血管或大血管并发症或严重合并症的患者可采取相对宽松的 HbA1c 目标。经单纯生活方式干预或使用不增加低血糖风险的降糖药物治疗后达到 HbA1c≤6.5% 且未出现药物不良反应的非老年患者无须减弱降糖治疗强度。随着病程进展,患者可能会出现各种慢性并发症,预期寿命降低,血糖更难以控制,治疗的风险和负担也会增加。因此,应随患者的病程进展和病情变化情况及时调整 HbA1c 目标,以维持风险与获益的平衡。

HbA1c 虽然是反映血糖控制状况的"金标准",但也存在不足,如不能反映即刻血糖水平,也不能反映血糖的波动情况。自我血糖监测(SMBG)和持续葡萄糖监测(CGM)可以很好地弥补 HbA1c 的上述不足。推荐一般成人 T2DM 患者 SMBG 的空腹血糖控制目标为 4.4~7.0 mmol/L,非空腹血糖目标为 <10.0 mmol/L。空腹血糖和非空腹血糖目标也应个体化,老年患者、低血糖高风险患者、预期寿命较短、有严重并发症或合并症的患者可适当放宽。CGM 可提供丰富的血糖信息,据此可计算出葡萄糖在目标范围时间(TIR)、葡萄糖高于目标范围时间(TAR)、葡萄糖低于目标范围时间(TBR)及很多反映血糖波动的参数,对优化血糖管理具有重要意义。

血压、血脂和体重管理亦应遵循个体化原则,即根据患者的年龄、病程、预期寿命、并发症或合并症严重程度等进行综合考虑。HbA1c 未能达标不应视为治疗失败,控制指标的任何改善对患者都可能有益。

2. T2DM 高血糖控制的策略和治疗路径

控制高血糖的策略是综合性的,包括生活方式管理、血糖监测、DM 教育和应用降糖药物等措施。医学营养治疗和运动治疗是生活方式管理的核心,是控制高血糖的基础治疗措施,应贯穿于 DM 管理的始终。二甲双胍是目前最常用的降糖药,具有良好的降糖作用、多种降糖作用之外的潜在益处、优越的费效比、良好的药物可及性、临床用药经验丰富等优点,且不增加低血糖风险。虽然二甲双胍缺乏安慰剂对照的心血管结局试验（CVOT），但许多研究结果显示二甲双胍具有心血管获益，而且目前已发表的显示钠-葡萄糖共转运蛋白2抑制剂（SGLT2i）和胰高糖素样肽-1受体激动剂（GLP-1RA）具有心血管和肾脏获益的 CVOT 研究都是在以二甲双胍作为背景治疗的基础上取得的。因此，推荐生活方式管理和二甲双胍作为 T2DM 患者高血糖的一线治疗。若无禁忌证，二甲双胍应一直保留在 DM 的治疗方案中。有二甲双胍禁忌证或不耐受二甲双胍的患者可根据情况选择胰岛素促泌剂、α-糖苷酶抑制剂、TZD、DPP-4i、SGLT2i 或 GLP-1RA。

T2DM 是一种进展性疾病，随着病程的进展，血糖有逐渐升高的趋势，控制高血糖的治疗强度也应随之加强。如单独使用二甲双胍治疗而血糖未达标，则应进行二联治疗。二联治疗的药物可根据患者病情特点选择。如果患者低血糖风险较高或发生低血糖的危害大（如独居老人、驾驶者等）则尽量选择不增加低血糖风险的药物，如 α-糖苷酶抑制剂、TZD、DPP-4i、SGLT2i 或 GLP-1RA。如患者需要降低体重则选择有体重降低作用的药物，如 SGLT2i 或 GLP-1RA。如患者 HbA1c 距离目标值较大则选择降糖作用较强的药物，如胰岛素促泌剂或胰岛素。部分患者在诊断时 HbA1c 较高，可起始二联治疗。在新诊断 T2DM 患者中进行的维格列汀联合二甲双胍用于 T2DM 早期治疗的有效性（VERIFY）研究结果显示，DPP-4i 与二甲双胍的早期联合治疗相比二甲双胍单药起始的阶梯治疗，血糖控制更持久，并显著降低了治疗失败的风险，提示早期联合治疗的优势。

二联治疗 3 个月不达标的患者，应启动三联治疗，即在二联治疗的基础上加用一种不同机制的降糖药物。如三联治疗血糖仍不达标，则应将治疗方案调整为多次胰岛素治疗（基础胰岛素加餐时胰岛素或每日多次预混胰岛素）。采用多次胰岛素治疗时应停用胰岛素促分泌剂。一些患者在单药或二联治疗时甚至在诊断时即存在显著的高血糖症状乃至酮症，可直接给予短期强化胰岛素治疗，包括基础胰岛素加餐时胰岛素、每日多次预混胰岛素或胰岛素泵治疗。

并发症和合并症是 T2DM 患者选择降糖药的重要依据。基于 GLP-1RA 和 SGLT2i 的 CVOT 研究证据，推荐合并动脉粥样硬化性心血管疾病（ASCVD）或心血管风险高危的 T2DM 患者，不论其 HbA1c 是否达标，只要没有禁忌证都应在二甲双胍的基础上加用具有 ASCVD 获益证据的 GLP-1RA 或 SGLT2i。合并慢性肾脏病（CKD）或心力衰竭的 T2DM 患者，不论其 HbA1c 是否达标，只要没有禁忌证都应在二甲双胍的基础上加用 SGLT2i。合并 CKD 的 T2DM 患者，如不能使用 SGLT2i，可考虑选用 GLP-1RA。如果患者在联合 GLP-1RA 或 SGLT2i 治疗后 3 个月仍然不能达标，可启动包括胰岛素在内的三联治疗。合并 CKD 的 DM 患者易出现低血糖，合并 ASCVD 或心力衰竭的患者低血糖危害性大，应加强血糖监测。如有低血糖，应立即处理。

HbA1c 联合 SMBG 和 CGM 是优化血糖管理的基础。如果 HbA1c 已达标，但 SMBG 和 CGM 的结果显示有低血糖或血糖波动很大，亦需要调整治疗方案。在调整降糖治疗方案时应加强 SMBG、CGM 及低血糖知识的宣教，尤其是对低血糖风险大及低血糖危害大的患者。

【思考问题】

（1）糖尿病的发病机制是什么？1 型和 2 型糖尿病有何区别？

（2）糖尿病的临床表现有哪些？这些症状是如何产生的？

（3）如何诊断糖尿病？糖尿病的诊断标准是什么？

（4）糖尿病的常用治疗方法及其治疗目标是什么？如何进行血糖监测？

（5）糖尿病的常见并发症有哪些？并发症的预防和处理策略是什么？

第二节　低血糖症

【实习目的】

（1）理解低血糖症的定义和发病机制。

（2）掌握低血糖症的临床表现和严重程度分类。

（3）学习低血糖症的处理原则和方法。

（4）学习低血糖症的预防手段，包括合理调整饮食、避免过度运动、定期监测血糖等。

【实习准备】

带教老师准备：

（1）收集和整理有关低血糖症的相关教材和学习资料，包括低血糖症的定义、临床表现、诊断、处理、病因以及预防等。

（2）准备一些低血糖症的临床病例供学生参考和研究，以帮助他们更好地理解低血糖症的临床现象和治疗手段。

（3）设计教学策略，比如讲座、小组讨论、角色扮演、实地教学等，使课堂更富有互动性。

（4）设置一些测试和评估环节，评估学生对知识的理解程度和掌握情况。

学生准备：

（1）预习低血糖症的基本概念、病因、症状、诊断和治疗方法等。

（2）在预习过程中，整理出自己的疑惑，准备在课堂中向教师提问。

（3）准备一些自己的想法和看法，和班上的同学进行讨论。

（4）针对教师提供的临床案例，进行预先分析和研究，提出自己的诊断和治疗建议。

【实习内容】

一、疾病的认识

低血糖症是一组由多种原因引起的血糖浓度过低所致的临床综合征，临床上主要呈交感神经受刺激及中枢神经系统受低血糖影响的多种表现。一般以血浆葡萄糖浓度低于 2.8 mmol/L（50 mg/dL）作为低血糖症的诊断标准。

二、病因与机制

低血糖症的病因推测也各种各样，最早报道的有胰岛细胞瘤、肝脏肿瘤引起的低血糖症、糖尿病引起的低血糖症以及家族性低血糖症等。

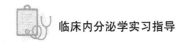

三、临床表现

当血糖下降至 2.8～3.0 mmol/L 时,胰岛素分泌受到抑制,升糖激素(胰升糖素、肾上腺素、生长激素及糖皮质激素)分泌增加,交感神经兴奋,表现为出汗、颤抖、心悸、紧张、焦虑、饥饿、流涎、软弱无力、面色苍白、心率加快、四肢冰凉、收缩压轻度升高等。随着血糖的进一步下降,大脑皮质功能首先受到抑制,继而皮质下中枢、基底节、下丘脑、中脑、延髓相继受影响。当大脑皮质受抑制时,可出现意识蒙眬、定向力和识别力丧失、嗜睡、震颤、肌张力下降、精神失常、言语不清。当皮质下中枢受抑制时,出现意识不清、躁动不安、痛觉过敏,兼有阵挛性及舞蹈样动作,或幼稚动作(吸吮、鬼脸),心动过速、瞳孔散大,甚至强制性痉挛、锥体束阳性。当延髓受抑制时,进入严重昏迷阶段,去大脑僵直,各种反射消失,呼吸变浅。若低血糖得到及时纠正,按上述顺序逆向恢复。由于葡萄糖是大脑的主要能量来源,且脑细胞储存葡萄糖的能力有限,仅能维持数分钟脑部活动对能量的需求,并且还不能利用循环中的游离脂肪酸作为能量来源,故而脑细胞所需要的能量几乎全部来自于血糖。虽然在缺糖时脑组织还可利用酮体,但酮体的形成需要时间,因此当急性低血糖症发作时脑组织不能依靠利用酮体作为保护措施,若低血糖持续得不到纠正,就会出现上述低血糖神经症状,严重时甚至死亡。

低血糖症状的严重程度取决于以下几种情况:① 血糖下降的程度;② 低血糖发生的速度和持续时间;③ 机体对低血糖的反应性;④ 个体的年龄及基础情况。糖尿病患者由于血糖的快速下降,即使血糖高于 2.8 mmol/L,也可出现明显的交感神经兴奋症状,称为"低血糖反应"。部分患者虽然低血糖但无明显症状,往往不易被察觉,极易进展成严重低血糖症,陷于昏迷或惊厥称为"未察觉的低血糖症"。这种情况下患者对低血糖的感觉能力降低或者缺失,甚至直至意识障碍、昏迷才知道发生低血糖症,这就使患者失去早期纠正低血糖的机会,使脑组织受到重创,这种情况若反复发作,脑组织受到损伤,患者可表现出思维障碍、智力下降、痴呆,严重者甚至发展为脑死亡。

低血糖症不是一种独立的疾病,而是由多种原因引起的血糖浓度过低,是一种病理状态而不是一种疾病,故而确诊低血糖症后必须明确低血糖的病因。

四、临床分类与分级

(一)分类

低血糖症根据其临床表现可分为空腹低血糖及餐后低血糖;根据病理生理可分为葡萄糖生成底物可用性障碍、糖生成障碍和糖利用增多三类;根据病因可分为药物性低血糖、胰源性低血糖、肝源性低血糖、肿瘤相关性低血糖、自身免疫性低血糖及酒精性低血糖、其他原因所致的低血糖。此外除了成人低血糖症外还有新生儿低血糖症。

(二)分级

(1)1 级低血糖:血糖 <3.9 mmol/L 且≥3.0 mmol/L。

(2)2 级低血糖:血糖 <3.0 mmol/L。

(3)3 级低血糖:需要他人帮助治疗的严重事件,伴有意识和(或)躯体改变,但没有特定血糖界限。

五、诊断与鉴别诊断

根据典型的 Whipple 三联征可确定低血糖:① 低血糖症状;② 发作时血糖低于 2.8 mmol/L;③ 供

糖后低血糖症状迅速缓解。少数空腹血糖降低不明显或处于非发作期的患者,应多次检测有无空腹血糖或者吸收后低血糖,必要时采用48~72 h饥饿实验。

血糖的检测有血清、血浆及全血的检测。全血血糖含量受血细胞比容及较多非糖物质的影响,测值较血浆血糖低10%~15%,临床上多采用血浆血糖测定。毛细血管血糖采用全血,由于组织对糖的利用和血细胞比容的不同影响,静脉血糖低于毛细血管血糖。而血凝后的血清由于放置时间过长血糖分解,故多不采用血清血糖。

血浆胰岛素水平检测对低血糖的诊断及鉴别诊断很重要,但高胰岛素水平仅在同时伴有低血糖发作时才具有意义。血糖<2.8 mmol/L时相应的胰岛素浓度>36 pmol/L(放射免疫法)或者胰岛素浓度>18 pmol/L(ICMA法),提示低血糖为胰岛素分泌过多所致。临床上常用胰岛素释放指数作为低血糖症鉴别诊断的依据。胰岛素释放指数是指血浆胰岛素(mU/L)与同一血标本测定的血糖值(mg/dL)之比。正常人该比值<0.3,多数胰岛素瘤患者>0.4,甚至1.0以上,血糖不低时,此值>0.3无临床意义。

正常人血浆胰岛素原占总胰岛素测值的比例为15%,胰岛素瘤及某些胰岛素分泌亢进的患者,因胰岛素原来不及分解为胰岛素即释放入血,故胰岛素原所占比例增高。胰岛素瘤患者血浆胰岛素原与总胰岛素比值应>20%,可达到30%~90%。

C肽为胰岛素中A-B链的链接肽,从β细胞释放到血液循环中且与胰岛素等分子量。由于C肽不被肝脏破坏,半衰期较胰岛素明显长,故测定血液循环中C肽水平更能反映β细胞合成与释放胰岛素的功能。血清高C肽水平虽然有利于诊断胰岛素瘤或增生,但需要除外反应性低血糖时由于β细胞受刺激而分泌过多。测定C肽还有利于鉴别由外源性胰岛素注射而引起的低血糖,此时往往C肽水平低下、正常或者并不上升,但胰岛素水平可较高。

72 h饥饿实验是诊断低血糖症最经典的实验。其操作程序如下。

(1)最后一次摄入糖类后,作为禁食试验的开始,停用所有非必需的药物;

(2)可饮无热卡、无咖啡因的饮料;

(3)要求患者除睡眠外必须正常活动;

(4)试验过程中每6 h采血1次,测定血糖、胰岛素、C肽,当血糖≤60 mg/dL(3.3 mmol/L),应每1~2 h采血一次测定以上指标;

(5)当患者出现低血糖的症状和体征,血糖≤45 mg/dL(2.5 mmol/L),即应终止试验,若以往已证实有典型的Whipple三联征的患者,血糖≤55 mg/dL,即可终止试验;

(6)在终止试验时,采血测定血糖、胰岛素、C肽、胰岛素原、β-羟丁酸和磺酰脲类药物,然后静脉注射胰高血糖素1 mg,并测血糖每10 min一次,共3次,然后让患者进食;

(7)某些患者在终止试验时,须采血测定血皮质醇、生长激素及胰高血糖素。

美国内分泌学会成人低血糖症的临床指南中提出,对于原因不明的低血糖患者,一开始要根据病史、体检及实验室检查结果进行考虑,排查有无因药物、严重疾病、激素缺乏和非胰岛细胞肿瘤引起的低血糖。检测患者血糖、胰岛素、C肽、胰岛素原、β-羟丁酸,进行72 h饥饿试验,且可观察血糖对于静脉注射1.0 mg的胰高血糖素的反应,这些步骤有助于区分由内源性或者外源性胰岛素所致的低血糖,以及其他机制引起的低血糖。如果患者出现低血糖症状体征,血糖较低且同时胰岛素、C肽、胰岛素原均升高,则支持内源性高胰岛素血症所致低血糖。静脉注射1.0 mg的胰高血糖素后若β-羟丁酸≥2.7 mmol/L,血糖至少增加25 mg/dL,可说明低血糖是由胰岛素或者IGF引起的。若证实患者为内源性高胰岛素血症所致低血糖,则在除外服用促胰岛素分泌药物的情况下检测胰岛素自身抗体,若抗体阳性,则考虑为自身免疫性低血糖症,若抗体阴性,则应考虑胰岛素瘤,必要时行定位检查及诊断,但除胰岛素瘤外,还应考虑弥漫性胰岛细胞增生、异位胰岛素分泌等。此外,若无其他临床线索,应考虑行肾上腺皮质功能试验,排除肾上腺皮质功能不全等内分泌系统疾病。

低血糖症由于其临床表现的不典型性,及其神经系统症状,常被误诊为精神病、癫痫或者其他脑血管疾病。因此当临床上遇到此类症状的患者,应详细地询问病史,并完善血糖测定,这可极大限度地避免误诊。

此外,低血糖症也应与颈椎病引起的交感神经兴奋症状进行鉴别,颈椎病引起的交感神经兴奋多与颈部活动有关,与饮食无关,且可自行缓解,没有典型的Whipple三联征。

六、治疗

反复发作且持续时间长的低血糖,可对患者造成严重甚至不可修复的脑损伤,故应及早识别、及早治疗。

低血糖急症的治疗:药物引起者立即停用所有降糖药物,可进食者应口服葡萄糖水,不能进食者应静脉注射50%葡萄糖40~100 mL,若症状无缓解,可反复注射50%葡萄糖,并持续静脉点滴10%的葡萄糖,即便患者清醒后也应持续静脉点滴葡萄糖使其血糖维持在较高的水平,必要时可行胰高血糖素0.5~1.0 mg肌肉或者静脉注射,胰高血糖素作用迅速但持续时间短,故而使用后应继续静脉给予葡萄糖。若患者血糖上升后仍神志不清可考虑静脉输注氢化可的松以利于恢复。此外由于长时间的低血糖可造成脑水肿,故可予20%的甘露醇静脉滴注。

明确低血糖症的病因后应根据病因进行治疗,如药物性低血糖症应停药,胰岛素瘤或者其他引起低血糖的肿瘤则应外科手术治疗,内分泌疾病或者其他肝源性、肾源性疾病引起的低血糖症则应治疗原发病。

常见的低血糖症治疗如下。

1. 药源性低血糖症

药源性低血糖症并不罕见,尤其易发生在使用胰岛素制剂、磺脲类药物及非磺脲类促胰岛素分泌剂的患者中。上述药物引起低血糖主要见于药物用量过大、用法不当、摄食不足及运动量过大等,尤其老年患者或者合并肝肾功能不全的患者,由于代谢功能较差,药物在体内蓄积,极易引起低血糖,合并自主神经病变的糖尿病患者,可发生未察觉的低血糖。故而对糖尿病患者一定要加强糖尿病教育,定期检测血糖、HbA1c、尿常规及肝肾功能,当有进食减少、运动量增加、腹泻、呕吐等情况时应减少降糖药物剂量或者适当调整饮食,当有肝肾功能不全等情况发生时应依据病情调整降糖药物剂量,避免低血糖的发生,同时应加强宣教,避免使用成分不详的纯中药制剂。此外还应注意多种药物联用时的相互作用,许多药物如水杨酸类、对乙酰氨基酚、磺胺甲噁唑、三环类抗抑郁药、ACEI等可增强降糖作用,有诱发低血糖的危险。

2. 胰岛素瘤

胰岛素瘤又称胰岛β细胞瘤,是胰源性低血糖症中最常见的原因,其发病率相对较低,临床表现多种多样,典型症状为Whipple三联征,即反复发生的空腹低血糖症状、发作时血糖<2.8 mmol/L、进

食或者补充葡萄糖后症状迅速缓解。其诊断关键为定位诊断,可通过经腹超声(US)、计算机体层摄影术(CT)、磁共振成像(MRI),除此之外还有生长抑素受体闪烁扫描术(SRS),数字减影血管造影(DSA)、经动脉钙剂刺激肝静脉取血测胰岛素(ASVS)、经皮经肝门静脉分段采血测胰岛素(PTPC)以及内镜超声(EUS)等方法进行术前定位诊断,而术中定位诊断则有术中触诊、术中超声(IOUS),以及经脾门静脉穿刺置管分段取血快速胰岛素测定(PVS)。针对胰岛素瘤的治疗目前仍以手术治疗为主。手术方式的选择应根据肿瘤的性质、大小、部位、数目等因素来选择。最理想的原则是以最小的创伤完全切除病灶,且尽可能地保留胰腺的内外分泌功能。

3. 肝源性低血糖症

空腹状态下,人体主要依赖肝脏的糖原分解和糖异生作用来维持血糖的恒定。肝源性低血糖症的发病机制可能与下列因素相关:① 肝细胞的大量死亡和功能衰竭,严重的肝脏损害,肝组织破坏在80%以上,肝糖原的合成、储存、分解及糖异生作用减弱,胰岛素代谢清除率下降,门静脉与周围循环出现分流、产生相对的高胰岛素血症等致低血糖;② 先天性糖代谢障碍,常见于与糖代谢有关的酶缺陷所致的遗传代谢性肝病,肝糖原分解或糖异生障碍而发生低血糖;③ 肝肿瘤性低血糖,最常见于原发性肝癌。

4. 酒精性低血糖症

由乙醇中毒引起的低血糖表现称为酒精性低血糖症,一般有两种情况:一种为餐后酒精性低血糖,可发生于饮酒后 3 ~ 4 h。由于乙醇刺激胰岛素分泌增多,过多的胰岛素造成血糖下降。另一种为空腹大量饮酒,发生在饮酒后 8 ~ 12 h,主要为乙醇阻碍能量代谢,抑制肝糖原异生,储存的肝糖原耗竭之后出现低血糖。其治疗主要是以静脉输注高渗葡萄糖为主,使血糖尽快恢复正常,补糖及整个病情恢复中注意血糖的监测。根据患者具体情况酌情使用脱水剂及糖皮质激素。

5. 反应性低血糖症

反应性低血糖症是一种功能性低血糖症,多无引起胰岛素分泌过多或者糖代谢异常的器质性疾病,主要由自主神经功能不平衡、迷走神经兴奋性过强所致。① 胃倾倒综合征是因迷走神经功能亢进,促使胃肠激素刺激胰岛 β 细胞分泌过多的胰岛素,从而导致急性低血糖症。② 肠外营养治疗过程中为适应外源性高浓度的葡萄糖诱发的血糖变化,体内胰岛素分泌增加,且由于胰岛素的作用可持续数小时,若突然停用含糖溶液,有可能导致血糖急剧下降,发生低血糖性昏迷,甚至死亡。故而在肠外营养的过程中应该在高渗糖溶液输完后,使用等渗糖溶液过渡后再改用无糖溶液。③ 还有一种情况多见于情绪不稳定、神经质的中年女性,无器质性疾病,多由于胃排空加快,碳水化合物吸收过快,诱发胰岛素分泌过多。④ 进餐后期低血糖症多见于肥胖合并糖尿病的患者。

6. 自身免疫性低血糖症

自身免疫性低血糖症又称胰岛素自身免疫综合征,是由于血中非外源性胰岛素诱导的高浓度免疫活性胰岛素和高效价胰岛素自身抗体(IAA)或者胰岛素受体抗体所引发的,以反复发作性、严重自发性低血糖为特征的一种罕见疾病。本病常合并多种自身免疫性疾病,最常见的为 Graves 病、系统性红斑狼疮等。约50%的患者在发病前有过含巯基的药物服用史,以甲巯咪唑最多,其次为硫普罗宁、α-硫辛酸、卡托普利、谷胱甘肽等。

患者血浆胰岛素水平及 C 肽水平明显升高,胰岛素抗体阳性。治疗主要包括以下 4 个方面:① 去除诱因,尤其是有明确药物导致的;② 调整饮食,主张少食多餐,进食低碳水化合物、高纤维素的

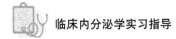

食物;③ 对症处理,主要是纠正低血糖的治疗,首选口服含糖饮料或者含糖食品,严重者静脉注射 50% 葡萄糖或者静滴 10% 葡萄糖;④ 药物治疗,部分患者须考虑在采取上述措施后仍反复出现严重低血糖时,可考虑使用激素、α-葡萄糖苷酶抑制剂、生长抑素等治疗,甚至有极少数患者须考虑使用血浆置换治疗。

【思考问题】

(1)何为低血糖症？其发病机制是什么？

(2)低血糖症有哪些临床表现？

(3)遇到低血糖症怎么办？应怎样处理？

(4)如何预防低血糖症的发生？

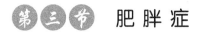 肥 胖 症

【实习目的】

（1）理解肥胖症的定义。

（2）学习肥胖症的发病机制,如能源摄入过多、运动量过少、遗传因素以及环境、社会心理因素等。

（3）理解肥胖症的并发症及掌握肥胖症的治疗策略。

【实习地点】

实习医院内分泌科。

【实习准备】

带教老师准备:

（1）准备包含肥胖症的定义、分类、诱发原因、主要症状、并发症、各种治疗方法等相关的教学材料和资源。

（2）收集一些真实的肥胖症病例,可以用来说明肥胖症的诊疗过程和实际情况,帮助学生理解和应用理论知识。

（3）设计各种教学活动,比如讲座、小组讨论、病例分析等。

（4）设计包含互动环节的教学计划,如在线测验、角色扮演、小组讨论等,以评估学生的理解程度。

学生准备:

（1）提前学习肥胖症的基本知识,比如肥胖症的定义、主要症状和治疗方法。

（2）列出在阅读教材或预习时遇到的问题,对其中的一些问题进行深入的规模研究。

（3）对肥胖症的某一方面(如治疗方法、预防措施等)进行研究,撰写小论文或报告。

（4）如果教师提供了实际病例,可以事先分析,尝试进行诊断和治疗的思路设计。

【实习内容】

一、疾病的认识

肥胖症(obesity)是指体内脂肪堆积过多和(或)分布异常,常伴有体重增加、腹部脂肪积聚过多。WHO 将肥胖定义为可能导致健康损害的异常或过多的脂肪堆积。作为一种由多因素引起的慢性代谢性疾病,肥胖症早在 1948 年就被 WHO 列入疾病分类名单(ICD 编码 E66),目前在某些发达国家及

地区人群中的患病情况已达到流行的程度。

超重及肥胖严重影响健康,而且随着体质指数(BMI)的上升,相关慢性疾病发病风险呈上升趋势。与 BMI 增加有关的慢性疾病主要包括心血管疾病、糖尿病、肌肉骨骼疾病、骨关节炎及多个不同系统的癌症。

尽管导致肥胖的原因诸多,但最根本的原因是摄入与消耗的能量不平衡,肥胖症按病因可分为原发性和继发性。继发性肥胖症是由于下丘脑-垂体感染、创伤、肿瘤、皮质醇增多症、甲状腺或性腺功能减退、胰岛素瘤、多囊卵巢综合征等疾病所致,本节仅讨论原发性肥胖症(又称单纯性肥胖)。

肥胖在中国已成为重大公共卫生问题。中国超重与肥胖的发病率和增长速度均居世界首位,现已成为世界上超重和肥胖人数最多的国家。最新的全国统计数据显示(2015—2019 年):根据中国标准,6 岁以下儿童的超重率为 6.8%、肥胖率为 3.6%;6~17 岁儿童和青少年的超重率为 11.1%、肥胖率为 7.9%;成人(≥18 岁)的超重率为 34.3%、肥胖率为 16.4%。这是首次中国成人超重和肥胖患病率 >50%,预计到 2030 年,中国成人超重及肥胖患病率将达到 61%。

饮食、营养、活动或运动等生活方式以及社会经济生产模式转变是整体患病率逐年上升的主要原因。年龄、性别、民族、农村或城市、地理位置、婚姻状况、受教育水平、吸烟、饮酒、心脑血管家族史等均与现阶段超重和(或)肥胖发病风险相关;遗传因素尚未被充分评估。超重和(或)肥胖与主要慢性非传染性疾病间紧密相关。2019 年超重和肥胖导致的死亡在慢性非传染性疾病相关死亡中占比 11.1%,相比 1990 年的 5.7% 显著增加。同时,超重和肥胖也是 2019 年我国第六大致死、致残危险因素。

中国未来肥胖流行状况很大程度上取决于对青少年与儿童超重和(或)肥胖的防控效果。目前超重和(或)肥胖问题在我国儿童及青少年中的流行趋势较为严峻。1986 年,7 岁以下儿童单纯性肥胖检出率为 0.91%,而 2006 年为 3.19%,增加了 3.5 倍。1985—2014 年,7~18 岁儿童和青少年的超重率从 1.1% 上升至 12.1%,肥胖率从 0.1% 上升至 7.3%。根据过去 20 年变化趋势可以推测,未来我国儿童及青少年的肥胖流行趋势会更加严峻。儿童和青少年肥胖的危险因素与成人有较大不同,尤其是含糖饮料的摄入值得关注。

二、病因与机制

肥胖症的病因分类尚待完善。遗传与环境的相互作用共同促进肥胖的发生、发展。遗传因素可以解释 40%~70% 的肥胖病因。肥胖相关基因多位于中枢食欲调控系统通路,中枢系统基因发生突变,常会导致儿童早发性、重度肥胖。目前借助全基因组关联分析(GWAS)手段已揭示近千个多态性位点与肥胖发病风险相关,但缺乏因果关系证据,仅能解释约 6% 的 BMI 变异。伴有肥胖的综合征病因较复杂,涉及不同信号通路,如 Prader-Willi 综合征、Bardet-Biedl 综合征等肥胖相关综合征。这些肥胖相关综合征的发病率尚不明确,遗传因素在中国人肥胖中的遗传构成及种族特征也尚不明确,需要更精细的大规模极端肥胖表型队列结合动物模型挖掘。成人阶段的体质量增加多与环境因素和生活习惯改变有关,包括过度摄入热量和饮食结构不均衡,运动减少及各种原因导致的胰岛素抵抗也是肥胖发生的主要原因之一。此外,神经内分泌系统疾病(甲状腺功能减退症、多囊卵巢综合征、库欣综合征、下丘脑损伤等)、部分疾病的药物治疗(激素类药物、抗抑郁药等)也会导致体质量短时期内明显增加或缓慢增加,须在临床中加以鉴别。近年来,菌群与免疫等因素在肥胖发生中的作用也越来越得到重视。因此,除常规干预手段外,针对肥胖患者的病因学分类和个体化治疗也值得关注。

肥胖症既是一种慢性、易复发、进行性的疾病,也是复杂的社会问题。从生物医学角度,肥胖可理解为遗传、膳食、生活方式与行为、心理因素及其他因素(如职业、文化程度、社会经济、健康素养、疾病状况、用药情况)等个体因素导致的能量过剩。同时,环境驱动因素和更远端的系统动力因素(如政策、经济、社会、政治因素)在很大程度上影响个体的行为,从而影响超重和肥胖的发生。

(一) 个人危险因素

1. 遗传因素

遗传因素是肥胖的主要影响因素之一,可占肥胖发病的40%~80%。全基因组关联研究(GWAS)已识别超过200个与肥胖相关的基因位点,如 *Leptin*、*FTO*、*GPR120*、*CRTC3* 等。遗传因素不仅影响肥胖的程度,还影响脂肪分布的类型,特别是对内脏脂肪的影响尤为显著。遗传因素还可影响个体的基础代谢率、食物热效应和运动能量消耗速率。此外,人们摄入蛋白质、碳水化合物及脂肪的比例也会受遗传影响。

2. 膳食因素

当前,中国居民的膳食模式已从传统的以粗粮和蔬菜为主的植物性膳食逐渐转变为西式膳食模式。其中,动物源性食品、精制谷物和深加工、含糖饮料和油炸食品等高糖高脂食品消费量逐渐增加。研究表明,中国膳食模式的整体转变使中国成人、儿童和青少年发生肥胖的风险显著增加。

3. 生活方式与行为因素

由于工作机械化和自动化、家务劳动等身体活动减少、机动车出行增多,中国居民的生活方式日趋久坐少动,身体活动减少是中国肥胖增加的主要危险因素之一。吸烟、饮酒、睡眠及生物钟节律紊乱等也影响肥胖发生风险。

4. 心理因素

随着社会经济快速发展,人们的心理压力和焦虑、抑郁急剧上升,不良的社会心理状况可能是导致中国居民超重、肥胖发生率升高的因素之一。有研究表明,心理健康障碍和各种消极的情绪会导致饮食行为异常和久坐等不良生活方式,继而增加肥胖风险。此外,由于心理会影响运动行为,对体育运动有更好的主动性会增加运动参与,有利于预防肥胖。

5. 生命早期危险因素

母亲孕前及孕期的健康、胎儿期及婴幼儿早期的生长发育决定了重要器官的结构、功能及适应能力,生命早期宫内不良环境的暴露(如宫内异常的代谢环境、电磁场等)可能会通过影响胎儿的内分泌和代谢系统,继而使其在儿童和青少年期更易发生肥胖。研究表明,超重和肥胖存在早期发育起源,孕前高 BMI 和孕期体重过度增加是巨大儿和儿童肥胖的危险因素。

(二) 环境驱动因素

环境驱动因素(如环境污染、城市化、食品系统与环境、城市规划与建筑环境等)也是中国居民肥胖发生率增加的影响因素。研究表明,部分环境内分泌干扰物暴露可增加人类肥胖发生风险,包括己烯雌酚、双酚 A、邻苯二甲酸盐和有机锡等化学物质。随着城市化迅速发展,中国居民的工作和生活方式变化巨大,身体活动减少,肥胖风险增加。在城市消费主义盛行的背景下,包装食品生产、餐饮业的快速发展使外出就餐越来越普遍,居民快餐、加工食品、膳食脂肪摄入量逐渐增加。为实现规模化,很多食品行业选择生产更多深加工、可口但营养价值较低的食品,增加人们不健康食品的摄入机会。

同时,中国外卖配送服务的迅速发展也增加了居民对不健康、高脂和高糖食品的消费,还会进一步减少居民的身体活动。城市规划和建筑环境中,公园、绿地面积和基础交通设施等则会通过影响日常生活、工作和娱乐等途径增大肥胖风险。

(三)系统动力因素

1. 社会文化因素

一些传统观念可能潜在加剧中国肥胖流行。一些家庭的生活观念将"吃得多""能吃""富态"和身体好相等同,父母不科学或不适当的营养知识、态度和行为会影响儿童肥胖风险。此外,很多家庭会经常鼓励孕妇在妊娠期及产后期间"食补",容易过度摄入能量,加上"坐月子"导致久坐少动,造成母亲营养过剩、体重过度增加,分娩巨大儿和产后体重长期滞留的风险也会增加。

随着大众传媒、新媒体、互联网的快速发展,许多食品厂商会利用食品包装、商业广告、促销手段等宣传和销售高糖、高脂和高盐等不健康食品,影响人们对健康的观念、知识和行为,诱导不健康食品消费,导致肥胖的发生。

2. 政策因素

政府及其政策在肥胖流行方面可发挥至关重要的作用。各级政府及有关部门应加大力度,从根本上解决肥胖问题,使居民认识到肥胖问题的严重性,帮助人们改变不健康的生活行为方式。国家城市化政策、农业发展政策、财政政策(如食品定价和税收)、农村地区购买家用电器和骑车的补贴政策均可能影响食品生产、膳食营养、消费选择及其他生活方式。近年来,我国出台了一系列与肥胖防控相关的政策,例如,2020年发布的《儿童和青少年肥胖预防和控制战略计划》明确了我国儿童肥胖防控的具体目标,即在2002—2017年的基础上,2020—2030年期间0~18岁儿童青少年超重率和肥胖率年均增幅降低70%,并强调健康饮食和身体活动的重要性,以及家庭、学校、医疗机构和政府多方面在肥胖防控中的责任。

三、辅助检查

1. 身体质量指数(body mass index,BMI)

BMI为体重(kg)/身高^2(m^2),可用来间接评估人体的脂肪成分,是近30年来国际上测量与诊断超重和肥胖使用最广泛的指标。BMI简单易用,在临床工作和流行病学研究中被广泛应用,但其有局限性:① 不是直接测量身体成分,不能区分脂肪量和瘦体重,肌肉型个体体重较重,易被误诊(如运动员);② 对老年人身体脂肪的预测不如中青年人有效;③ 对于特定的BMI,一些亚洲人群(包括中国人群)具有比白种人更高的身体脂肪百分比和健康风险;④ BMI与体脂肪含量及比例的关联性存在性别和年龄差异,尤其是在青春期前后男童BMI的变化与肌肉和骨骼等非脂肪组织密切相关,而与体脂肪量关联性下降,甚至呈负相关。

2. 腰围、腰臀比和腰围身高比

腰围、腰臀比和腰围身高比是反映中心性肥胖的间接测量指标,可用于预测疾病发生率和死亡率。在大型流行病学研究中,腰围和臀围容易测量。腰围是定义代谢综合征的关键标准之一,被广泛使用,并被认为是比BMI更便捷、更有效、与健康风险更紧密相关的测量指标。腰臀比的解释较复杂,而臀围的生物学意义不太明确,近年来已不推荐使用。腰围身高比适用于不同种族和年龄的人群,近年来其使用有增加的趋势,尤其是在儿童中。

3. 皮褶厚度

皮褶厚度需要使用皮褶厚度卡尺对特定部位进行测量,包括了皮肤及皮下脂肪的厚度,常用测量部位有肱三头肌、肩胛下角、腹部的皮褶厚度,可用于间接评估身体脂肪的含量及分布。大型流行病学研究中,测量皮褶厚度相对容易操作,并可用于预测总体脂肪和区域脂肪分布。但不同测试者操作时的测量误差较大,同一观察者的测量重复性也不够理想,近年来其使用逐渐减少。

4. 双能 X 线吸收法

DXA 被认为是测量身体成分(包括脂肪成分的量和分布)的"金标准",可对三大身体成分(去脂体重、脂肪量、骨密度)进行特定分区测量,如手臂、腿部以及躯干,在测量体脂及去脂体重方面具有良好重复性及准确性。DXA 的 X 线照射量很低,可用于儿童,但不适用于孕妇。DXA 测量设备价格昂贵,不便于携带,难以在大样本研究和临床工作测试中广泛使用。

5. 生物电阻抗分析法

BIA 是指给被试者身体通过安全的电流,测量从手腕到脚腕的电流情况。由于人体组织中非脂肪成分含水较多,具有比脂肪组织更小的电阻抗,因此脂肪含量高的人,电流通过身体的速度要比脂肪含量低的人慢。通过 BIA 可得到丰富数据,包括体重、体脂肪、骨骼肌、体脂百分比等。相比于DXA,BIA 设备具有快速、操作简便、价格低廉、无创、安全等特点,因而应用广泛。但 BIA 也存在局限性,主要是关于其测量的精确性,使用 BIA 设备时需要标准化,测量结果的准确性会受到 BIA 设备、受试者的身体结构、水合状态和疾病状态等因素的影响。

四、诊断

几十年来,国内外研究中主要使用 BMI 诊断超重和肥胖,使用腰围诊断中心性肥胖。中国目前建议使用 $24.0 \text{ kg/m}^2 \leqslant \text{BMI} < 28.0 \text{ kg/m}^2$ 和 $\text{BMI} \geqslant 28.0 \text{ kg/m}^2$ 分别诊断成人超重和肥胖,采用腰围男性 $\geqslant 90.0 \text{ cm}$、女性 $\geqslant 85.0 \text{ cm}$ 诊断成人中心性肥胖。中国将6～18岁的儿童与青少年超重和肥胖定义为 BMI 分别大于中国性别和年龄别 BMI 值参考标准,是与成人超重和肥胖年龄-BMI 曲线相对应的临界值。与成人相比,儿童与青少年超重和肥胖的评价和诊断更复杂,不同国际机构和国家推荐使用的标准也不同。WHO 建议,对于 5 岁以下学龄前儿童,身高别体重超过 WHO 儿童生长标准中位数的 2 倍标准差,可视为超重,超过 3 倍标准差则视为肥胖;对于 5～19 岁儿童与青少年,年龄别 BMI 超过 WHO 生长参考标准(WHO Growth Reference)中位数的 1 倍标准差的视为超重,超过 2 倍标准差的视为肥胖。在 2000 年,国际肥胖特别工作组建议,对于 2～18 岁的儿童与青少年,假定 18 岁时 BMI 值达到 25.0 kg/m^2(超重)和 30.0 kg/m^2(肥胖),应特别设定性别和年龄别临界值,BMI 大于该值即为超重和肥胖。

五、治疗

(一)中国肥胖治疗原则及现状

肥胖的防治原则遵循常见的慢性病的管理模式,以疾病的三级预防和治疗为基本原则。

(1)一级预防:针对容易发生肥胖的高危人群,通过干预生活方式来预防超重和肥胖的发生,例如通过科普教育、改造环境,促进健康的饮食和规律运动等行为。

(2)二级预防:通过筛查,对已经确诊为超重和肥胖的个体进行并发症评估,通过积极的生活方式干预阻止体重的进一步增加,并防止肥胖相关并发症的发生,必要时可考虑使用药物减轻体重。

（3）三级预防:采用生活方式干预、膳食管理联合减重治疗的方式,实现减轻体重或改善肥胖相关并发症、预防疾病进一步发展的目标,必要时可采用代谢性手术治疗。

当前,中国很多医院已经开展了肥胖治疗工作,有些已经建立肥胖门诊,但是发展不均衡,缺乏专门的医务人员,缺乏全国性的系统评估规范体系。与欧美国家多数肥胖治疗指南一致,中国也推荐将生活方式干预作为肥胖的一线治疗手段,但目前中国尚缺乏公认的生活方式干预方案以广泛用于肥胖管理。药物治疗被认为是生活方式干预效果不佳时的另外一种治疗选择,其在美国和欧洲地区使用颇为普遍。然而在中国,肥胖药物治疗较为保守,可选择的药物很少。对于重度肥胖患者,手术可实现短期和长期持续减重,改善并发症,降低死亡率以及提高生活质量,但其在中国的应用存在诸多障碍,包括技术及经济方面的挑战。

（二）规范化治疗流程

为保证体重管理各环节操作的科学性和可行性,达到理想体重,需要建立规范化流程。流程应包括个体多维度评估、三级预防措施的选择、体重与相关指标的监测和随访计划的制订。

（三）生活方式干预

生活方式干预是指对超重和肥胖患者实施多种生活方式策略,主要包含营养、运动和认知行为干预等。

1. 营养干预

营养干预是生活方式干预的核心。营养干预的核心原则是基于能量的精准评估,使患者的能量代谢达到负平衡。建议依据代谢率实际检测结果,分别给予超重和肥胖个体85%和80%平衡能量的摄入标准,以达到能量负平衡,同时能满足能量摄入高于人体基础代谢率的基本需求。另外,推荐每日能量摄入平均降低30%~50%或降低500 kcal,或每日能量摄入限制在1 000~1 500 kcal的限制饮食能量。保持每日摄入蛋白质20%~25%、脂肪供能比为20%~30%、碳水化合物供能比为45%~60%。个性化管理方案中,多种膳食干预方法对体重控制均有效,包括限能量平衡膳食、高蛋白膳食、间歇式断食膳食、营养代餐、低碳水化合物膳食等。

2. 运动干预

针对不同年龄人群,应采取不同的运动方法。推荐超重或肥胖患者根据自身健康状况和运动能力,在专业医师的指导下制订运动计划,根据个性化原则和循序渐进原则,采用有氧运动结合抗阻运动,还可以通过变换运动方式或采用高强度间歇运动,在保障安全的前提下,提高运动收益。

3. 认知行为干预

认知行为干预的目的在于改变患者对肥胖和体重控制的错误观点,建立信念,采取有效减轻并维持健康体重的行为措施。认知行为干预需要在专业人士的指导下,采取饮食日记、营养教育APP或小程序等自我管理方式,逐步学会识别食物的特性、选择健康的食物、进行科学的饮食搭配、强化认知技巧、控制进餐过程等。

（四）药物治疗

药物治疗是肥胖治疗的重要手段之一。生活方式干预效果不佳时,经评估有明显胰岛素抵抗,或其他相关代谢异常,可考虑药物治疗。

2016 年版《美国临床内分泌协会和美国内分泌学会肥胖诊疗指南》指出,针对 BMI≥30.0 kg/m²或 BMI≥27.0 kg/m² 合并肥胖相关并发症之一的成年患者,建议在生活方式和行为干预基础上应用药物减重治疗。2021 年版《中国超重/肥胖医学营养治疗指南》建议,成年人群当 BMI≥28.0 kg/m²或 BMI≥24.0 kg/m² 且合并高血糖、高血压、血脂异常等危险因素,经综合评估后,可在医生指导下选择药物联合生活方式干预。

在中国,药物主要在成人中应用,今后须在儿童中开展相关研究。目前,仅奥利司他获批为非处方药;可用于肥胖治疗的处方药,需要在医生指导下使用,如 GLP-1 受体激动剂(如利拉鲁肽、司美格鲁肽等)、钠-葡萄糖协同转运蛋白 2 抑制剂被建议用于肥胖或超重的糖尿病患者。二甲双胍、二肽基肽酶 4 抑制剂和 α-葡萄糖苷酶抑制剂可适当减轻或不增加体重。另外,在完善评估并知情告知前提下,部分药物可以遵循指南超适应证使用,为未来针对肥胖的药物治疗提供更多选择。

（五）手术治疗

手术治疗是针对重症肥胖的治疗手段。减重与代谢手术通过外科或内镜方式改变胃肠道的解剖和(或)连接关系,以调整营养摄入、吸收、代谢转化,以及肠道激素分泌从而减轻体重,逆转肥胖相关代谢紊乱,延长患者预期寿命。2019 年发布的《中国减重手术指南》(针对成年患者)推荐当 BMI≥37.5 kg/m²时建议采取手术;32.5 kg/m²≤BMI<37.5 kg/m² 时推荐手术治疗;27.5 kg/m²≤BMI<32.5 kg/m²,经生活方式干预和药物治疗体重难以控制,且至少伴有两项代谢综合征表现,或存在肥胖相关并发症时,也推荐手术治疗。

现行的减重代谢手术主要包括袖状胃切除术(SG)、Rounx-en-Y 胃旁路术(RYGB)或联合式等。目前,中国普遍采用 SG 和 RYGB 两种术式,都能实现显著的体重减轻和 2 型糖尿病缓解,BMI 通常在术后 1 年时达到稳定水平,平均下降 8.78 kg/m²,术后 1 年糖尿病的缓解率达 73.5%。SG 胃肠道并发症、不良反应及贫血等远期营养不良等较 RYGB 更少。手术主要适用于成人或 16 岁以上重度肥胖个体,术前须对患者进行多维度评估,术后要坚持长期随访,继续科学的生活方式干预管理,代谢手术的疗效可长期维持。从卫生经济学的角度,代谢手术可提高生活质量,降低医疗支出。

（六）中医治疗

针灸等传统中医药疗法在中国被用作减重的补充疗法,但是,目前缺乏关于这类治疗的长期有效性和安全性的证据,尚未形成经过循证研究评价验证的中医药治疗方法,今后需要开展深入系统的研究。

（七）精神-心理支持

超重、肥胖或减重失败等经历会带来自卑、自责等负面心理感受,易诱发焦虑、抑郁障碍等精神异常,会进一步加重肥胖患者的过量进食行为。此外,减重所引起的能量储备降低和负平衡也会使中枢和外周调节因素发生改变,导致减重者食欲的增加和能量消耗的减少,从而使减重成功后容易复重。因此,在肥胖治疗中应包括心理疏导和支持以及对相关精神疾患(如焦虑、抑郁等)的针对性治疗。

（八）精准营养与肥胖治疗

精准营养是指随着遗传学、智能信息技术等现代科技的发展,通过收集个体营养基因组学、代谢组学、微生物、深度表型、食品环境、身体活动以及经济、社会和其他行为特征等信息数据进行分析整合,制订实现真正意义上的具有个体针对性、动态化的营养方案。根据国际营养遗传学与营养基因组

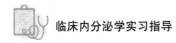

学会的建议,精准营养包括3个层级:① 个体化层面,根据个体的人体测量、生化代谢数据、身体活动等营养状况表型信息给予营养建议;② 群体层面,考虑传统的年龄、性别等因素;③ 基因营养层面,根据个体不同基因对食物产生不同反应等信息给予营养建议。

【思考问题】

（1）肥胖症的定义是什么？BMI 的分类标准是什么？

（2）肥胖症的发病机制有哪些?

（3）肥胖症会引发哪些并发症？

（4）肥胖症的治疗方法有哪些？各自的优缺点是什么?

（5）如何预防肥胖症的发生？

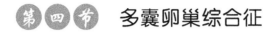

第四节 多囊卵巢综合征

【实习目的】

（1）理解多囊卵巢综合征的定义和诊断标准及其与内分泌、代谢和生育功能的关系。

（2）学习多囊卵巢综合征的发病机制。

（3）了解多囊卵巢综合征的主要临床表现。

（4）掌握多囊卵巢综合征的治疗手段，包括生活方式改变、药物治疗（调节内分泌和代谢、促排卵药物等）、手术治疗等。

【实习准备】

带教老师准备：

（1）收集和整理有关多囊卵巢综合征的相关资料，包括定义、临床特征、诊疗方法、控制和预防等。

（2）准备一些多囊卵巢综合征的实际病例，以便在教学过程中为学生详细阐述疾病的诊断、治疗与管理过程。

（3）设计课程教学策略，如讲授、小组讨论、实地参观、模拟病例分析等，让学生能够更好地理解和掌握多囊卵巢综合征相关知识。

（4）布置练习或测试，旨在检测学生多囊卵巢综合征知识的掌握情况。

学生准备：

（1）阅读和熟悉教材中的多囊卵巢综合征相关内容，预习疾病的成因、症状、诊断方法和治疗手段等。

（2）总结预习过程中遇到的问题，并在课堂上向教师提问。

（3）预习时如果有什么新的想法和看法，可以记录下来，在课堂上和同学分享、讨论。

（4）针对教师提供的实际病例，提前进行思考和分析，制订可能的诊疗计划，并在课堂上分享。

【实习内容】

一、疾病的认识

多囊卵巢综合征（polycysti covary syndrome，PCOS）又称 Stein-Leventhal 综合征，由 Stein 和 Leventhal 于 1935 年首次报道，是由遗传和环境因素共同导致的常见内分泌代谢性疾病。在育龄妇女中，其患病率约为 5%～10%。常见的临床表现有月经异常、不孕、高雄激素血症、卵巢多囊样表现等，可伴有肥胖、胰岛素抵抗、血脂紊乱等代谢异常，是 2 型糖尿病、心脑血管疾病和子宫内膜癌发病的高危因素。

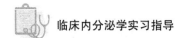

PCOS 的患病率因其诊断标准、种族、地区、调查对象等的不同而不同,高发年龄段为 20 ~ 35 岁。根据 2003 年鹿特丹诊断标准,我国育龄期妇女的患病率约为 5.6%。

二、病因与机制

PCOS 的发病机制目前尚不明确,与遗传及环境因素密切相关,涉及神经内分泌及免疫系统的复杂调控网络。

1. 遗传因素

PCOS 与遗传有关,有家族聚集性,患者一级亲属患 PCOS 的风险明显高于正常人群。家系分析显示,PCOS 呈常染色体显性遗传或 X 染色体连锁显性遗传,但不完全遵循孟德尔遗传定律。PCOS 是一种多基因病,目前的候选基因研究涉及胰岛素作用相关基因、高雄激素相关基因和慢性炎症因子相关基因等。

2. 环境因素

环境因素参与了 PCOS 的发生、发展。宫内高雄激素环境、环境内分泌干扰物如双酚 A、持续性有机污染物如多氯联苯(PCBs)、抗癫痫药物、营养过剩和不良生活方式等均可能增加 PCOS 发生的风险。

三、临床表现

1. 月经异常及排卵异常

月经异常可表现为周期不规律(初潮 2 年后仍不能建立规律月经)、月经稀发(周期≥35 d)、量少或闭经(停经时间超过 3 个以往月经周期或≥6 个月),还有一些不可预测的出血。排卵异常表现为稀发排卵(每年≥3 个月不排卵者)或无排卵。

2. 高雄激素的临床表现

(1) 多毛:上唇、下颌、胸背部(包括乳晕)、下腹部(包括脐周及脐中线)、大腿内侧可见较粗的体毛,阴毛呈男性型分布。

(2) 痤疮:大约 25%~35% PCOS 患者伴有痤疮,而 83% 女性严重痤疮患者伴有 PCOS。伴有高雄激素表现的痤疮多见于青春期后痤疮,皮损表现为粉刺、丘疹、脓疱和结节,好发于面部中下 1/3 处,常伴有明显皮脂溢出和月经前期加重,对常规治疗抵抗。

(3) 脱发:常表现雄激素源性脱发,头发从前额两侧开始变纤细而稀疏,逐渐向头顶延伸,但前额发际线不后移。

(4) 男性化体征:声音低沉,喉结突出,女性第二性征逐渐减退与消失,如乳房变小、阴蒂增大。

3. 胰岛素抵抗相关的代谢异常

(1) 肥胖:PCOS 患者肥胖的患病率为 30%~60%,以腹型肥胖为主。我国有 34.1%~43.3% 的 PCOS 患者合并肥胖。

(2) 黑棘皮病:它是高胰岛素血症在皮肤的表现,是高代谢风险的临床标志之一。其多发生于颈部、腋窝、腹股沟以及乳房下方,皮肤表现为绒毛状角化过度及灰棕色色素沉着。

(3) 糖调节受损(IGR)/2 型糖尿病:IGR 包括空腹血糖受损(IFG)及糖耐量受损(IGT),PCOS 患者以餐后血糖升高为主,IGT 的风险显著高于年龄和 BMI 匹配的女性。流行病学调查显示,PCOS 患者中 IGT 发生率约为 35% ,2 型糖尿病发生率约为 10% 。

（4）脂代谢异常:约 70% 的 PCOS 患者存在脂代谢异常,主要表现为甘油三酯(TG)、低密度脂蛋白(LDL)以及非高密度脂蛋白(nHDL)升高;与年龄、身体质量指数(BMI)匹配的对照者相比,非肥胖型 PCOS 患者也存在低 HDL、高极低密度脂蛋白(VLDL)和高 LDL 的特征。

（5）非酒精性脂肪肝(NAFLD):PCOS 患者较年龄和体重匹配的正常妇女更易患 NAFLD,且病理评分更高。高雄激素血症的 PCOS 患者较非高雄激素血症的 PCOS 患者更易发生 NAFLD。

（6）高血压:PCOS 患者常以收缩压升高为主,30 岁以后其发病率开始增加,30 ~ 45 岁达到正常同龄人的 3 ~ 5 倍,绝经后期亦是正常人群的 3 倍。

（7）心血管疾病风险:随着年龄的增长,PCOS 患者心血管疾病风险显著升高。PCOS 患者血管功能不良与肥胖相关。此外,与年龄和 BMI 匹配的非 PCOS 患者相比,PCOS 患者中颈动脉内膜中层增厚、冠状动脉钙化以及轻度主动脉钙化更为显著。

4. 代谢紊乱对女性生殖功能及围产期的影响

肥胖和胰岛素抵抗被认为可以破坏窦卵泡的发育,干扰下丘脑-垂体-卵巢轴,导致慢性不排卵。研究显示,肥胖 PCOS 患者不孕率更高,而且对诱导排卵的药物反应性差,胚胎质量也差,体外受精(IVF)移植成功率、怀孕率、活产率均低,流产率高,妊娠并发症多。另外,孕前期和孕早期的胰岛素抵抗会增加患者孕期糖尿病、高血压和先兆子痫的发生率,导致胎盘功能不全、流产、先天畸形、早产、死产,首次剖宫产率升高,新生儿并发症增多,同时胎儿成年后出现肥胖、胰岛素抵抗和糖尿病的风险增加。

四、辅助检查

（一）实验室检查

（1）生殖轴的评估:① 高雄激素血症的评估。目前没有适用于临床广泛开展的精准评估方法,最常用的是测定血清总睾酮水平。由于不同单位测定的方法和参考范围不同,如果测定值高于当地女性参考范围的正常上限即可考虑高雄激素血症。PCOS 患者血清总睾酮正常或轻度升高,通常不超过正常上限的 2 倍,可伴有雄烯二酮升高,硫酸脱氢表雄酮(DHEA-S)正常或轻度升高。若有条件,建议同时测定性激素结合球蛋白(SHBG),计算游离雄激素指数(FAI) =［总睾酮(nmol/L) × 100/SHBG(nmol/L)］,能更好地反映体内活性睾酮的水平,FAI 正常值为 0.7 ~ 6.4。② 黄体生成素(LH)、卵泡刺激素(FSH)、雌二醇的评估。月经第 2 ~ 5 d 或 B 超未见优势卵泡时进行测定。部分 PCOS 患者可伴有 LH/FSH 比值≥2。③ 抗米勒管激素(AMH)的评估。若有条件,建议检测 AMH 以协助诊断,PCOS 患者的血清 AMH 水平较正常增高。

（2）其他内分泌激素测定排除相关疾病(详见鉴别诊断):甲状腺功能、肾上腺皮质功能、血清催乳素、血清 17-羟孕酮(17-OHP)等。

（3）代谢风险和心血管疾病风险评估:① 葡萄糖耐量试验(OGTT) + 胰岛素释放试验(IRT)测定。② 血脂、肝功能、肾功能、C 反应蛋白、同型半胱氨酸、心电图、颈动脉超声等其他指标,若有条件可行体脂率分析。

（二）影像学检查

子宫及附件超声检查:超声检查前应停用性激素类药物至少 1 个月。月经周期的第 3 ~ 5 d(月经规律者)或无优势卵泡状态下行超声检查,稀发排卵患者若有卵泡直径 > 10 mm 或有黄体出现,应在以后周期进行复查。推荐腔内超声检查,无性生活者须经直肠超声检查、有性生活者经阴道超声检查。须注意的是卵巢多囊(PCO)并非 PCOS 所特有。正常育龄妇女中 20% ~ 30% 可有 PCO,PCO 也可见于口服避孕药后、闭经等情况。

五、诊断与鉴别诊断

1. 诊断标准

(1)育龄期 PCOS 的诊断:根据 2011 年中国 PCOS 的诊断标准,疑似 PCOS + 月经稀发或闭经或不规则子宫出血是诊断的必需条件。另外再符合下列 2 项中的 1 项:① 高雄激素表现或高雄激素血症;② 超声表现为 PCO。

标准的评估方法:① 月经稀发,月经周期 35 d ~ 6 个月;闭经,继发性闭经(停经时间≥6 个月)常见,原发性闭经(16 岁尚无月经初潮)少见;不规则子宫出血,月经周期或经量无规律性。② 高雄激素表现包括痤疮(复发性痤疮,常位于额、双颊、鼻及下颌等部位)、多毛(上唇、下颌、乳晕周围、下腹正中线等部位出现粗硬毛发);高雄激素血症依据总睾酮的测定,睾酮水平与临床高雄激素症状的程度无相关关系。③ PCO 诊断标准:一侧或双侧卵巢内直径为 2 ~ 9 mm 的卵泡数≥12 个/卵巢,和(或)卵巢体积≥10 mL[卵巢体积按 0.5 × 长径 × 横径 × 前后径(cm)计算]。

排除诊断:排除其他类似的疾病是确诊 PCOS 的条件。部分 PCOS 患者可伴有催乳素轻度升高,但如果催乳素水平升高明显,应排除垂体催乳素瘤;对稀发排卵或无排卵患者,应测定 FSH 和雌二醇水平以排除卵巢早衰和中枢性闭经、测定甲状腺功能以排除甲减/甲亢引发的月经紊乱;如高雄激素血症或明显的高雄激素临床表现,应排除非典型性肾上腺皮质增生(NCAH)、皮质醇增多症、分泌雄激素的卵巢肿瘤等。

确诊 PCOS:具备上述疑似 PCOS 诊断条件后还必须逐一排除其他可能引起高雄激素的疾病和引起排卵异常的疾病才能确诊。

(2)青春期 PCOS 的诊断:对于青春期 PCOS 的诊断必须同时符合以下 3 个指标,包括初潮后月经稀发持续至少 2 年或闭经、高雄激素血症或高雄激素的临床表现、超声下卵巢 PCO 表现或体积增大(> 10 mL),同时应排除其他疾病。

2. 胰岛素抵抗的评估方法

胰岛素抵抗是指胰岛素效应器官或部位对其转运和利用葡萄糖的作用不敏感的一种病理生理状态。一些临床特征可以提示胰岛素抵抗,如腹型肥胖、血脂异常、黑棘皮病、高血压、糖调节异常。① "金标准":高胰岛素正糖钳夹试验,用平均血糖利用率/平均胰岛素浓度(M/I)进行判断,实验复杂,不作为常规检查,仅用于科研。② 空腹胰岛素测定:由于检测方法和人群的差异,建议高于当地正常参考值 2 ~ 5 倍者判定为胰岛素抵抗和高胰岛素血症。空腹胰岛素正常或轻度升高不能排除胰岛素抵抗。③ 稳态模型评估的胰岛素抵抗指数(HOMA-IR):空腹胰岛素(μU/mL) × 空腹血糖(mmol/L)/22.5,或量化胰岛素敏感指数(QUICKI):1/[Log 空腹胰岛素(μU/mL) × 空腹血糖(mg/dL)],参考范围依据当地人群的测定值。④ 口服葡萄糖耐量试验(OGTT)及胰岛素释放试验:建议采用 5 点法。糖负荷后胰岛素分泌曲线明显升高(高峰值超过基础值的 10 倍),胰岛素曲线下面积增大,或胰岛素分泌延迟、高峰后移至 120 min,或胰岛素水平 180 min 时仍不能回落至空腹水平。

3. PCOS 患者代谢综合征诊断标准

PCOS 患者代谢综合征诊断标准见表 5-4-1。

表 5-4-1　PCOS 代谢综合征诊断标准（5 项中符合 3 项即可）

危险因素	切点
腹型肥胖（腰围）	>85 cm
三酰甘油	≥1.69 mmol/L
HDL-C	<1.0 mmol/L
血压	≥130/85 mmHg
OGTT 空腹血糖和 2 h 血糖	空腹为 6.1~7.0 mmol/L 和（或）2 h 血糖为 7.8~11.1 mmol/L

注：腹型肥胖的标准参照中华医学会关于代谢综合征的建议，HDL-C 标准参照《中国血脂成人异常防治指南（2016 年修订版）》，其他参照 2004 年鹿特丹标准中对于代谢综合征的定义。

4. 鉴别诊断

（1）先天性肾上腺皮质增生（CAH）：非经典型 CAH，因 21-羟化酶缺陷导致。此病以肾上腺源性的雄激素轻度升高为主。鉴别主要依赖基础状态下及 ACTH 兴奋后的 17-羟孕酮（17-OHP）的测定。基础 17-OHP <2 ng/mL，可排除 CAH；若基础 17-OHP >10 ng/mL，则诊断为 CAH；若 17-OHP 在 2~10 ng/mL 之间，需要进行 ACTH 兴奋试验。

（2）皮质醇增多症：皮质醇增多症由肾上腺皮质分泌过量的糖皮质激素所致。对怀疑有皮质醇增多症者，可通过测定皮质醇节律、24 h 尿游离皮质醇及 1 mg 地塞米松抑制试验进行筛查，若午夜 1 mg 地塞米松抑制试验发现次日晨血皮质醇 <1.8 ng/dL（50 nmol/L）可以除外皮质醇增多症，异常者再使用经典法地塞米松抑制试验确诊。

（3）雄激素相关肿瘤：总睾酮高于正常上限值的 2.5 倍时应注意排除产生雄激素的卵巢肿瘤。盆腔 B 超、MRI 或 CT 可协助诊断。若 DHEA-S >800 μg/dL 应注意排除肾上腺肿瘤，肾上腺 CT 和 MRI 检查可协助诊断。

（4）高催乳素血症：部分 PCOS 患者可有血清催乳素轻度升高。若血清催乳素反复持续增高，应进行相应的病因鉴别（如催乳素瘤等）。

（5）甲状腺疾病：根据临床表现和甲状腺功能测定（FT$_3$、FT$_4$、TSH 及抗甲状腺自身抗体）并结合甲状腺超声可进行诊断。

（6）早发性卵巢功能不全（POI）：年龄 <40 岁，可伴有慢性不排卵、不孕、多毛、肥胖等，患者会出现类似围绝经期的症状，血 FSH 及 LH 水平升高，雌激素水平低下，则考虑此诊断。超声检查往往提示卵巢体积减小，窦卵泡数量减少，无多囊样的改变。

（7）功能性下丘脑性闭经：通常血清 FSH、LH 低下或正常，FSH 水平高于 LH 水平，雌二醇相当于或低于早卵泡期水平，无高雄激素血症，在闭经前常有快速减重或精神心理障碍压力大等诱因。

六、治疗

（一）生活方式干预

无论肥胖或非肥胖的 PCOS 患者，都需要生活方式干预，包括饮食、运动和行为干预等。

（1）饮食干预：总能量的控制及膳食结构的合理化是关键，推荐碳水化合物占 45%~60%，并选择低升糖指数(GI)食物,脂肪占20%~30%,其中以单不饱和脂肪酸为主,饱和及多不饱和脂肪酸均应小于10%,蛋白质占15%~20%,以植物蛋白、乳清蛋白为主,同时要摄入丰富的维生素、矿物质及膳食纤维。

(2)运动干预:对于肥胖或超重的患者,运动的主要目标是改善身体脂肪分布及减重,体重下降5%~10%可使患者的生殖和代谢异常得到明显改善。建议每周累计进行至少150 min中等强度(达到最大心率50%~70%)的运动效果,以有氧运动为主,每次20~60 min,视运动强度而定。对于体重正常但存在胰岛素抵抗和高胰岛素血症的患者,运动同样可以增加胰岛素敏感性,有利于其临床转归。

(3)行为干预:戒烟限酒和心理调整(去除焦虑、抑郁等不良情绪)能纠正不良的生活习惯,对于巩固饮食及运动疗法的效果、防止体重反弹有着重要作用。

(二)代谢异常干预

适用人群:以代谢异常表型为主的PCOS患者。

1. 青春期

合并IGR或糖尿病的非肥胖或肥胖PCOS患者,如果单纯生活方式干预效果欠佳,推荐加用二甲双胍,最大剂量推荐1 500 mg/d,疗程至少3个月。对于合并超重或肥胖的PCOS患者,经过生活方式干预治疗,体重下降幅度小于基础体重的5%,建议在二甲双胍基础上联用或改用脂肪酶抑制剂(奥利司他)。该药物通过竞争抑制胰腺、胃肠道中脂肪酶的作用,抑制肠道食物中脂肪的分解吸收,从而减轻体重。小样本的研究提示其还能降低雄激素水平,须注意的是青春期PCOS患者减轻体重不宜过快,应循序渐进,以不影响青春期正常发育为原则。

2. 育龄期

(1)合并IGR:① 非孕期患者。不论肥胖或非肥胖的PCOS患者推荐诊断成立后即可开始二甲双胍治疗,该药主要通过改善肝脏及外周组织的胰岛素抵抗,抑制肝脏糖异生和糖原分解,增加外周组织对葡萄糖的利用,改善高胰岛素血症。建议小剂量开始,逐渐加量,非肥胖患者推荐1 000~1 500 mg/d,肥胖患者推荐2 000~2 500 mg/d,餐时或餐后立即服用,疗程至少3到6个月。若胰岛素抵抗或糖调节异常明显改善,备孕患者建议使用至确诊妊娠,无妊娠计划患者可使用至糖调节异常恢复;若治疗3~6个月没有效果,建议调整治疗方案,可考虑在二甲双胍基础上联用或改用噻唑烷二酮类药物或α-葡萄糖苷酶抑制剂。噻唑烷二酮类药物(吡格列酮)可提高靶组织对胰岛素作用的敏感性,减少外周组织和肝脏的胰岛素抵抗,减少肝脏糖原输出,改善糖脂代谢,并有减轻炎症状态等作用,小样本研究提示其能改善高雄激素血症和排卵,联合二甲双胍具有协同治疗效果,用药期间须避孕。α-葡萄糖苷酶抑制剂(阿卡波糖)可竞争性抑制α-糖苷酶进而减少糖类在小肠中的吸收,同时还能调节肠道菌群,增加患者餐后GLP-1水平,改善血脂,小样本的证据提示阿卡波糖降低LH水平和改善高雄激素血症,用药期间须避孕。② 孕期患者。对于已经妊娠的PCOS患者,首选生活方式干预,若血糖无法达到孕期血糖控制标准,及时使用胰岛素;无二甲双胍禁忌的情况下,取得患者知情同意后亦可慎重使用二甲双胍。

(2)肥胖和脂肪肝:在生活方式干预不能有效地控制体重和改善脂肪肝时,应尽早辅助药物治疗。① 非孕期患者。推荐二甲双胍治疗,疗程至少3到6个月,体重下降幅度达到原体重的至少5%,备孕患者建议使用至确诊妊娠。若体重下降幅度小于原体重的5%,建议联用或改用奥利司他,若生活方式干预和药物均不能有效地控制体重和改善脂肪肝可考虑代谢手术。手术适用人群包括：BMI > 35 kg/m² 或 BMI > 30 kg/m² 并且至少有一项合并症。若患者合并脂肪肝伴肝酶升高未超过正常上限的 3 倍，建议仅用改善胰岛素敏感性的药物治疗，若肝酶超过正常上限的 3 倍，建议保护肝脏，改善肝功能。② 孕期患者。若怀孕时体重仍超过标准范围，不建议在孕期中继续减重，但应该控制体重的增加速度。

（3）脂质代谢异常：合并血脂异常的患者，如果生活方式干预无效，可首选他汀类药物，该药物通过选择性抑制 3-羟基-3-甲基戊二酸单酰辅酶 A 还原酶，可以改善血脂紊乱，小样本的研究提示其还能降低雄激素水平。具体药物和疗程参见《中国成人血脂异常防治指南（2016 年修订版）》，改善血脂异常的治疗对 PCOS 患者的长期影响暂不明确。若 PCOS 患者无血脂紊乱及心血管疾病高危因素，他汀类药物不作为治疗的常规推荐药物。

（4）心血管疾病风险：降低 PCOS 患者心血管疾病风险是 PCOS 治疗的远期目标。综合管理可减少心血管疾病危险因子，如戒烟、减重或改善腹型肥胖、纠正糖脂代谢紊乱、降低血压、治疗阻塞性睡眠呼吸暂停综合征（OSAS）等极为重要。

（三）生殖异常干预

（1）抗高雄激素血症治疗：适用人群以高雄激素血症表型为主的 PCOS 患者。

（2）短效口服避孕药（OCP）：对于青春期和育龄期 PCOS 患者，高雄激素血症及临床表现（多毛症、痤疮等）建议 OCP 作为首选治疗。对于月经尚未来潮的患者，只要已进入青春发育晚期（如乳房发育 ≥ Tanner Ⅳ 级），有需求者亦可选用 OCP 治疗。OCP 治疗痤疮一般约需 3 ~ 6 个月可见效；多毛至少治疗 6 个月后才显效。对于使用 OCP 治疗无效的痤疮及脱发患者，须到皮肤科就诊，配合相关的局部治疗或进行物理治疗。需要注意：在无其他代谢危险因素的情况下，可单独使用 OCP；有其他代谢危险因素的情况下，建议使用 OCP 时联用改善代谢风险的药物。

（3）螺内酯：适用于 OCP 治疗效果不佳、有 OCP 禁忌或不能耐受 OCP 的高雄激素血症患者。每日剂量为 60 ~ 100 mg，建议在有效避孕的情况下，小剂量开始逐渐加量使用，至少使用 6 个月见效。在大剂量使用时，会发生乳房胀痛、月经紊乱、头痛或多尿，须注意低血压及高血钾，建议定期复查血钾和肾功能。

（4）调整月经周期：适用于青春期、育龄期无生育要求、因排卵障碍引起月经紊乱的 PCOS 患者。① 周期性使用孕激素：对于无高雄激素血症及临床高雄激素表现，及无胰岛素抵抗的患者可周期性使用孕激素。药物包括地屈孕酮 10 ~ 20 mg/d 或黄体酮 100 ~ 200 mg/d 或醋酸甲羟孕酮 10 mg/d，每周期为 10 ~ 14 d。此方法不影响代谢，不抑制下丘脑-垂体-性腺轴。② 短效口服避孕药（OCP）：对于月经量过多或经期延长且有高雄激素血症和（或）高雄激素表现的 PCOS 患者可给予 OCP。OCP 首选达英 35，从月经第 3 ~ 5 d 开始服用，连续服用 21 d（连续使用不超过 6 个月）。合并重度肥胖、糖脂代谢紊乱的患者，建议联合二甲双胍或胰岛素增敏剂治疗。③ 雌孕激素序贯疗法：对于有生育要求或雌激素偏低、有围绝经期症状的 PCOS 患者，可给予雌孕激素序贯方法调节月经异常，具体方案参照绝经过渡期和绝经后激素治疗临床应用指南。

（5）促排卵：适用于以生育障碍为主要表型的 PCOS 患者。有生育要求的无排卵女性均可用，建议孕前咨询，要考虑到肥胖、高雄激素血症、年龄、卵巢体积和月经异常等因素对妊娠结局的影响。具体方案参照多囊卵巢综合征不孕治疗共识。合并代谢异常的 PCOS 患者建议促排卵前首先纠正代谢异常。

（四）远期并发症的预防与管理

定期的管理对 PCOS 本身及其远期并发症的预防极为重要。若 PCOS 患者具有早发心血管疾病家族史、吸烟史、IGR/2 型糖尿病、高血压、血脂异常、睡眠呼吸暂停综合征（OSAS）、肥胖（尤其是中心性肥胖）等危险因素，应定期进行监测。PCOS 合并 IGR，建议每年进行 OGTT 检查，已经诊断 2 型糖尿病，要给予适当的降糖治疗；若合并血脂异常建议每 3~6 个月复查，如存在中心性肥胖或其他糖尿病高危风险，因检查频率应该增加。而对于肥胖、高胰岛素血症、糖尿病及年轻长期不排卵的 PCOS 患者，子宫内膜增生或内膜癌的发生明显增加，应定期妇科超声监测子宫内膜。

（五）中医中药与中西医结合治疗

中医认为 PCOS 与肝、脾、肾三脏功能失调密切相关，兼杂气郁、痰湿、血瘀、内热等多种病理因素，治疗上主要是在调补肝、脾、肾的基础上根据辨证分别施以理气、化痰、利湿、化瘀、清热等多种手段，如能结合月经周期进行分期用药将更加有助于恢复 PCOS 患者的排卵乃至成功受孕。中药、针刺、艾灸、穴位埋线等也有一定的效果。

【思考问题】

（1）多囊卵巢综合征是如何形成的，是否有遗传因素？
（2）多囊卵巢综合征的主要治疗方法是什么？
（3）多囊卵巢综合征会带来哪些并发症或风险？
（4）多囊卵巢综合征和不孕症之间的关系是什么？

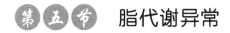

第五节　脂代谢异常

【实习目的】

（1）理解脂代谢以及脂代谢异常的定义。

（2）学习脂代谢异常包括的疾病种类。

（3）理解脂代谢异常的危害。

（4）掌握脂代谢异常的治疗策略。

【实习准备】

带教老师准备：

（1）准备包含脂代谢异常的定义、分类、病因、症状、诊断方法、治疗策略等相关的教学材料和资源。

（2）准备一些真实的脂代谢异常病例用来演示脂代谢异常的诊治过程和实际影响，帮助学生理解和应用理论知识。

（3）设计各种教学活动，比如讲座、小组讨论、病例分析、实验演示等。

（4）设计包含互动环节的教学计划，如在线测验、角色扮演、讨论会等，以评估学生的理解程度。

学生准备：

（1）提前学习脂代谢异常的基本知识，比如其定义、主要症状和治疗方法。

（2）在阅读教材或预习时列出遇到的问题，在课堂上向教师寻求答案。

（3）对脂代谢异常的某一方面（如原因、治疗方法、影响等）进行研究，撰写论文或做报告。

（4）如果教师提供了实际病例，可以事先进行细致分析，尝试理解和诊断脂代谢异常的病例。

【实习内容】

一、疾病的认识

血脂是血清中的胆固醇、甘油三酯（triglyceride，TG）和类脂（如磷脂）等的总称，与临床密切相关的血脂主要是胆固醇和TG。血脂不溶于水，必须与特殊的蛋白质，即载脂蛋白（apoprotein，Apo）结合形成脂蛋白才能溶于血液，被运输至组织进行代谢。脂蛋白分为乳糜微粒（chylomicron，CM）、极低密度脂蛋白（very low-density lipoprotein，VLDL）、中间密度脂蛋白（inter mediate-density lipoprotein，IDL）、低密度脂蛋白（low-density lipoprotein，LDL）和高密度脂蛋白（high-density lipoprotein，HDL）。此外，还有一种脂蛋白称为脂蛋白（a）[lipoprotein（a），Lp（a）]。

1.CM

CM由小肠合成，是血液中颗粒最大的脂蛋白，密度最低，主要成分是TG。正常人空腹12 h后采血时,血清中无 CM。餐后以及某些病理状态下血液中含有大量 CM 时,血液外观呈白色混浊,称为"乳糜血"。

2. VLDL

VLDL 由肝脏合成,其 TG 含量占 50% ~ 65%,与 CM 一起统称为富含甘油三酯的脂蛋白(triglyceride-rich lipoprotein,TRL)。由于 VLDL 分子比 CM 小,TG 正常时,空腹 12 h 的血清清亮透明,当空腹血清 TG 水平 > 3.4 mmol/L 时,血清呈乳状光泽直至混浊。

3. LDL

LDL 由 VLDL 转化而来,LDL 颗粒中约含 50% 的胆固醇,是血液中胆固醇含量最多的脂蛋白,故称为富含胆固醇的脂蛋白。由于 LDL 颗粒小,即使低密度脂蛋白胆固醇(low-density lipoprotein cholesterol,LDL-C)的浓度很高,血清也不会混浊。

LDL 中的 Apo95% 以上为 ApoB100。LDL 将胆固醇运送到外周组织,大多数 LDL 是通过肝细胞和肝外组织的 LDL 受体(LDL receptor,LDLR)行分解代谢。LDL 在动脉粥样硬化的发生和发展中起着关键作用。此外,由于不同的理化、代谢和功能的差异导致 LDL 颗粒间存在一定的异质性。根据颗粒大小和密度高低不同,LDL 可分为不同的亚组分,包括大而轻、中间型及小而密的 LDL(small dense low-density lipoprotein,sdLDL),后者可能具有更强的致动脉粥样硬化的作用。

4. HDL

HDL 主要由肝脏和小肠合成,为颗粒最小的脂蛋白,其中脂质和蛋白质部分几乎各占一半。HDL 中的 Apo 以 ApoA1 为主。HDL 也是一类异质性脂蛋白,可分为不同亚组分。这些 HDL 亚组分在形状、密度、颗粒大小、电荷和抗动脉粥样硬化特性等方面均不相同。

5. Lp(a)

Lp(a)由 LDL 样颗粒和 Apo(a)组成,两者以二硫键共价结合。Lp(a)具有显著的多态性,源于 Apo(a)肽链长度不一。Lp(a)与 LDL 不同,不能由 VLDL 转化而来,也不能转化为其他脂蛋白,是一类独立的由肝脏合成的脂蛋白。目前,绝大多数研究支持 Lp(a)是动脉粥样硬化性心血管疾病(atherosclerotic cardiovascular disease,ASCVD)和钙化性主动脉瓣狭窄的独立危险因素。

6. TRL

TRL 包含 CM 与 VLDL,TG 含量丰富。ApoB 是 TRL 最主要的结构蛋白。含有 ApoB100 的 VLDL 由肝脏合成后,可被代谢成 VLDL 残粒、IDL 和 LDL。含有 ApoB48 的 CM 由小肠合成,直径较大,可代谢为 CM 残粒。TRL 及其残粒与 ASCVD 风险相关。在使用他汀类药物治疗的人群中,TRL 仍是除 LDL-C 以外的脂质相关心血管剩余风险的因素之一,特别是部分特殊人群如糖尿病患者等。

20 世纪 80 年代以来,我国人群,包括儿童和青少年,血脂水平变化显著,血脂异常患病率明显增加。血脂成分的平均水平是评价人群血脂变化趋势的重要指标。2018 年全国调查数据显示,我国成人(≥18 岁)血清 TC 平均为 4.8 mmol/L,LDL-C 为 2.9 mmol/L,TG 为 1.7 mmol/L,与 2002、2010、2015 年进行的全国性调查获得的数据相比,各项血脂成分的平均水平均明显升高。一项近期发表的覆盖全球 200 个国家的研究报告显示,1980 年中国成人 TC 和非 HDL-C 的平均水平处于全球较低的分级之列,明显低于西方国家;而 2018 年中国成人的 TC 和非 HDL-C 的平均水平则达到或超过了一些西方国家的平均水平。同时,儿童和青少年血脂水平也呈升高趋势。

中国成人血脂异常患病率近年来一直维持在较高水平。2018 年全国调查结果显示成人血脂异常总患病率为 35.6%,与 2015 年全国调查的血脂异常患病率相比依然有所上升;其中高胆固醇(TC)血症(TC≥6.2 mmol/L)患病率的增加最为明显。

提高公众或 ASCVD 患者对血脂异常的知晓率、治疗率和控制率则是 ASCVD 一级预防、二级预防的核心策略。2012—2015 年进行的调查显示,中国≥35 岁成人对血脂异常的知晓率仅为 16.1%。对于 ASCVD 高危人群和患者,防治重点是提高降胆固醇药物的治疗率和 LDL-C 的达标率。在一级预防的 ASCVD 高危人群中,降脂药物的治疗率仅为 5.5%;在已患 ASCVD 人群中,降脂药物的治疗率为 14.5%,LDL-C 达标率仅为 6.8%。此外,在全国 246 家医院的 104 516 例急性冠脉综合征(acute coronary syndrome,ACS)住院患者中,采用《超高危动脉粥样硬化性心血管疾病患者血脂管理中国专家共识》的标准进行分析,结果显示 75.1% 患者为超高危患者,入院时 LDL-C 达标率(< 1.4 mmol/L)仅为 6.6%;在具有出院处方信息的患者中,95.1% 的患者出院时仅接受他汀类药物单药治疗。一项 9 944 例包括慢性冠心病、缺血性脑卒中和周围血管疾病的 ASCVD 患者的随访研究提示,中国 ASCVD 患者中 26% 为超高危患者,LDL-C 达标率仅为 13%。由此可见,我国人群的血脂管理工作亟待加强。

二、病因与机制

(1)原发性(遗传性)血脂异常:原发性血脂异常是指无明确可引起血脂异常的继发因素,如疾病、药物等所致的血脂异常。原发性血脂异常大多是由单一基因或多个基因突变所致,具有家族聚集性,有明显的遗传倾向,特别是单一基因突变者,故临床上又称为遗传性或家族性高脂血症。家族性高胆固醇血症(familial hypercholesterolemia,FH)属于单基因、常染色体遗传性胆固醇代谢异常,多为显性遗传,隐性遗传罕见。目前公认的 FH 致病基因包括 3 个显性基因(LDLR、ApoB、PCSK9)和 1 个隐性基因(LDLRAP1)。超过 90% 的 FH 患者为 LDLR 致病性突变所致,其次为 ApoB 致病性突变,后者在中国 FH 患者中比例较高。

FH 的基因型可分为杂合子型 FH(heterozygous FH,HeFH)、纯合子型 FH(homozygous FH,HoFH)、复合杂合子型和双重杂合子型 FH 4 种类型,以 HeFH 为多见。估测 HeFH 患病率为 1/250 ~ 1/200,HoFH 为 1/(16 万 ~ 32 万)。由于 FH 患者从出生就处于高血清 LDL-C 水平暴露状态,所以 ASCVD 风险明显增高。

家族性高 TG 血症是由一个基因突变所致,通常是参与 TG 代谢的脂蛋白脂酶(lipoproteinlipase,LPL)、ApoC2 或 ApoA5 的基因突变导致,表现为重度高 TG 血症(TG > 10 mmol/L),其发病率约为 1/100 万。轻中度高 TG 血症通常具有多个基因突变特性。

(2)继发性(获得性)血脂异常:继发性血脂异常通常是指由可导致血清脂质和脂蛋白代谢改变的潜在系统性疾病、代谢状态改变、不健康饮食以及某些药物引起的血脂异常。继发性血脂异常与原发性血脂异常可能产生相似的后果。

如摄取富含饱和脂肪酸和胆固醇的饮食可引起胆固醇水平升高,酒精过量可导致高 TG 血症。药物可引起继发性血脂异常,如糖皮质激素、雌激素、维甲酸、环孢素、抗抑郁药物、血管内皮生长因子抑制剂、芳香化酶抑制剂等。引起血脂异常的疾病主要有肥胖症、糖尿病、肾病综合征、甲状腺功能减退症、肾功能衰竭、肝脏疾病、系统性红斑狼疮、糖原累积症、骨髓瘤、脂肪萎缩症、急性卟啉病、多囊卵巢综合征等。

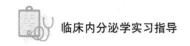

三、辅助检查

临床上血脂检测的常规项目为 TC、TG、LDL-C 和 HDL-C。利用 TC 减去 HDL-C,即可获得非 HDL-C,非常简便实用。国内诸多大型医院也开展了 ApoA1、ApoB、Lp(a)检测。此外,部分有条件的单位可进行 sdLDL-C、脂蛋白颗粒或亚组分等检测,其临床应用价值也日益受到关注。

1. TC

TC 是指血液中各脂蛋白所含胆固醇的总和。影响 TC 水平的主要因素如下。

(1)年龄与性别:TC 水平常随增龄而增高,但到 70 岁后不再上升甚或有所下降,中青年女性低于男性,女性绝经后 TC 水平较同年龄男性高。

(2)饮食习惯:长期高胆固醇、高饱和脂肪酸摄入可造成 TC 升高。

(3)遗传因素:与脂蛋白代谢相关酶或受体基因发生突变,是 TC 显著升高的主要原因。空腹或非空腹血标本均可用于 TC 检测,结果无明显差别。

2. TG

TG 除受遗传因素影响外,后天因素也有明显影响,并与种族、年龄、性别以及生活习惯(如饮食、运动等)有关。TG 水平个体内与个体间变异均较大,同一个体的 TG 水平受饮食和不同时间等因素的影响,故同一个体在多次测定时,TG 值可能有较大差异。人群中血清 TG 水平呈明显的偏态分布。无论血脂有无异常,餐后 TG 水平都可增高(约 0.3 mmol/L);若非空腹血清 TG≥4.52 mmol/L,则须采集空腹标本进行血脂检测以评估 TG 浓度。

3. LDL-C

LDL 颗粒中胆固醇占比约为 50%,LDL-C 浓度基本能反映血液 LDL 颗粒水平。影响 TC 的因素同样也可影响 LDL-C 水平。利用 Friedewald 公式[LDL-C =(TC − HDL-C − TG)/2.2]可直接计算 LDL-C,这曾是国际上最普遍的 LDL-C 测定方法,目前许多国家仍在使用。但对 TG≥4.52 mmol/L 或某些异常脂蛋白血症的标本,宜使用直接测定法检测血清 LDL-C 水平。匀相法是我国目前测定 LDL-C 的主要方法。

4. HDL-C

HDL-C 水平明显受遗传因素的影响。严重营养不良者,伴随血清 TC 明显降低,HDL-C 也低下。肥胖者 HDL-C 也多偏低。吸烟可使 HDL-C 下降。糖尿病、肝炎和肝硬化等疾病状态可伴有低 HDL-C。高 TG 血症患者往往伴有低 HDL-C。而运动可使 HDL-C 轻度升高。HDL 中胆固醇含量比较稳定,故目前多通过检测其所含胆固醇的量,间接了解血中 HDL 水平。通常情况下血清 HDL-C 水平与 ASCVD 发病风险呈负相关。

5. 非 HDL-C

非 HDL-C 是指血液中除 HDL 外其他脂蛋白所含胆固醇的总和,包括 VLDL、IDL、LDL 和 Lp(a)中的胆固醇。非 HDL-C 代表了含有 ApoB 脂蛋白颗粒中胆固醇的总量,计算公式如下:非 HDL-C = TC − HDL-C。国际上部分血脂指南建议将非 HDL-C 作为 ASCVD 一级预防和二级预防的首要目标。

6. ApoA1

正常人群 ApoA1 水平多在 1.20～1.60 g/L 范围内,女性略高于男性。ApoA1 是 HDL 颗粒的主要蛋白质成分(约占 65%～75%),而其他脂蛋白中 ApoA1 极少,所以血清 ApoA1 可以反映 HDL 颗粒水平,与 HDL-C 呈明显正相关,其临床意义也大体相似。少数情况如家族性高 TG 血症患者 HDL-C 往往偏低,但 ApoA1 不一定低,同时测定 ApoA1 与 HDL-C 有助于临床诊断。

7. ApoB

正常人群中血清 ApoB 在 0.80 ~ 1.10 g/L 范围内。正常情况下,每个 LDL、IDL、VLDL 和 Lp(a) 颗粒中均含有 1 分子 ApoB。ApoB 有 ApoB48 和 ApoB100 两种亚类,前者主要存在于 CM 中,后者主要存在于 LDL 中。除特殊说明外,临床常规测定的 ApoB 通常指的是 ApoB100。

血清 ApoB 主要反映 LDL 颗粒水平,与血清 LDL-C 水平呈明显正相关,两者的临床意义相似。在某些情况下,如高 TG 血症时,由于 TRL 及残粒、sdLDL 颗粒增多,此时 ApoB 含量高而胆固醇含量相对较少,故可出现 LDL-C 水平虽然不高,但血清 ApoB 水平增高的所谓"高 ApoB 血症"。因此,ApoB 与 LDL-C 同时测定有利于临床 ASCVD 风险评估。

8. Lp(a)

血清 Lp(a) 浓度主要与遗传有关,正常人群中 Lp(a) 水平呈明显偏态分布,且有地域和种族差异。通常以 300 mg/L 为切点,高于此水平者 ASCVD 风险增加。Lp(a) 升高是冠心病、缺血性脑卒中、外周血管疾病、冠状动脉钙化及钙化性主动脉瓣狭窄等疾病的独立危险因素。此外,Lp(a) 增高还可见于多种炎症反应、肾病综合征、糖尿病肾病、妊娠和服用生长激素等。因 Apo(a) 具有明显多态性,不同 Apo(a) 异构体分子量不同,导致不同 Lp(a) 检测方法得到结果并不完全一致,检测结果单位有 nmol/L 与 mg/L 两种,但二者不可以直接换算或转换。

9. sdLDL 与脂蛋白颗粒及亚组分

sdLDL 被认为是促进动脉粥样硬化发生、发展的主要亚型。正常人群中血清 sdLDL-C 多在 0.2 ~ 1.4 mmol/L 范围内,sdLDL-C 测定有助于 ASCVD 风险评估及相关疾病严重程度的判断。此外,采用新型垂直自动密度梯度超速离心、磁共振波谱等新技术,可检测各种脂蛋白亚组分的胆固醇含量与颗粒浓度,可能是评估 ASCVD 的脂质相关剩余风险的辅助手段。

各血脂项目测定数值的表达单位按国家标准为 mmol/L(或 g/L),国际上部分国家用 mg/dL,其相互转换系数如下:

TC、HDL-C、LDL-C:1.0 mmol/L = 38.6 mg/dL;

TG:1.0 mmol/L = 88.5 mg/dL;

ApoA1、ApoB:0.01g/L = 1 mg/dL。

四、筛查

血脂异常的检出主要依靠常规医疗服务和健康体检。早期检出血脂异常并监测血脂水平变化是评估 ASCVD 风险并有效实施 ASCVD 防治措施的重要基础。虽然我国绝大部分医疗机构均具备血脂常规检测的条件,但成人血脂异常的检出率和知晓率均较低。提高血脂异常的检出率和知晓率的主要策略是:① 提高大众对血脂定期检测重要性的认识;② 增加常规医疗服务中为就诊者提供血脂检测的机会;③ 鼓励健康体检服务将血脂检测作为常规检查项目;④ 将儿童和青少年血脂检测列入小学、初中和高中入学体检的常规项目。

血脂筛查的频率和检测指标建议如下。

(1) <40 岁成人每 2 ~ 5 年进行 1 次血脂检测(包括 TC、LDL-C、HDL-C 和 TG),≥40 岁成人应每

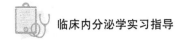

年至少进行 1 次。

(2) ASCVD 高危人群(参见 ASCVD 风险评估部分)应根据个体化防治的需求进行血脂检测。

(3) 在上述人群接受的血脂检测中,应至少包括 1 次 Lp(a)的检测。

(4) 血脂检测应列入小学、初中和高中体检的常规项目。

(5) FH 先证者的一级和二级亲属均应进行血脂筛查,增加 FH 的早期检出率。

血脂检查的重点对象为:① 有 ASCVD 病史者;② 存在多项 ASCVD 危险因素(如高血压、糖尿病、肥胖、吸烟)的人群;③ 有早发 ASCVD 家族史者(指男性一级直系亲属在 55 岁前或女性一级直系亲属在 65 岁前患 ASCVD),或有家族性高脂血症患者;④ 皮肤或肌腱黄色瘤及跟腱增厚者。

五、ASCVD 总体风险评估

大量观察性研究和临床试验证实 LDL-C 是 ASCVD 的致病性危险因素。然而,个体发生 ASCVD 风险的高低不仅取决于 LDL-C 水平高低,还取决于同时存在的疾病状态及其他 ASCVD 危险因素的数目和水平。即使对于 LDL-C 水平相同的个体,其他情况不同也会导致 ASCVD 总体风险存在明显差异,多个疾病状态或危险因素共存可显著增加 ASCVD 的总体风险。此外,对于已经发生 ASCVD 的患者,其心血管事件复发的风险亦有较大差别。即使按超(极)高危的标准控制血脂、血压和血糖等危险因素后,仍可能具有较高的剩余风险。RCT 已经证实风险较高的 ASCVD 患者从强化降 LDL-C 治疗中获益更显著。

目前,国内外发布的血脂异常防治相关指南的核心内容均包括 ASCVD 发病总体风险的评估方法和危险分层的标准。《中国成人血脂异常防治指南(2016 年修订版)》也强调:依据 ASCVD 发病风险采取不同强度干预措施是血脂异常防治的核心策略,ASCVD 总体风险评估是血脂异常治疗决策的基础,推荐采用基于我国人群长期队列研究建立的"ASCVD 总体发病风险评估流程图"进行风险评估和分层。

首先,按照是否患 ASCVD 划分为二级预防和一级预防两类情况。在已诊断 ASCVD 的人群中,将发生过≥2 次严重 ASCVD 事件或发生过 1 次严重 ASCVD 事件且合并≥2 个高危险因素者列为超高危人群,其他 ASCVD 患者列为极高危人群。在尚无 ASCVD 的人群中,符合如下 3 个条件之一者,直接列为高危人群,不需要再进行 ASCVD 10 年发病风险评估:① LDL-C≥4.9 mmol/L 或 TC≥7.2 mmol/L;② 年龄≥40 岁的糖尿病患者;③ CKD 3～4 期。

不具有以上 3 种情况的个体(包括<40 岁的糖尿病患者),在考虑是否需要降脂治疗时,应进行未来 10 年间 ASCVD 总体发病风险的评估:按照 LDL-C、有无高血压及其他 ASCVD 危险因素个数分成 21 种组合,10 年发病平均风险<5%、5%～9% 和>9% 分别定义为低危、中危和高危。对于 ASCVD 10 年发病风险为中危的人群,如果年龄<55 岁,则须进行 ASCVD 余生风险的评估。具有以下≥2 个危险因素者 ASCVD 余生风险为高危:① 收缩压≥160 mmHg 或舒张压≥100 mmHg;② 非 HDL-C≥5.2 mmol/L;③ HDL-C<1.0 mmol/L;④ 体重指数≥28 kg/m²;⑤ 吸烟。

六、诊断与分型

血脂异常通常指血清中 TC 和(或)TG 水平升高,俗称高脂血症。实际上血脂异常也泛指包括低 HDL-C 血症在内的各种血脂异常。其分类较繁杂,常用的有病因分类和临床分类 2 种,最实用的是临床分类,见表5-5-1。

表5-5-1 血脂异常的临床分类

分型	TC	TG	HDL-C	相当于WHO表型
高胆固醇血症	增高	–	–	Ⅱa
高甘油三酯血症	–	增高	–	Ⅳ、Ⅰ
混合型高脂血症	增高	增高	–	Ⅱb、Ⅲ、Ⅳ、Ⅴ
低高密度脂蛋白胆固醇血症	–	–	降低	–

注:TC表示总胆固醇,TG表示甘油三酯,HDL-C表示高密度脂蛋白胆固醇,–表示无。

在常用的血脂指标中,与ASCVD发病风险呈因果关系且作为临床首要治疗靶点的血脂指标是LDL-C。对于ASCVD风险不同人群,LDL-C的合适水平和升高的判断标准不同,启动降脂药物治疗的LDL-C水平和LDL-C的治疗目标也有所不同。中国≥18岁成人大部分为ASCVD低危人群,表5-5-2列出了适用于ASCVD低危人群的主要血脂指标的参考标准,有助于医务人员和公众对血脂水平形成基本认知。因非HDL-C和Lp(a)在临床实践中的应用不断增加,其合适水平参考值也列于表5-5-2中。

表5-5-2 中国ASCVD一级预防低危人群主要血脂指标的参考标准

分类	TC	LDL-C	HDL-C	TG	非HDL-C	Lp(a)
理想水平	–	<2.6	–	–	<3.4	–
合适水平	<5.2	<3.4	–	<1.7	<4.1	<300
边缘升高	≥5.2且<6.2	≥3.4且<4.1	–	≥1.7且<2.3	≥4.1且<4.9	–
升高	≥6.2	≥4.1	–	≥2.3	≥4.9	≥300
降低	–	–	<1.0	–	–	–

注:ASCVD表示动脉粥样硬化性心血管疾病,TC表示总胆固醇,LDL-C表示低密度脂蛋白胆固醇,HDL-C表示高密度脂蛋白胆固醇,TG表示甘油三酯,Lp(a)表示脂蛋白(a),–表示无。参考标准仅针对ASCVD一级预防低危人群。表中所列数值是干预前空腹12h测定的血脂水平。Lp(a)单位为mg/L,余均为mmol/L。

七、治疗

(一)血脂干预靶点及管理

临床上,需要综合血脂基础、流行病学、遗传学和临床干预等研究证据,提出血脂管理的首要干预靶点、次要干预靶点及管理建议。

(1)LDL-C:LDL-C是首要降脂靶点。评估ASCVD风险的常规血脂指标包括TC、LDL-C、HDL-C和TG。在绝大多数降脂干预研究中,均采用LDL-C作为观察降脂效果与ASCVD风险下降关系的指标。荟萃分析显示LDL-C每降低1mmol/L,ASCVD事件降低20%~23%。因此,绝大多数国家或地区的血脂管理指南均推荐LDL-C作为降脂治疗的首要目标。

(2)非HDL-C:非HDL-C是次要降脂靶点。所有含ApoB的脂蛋白颗粒都具有潜在致动脉粥样硬化作用。在TRL比例增加的情况下,如高TG血症、糖尿病、代谢综合征、肥胖、极低LDL-C等,LDL-C作为首要目标存在一定的局限性,而非HDL-C代表全部致动脉粥样硬化脂蛋白颗粒中的胆固醇。虽然他汀类药物研究中关注的降脂目标是LDL-C,但他汀类药物亦可轻度降低TG和升高HDL-C。在他汀类药物研究的荟萃分析中发现,ASCVD 降低幅度与非 HDL-C 降低幅度的相关性较与 LDL-C 降低的相关性更好。此外,非 HDL-C 计算简单,且结果稳定,受 TG 波动和进餐后影响较小。非 HDL-C 适合作为 TG 轻或中度升高、糖尿病、代谢综合征、肥胖和极低 LDL-C 等特殊人群的降脂目标。

(3)其他干预及管理指标:① ApoB。不论颗粒大小,所有致动脉粥样硬化脂蛋白颗粒均含 1 个分子 ApoB。因此,理论上而言,ApoB 检测能更准确反映致动脉粥样硬化脂蛋白颗粒的数量。也有研究提示,ApoB 较 LDL-C 或非 HDL-C 可更好预测 ASCVD 风险。但目前 ApoB 测量尚未推广,检测成本相对较高,且相关临床干预研究的证据缺乏,主要作为糖尿病、代谢综合征、高 TG、极低 LDL-C 患者 ASCVD 风险干预的次要靶点。② TG。TG 是 ASCVD 的危险因素,危险分层时也作为 ASCVD 风险增强的危险因素。LDL-C 达标后,TG 仍高的患者,为进一步降低 ASCVD 风险,应同时降 TG 治疗。此外,严重高 TG 的患者,降低 TG 可减少胰腺炎发生风险。③ Lp(a)。大量流行病学和遗传学研究显示,Lp(a)与 ASCVD 及主动脉瓣钙化密切相关,目前 Lp(a)主要作为 ASCVD 风险增强因素,降低 Lp(a)的心血管结局大型临床研究正在进行中。④ HDL-C。低 HDL-C 是 ASCVD 的独立危险因素,但通过药物治疗升高 HDL-C 并未能降低 ASCVD 风险,因此目前认为 HDL-C 不是血脂干预靶点。

(二)血脂干预靶点目标值

基于大规模临床研究的结果,为了有效降低 ASCVD 风险,提出了不同风险等级个体 LDL-C 和非 HDL-C 的目标值。设定 ASCVD 防治中血脂目标值的依据,主要来源于大规模 RCT 和荟萃分析的研究结果,也参考了来自于孟德尔随机化研究和观察性研究的数据。尽管这些研究没有系统探索 LDL-C 的具体目标值,但这些研究的荟萃分析结果一致显示 LDL-C 降幅越大、持续时间越长,ASCVD 风险下降越多。多项他汀类药物一级预防临床研究显示,不论中危还是高危患者,与安慰剂相比,中等强度他汀类药物将 LDL-C 降至 2.6 mmol/L 以下可显著降低 ASCVD 风险或全因死亡。极高危患者的二级预防临床研究结果表明,LDL-C 降至 1.8 mmol/L 以下,能进一步显著降低 ASCVD 风险。二级预防研究的荟萃分析显示,对于大剂量他汀类药物治疗后 LDL-C 达到 1.8 mmol/L 以下的患者,LDL-C 下降大于 50% 进一步降低 ASCVD 风险,提示 LDL-C 下降大于 50% 可作为强化降脂的目标。他汀类药物联合依折麦布或 PCSK9 单克隆抗体的研究显示,LDL-C 降至 1.4 mmol/L 以下可进一步降低 ASCVD 风险,且基线风险越高,绝对 ASCVD 风险下降越多。

确定 LDL-C 治疗目标时,应考虑降脂的成本效益。一是治疗后 LDL-C 的绝对下降值,二是治疗对象的基线风险。根据患者不同的基线 ASCVD 风险制定不同的 LDL-C 目标,即基线风险越高,LDL-C 目标值则应越低。

(三)降脂达标的策略

降脂治疗的策略包括生活方式干预和药物治疗。降脂治疗中首先推荐健康生活方式,包括合理膳食、适度增加身体活动、控制体重、戒烟和限制饮酒等,其中合理膳食对血脂影响较大。关于 ASCVD 预防中的膳食推荐,较为一致的认识是要限制饱和脂肪酸及反式脂肪的摄入,增加水果、蔬菜、全谷薯类、膳食纤维及鱼类的摄入。尽管国外指南推荐的健康膳食模式主要是 DASH(dietary approaches to stop hypertension)膳食(美国)和地中海膳食(欧洲),但中国居民的膳食习惯有其独特性。最近中国学者提出了中国心脏健康膳食模式,与传统膳食比较,经随机双盲平行对照饮食试验,结果显示中国心脏健康膳食显著降低血压。这为今后中国人群血脂管理膳食模式的制定提供了参考。虽然研究显示饮食中的胆固醇摄入显著影响血清胆固醇水平,但关于膳食胆固醇与心血管事件之间的关系,由于受多种混杂因素影响,未能取得一致性的结论。但从血清胆固醇是 ASCVD 的致病性危险因素角度而论,任何原因引起的血清胆固醇水平升高均可增加 ASCVD 风险。因此,在推荐中国心脏健康膳食模式基础上,对 ASCVD 中高危人群和高胆固醇血症患者应特别强调减少膳食胆固醇的摄入,每天膳食胆固醇摄入量应在 300 mg 以下。

当生活方式干预不能达到降脂目标时,应考虑加用降脂药物。他汀类药物是降胆固醇治疗的基础,但其剂量增倍,LDL-C 降低效果只增加 6%,而且有潜在的副作用,如肝功能损害、肌病及新发糖尿病等。我国急性冠脉综合征强化降脂研究(CHILLAS)提示他汀类药物增加 1~2 倍剂量并未进一步减少心血管事件。结合我国人群对大剂量他汀类药物的耐受性较欧美人群差,不建议使用高强度大剂量他汀类药物,推荐起始使用常规剂量或中等强度的他汀类药物。

对于他汀类药物不耐受者可使用天然降脂药血脂康作为起始降脂治疗,血脂康具有较好的安全性,在中国人群二级预防研究中显示临床获益。当他汀类药物或血脂康不能使 LDL-C 达标时,可联合使用非他汀类降脂药物,如胆固醇吸收抑制剂或 PCSK9 抑制剂。

(四)其他血脂指标的干预

大量流行病学研究提示 TG 升高与 ASCVD 风险增加有关。此外,孟德尔随机化研究也支持 TG 与冠心病呈因果关联。近期一项孟德尔随机化研究发现,当促进 TG 水解的 LPL 与参与 LDL 代谢的 LDLR 都出现基因变异,导致同样幅度 ApoB 变化时,其对 ASCVD 风险产生同样影响。这一结果提示 TRL 及其残粒与 ASCVD 的因果关联是由 ApoB 脂蛋白颗粒多少决定的。TG 升高与不良生活方式及饮食密切相关,运动和控制饮食可减少肥胖及胰岛素抵抗,从而有效降低 TG。饮酒是引起 TG 升高的非常重要的因素,TG 升高的个体更需要严格限制酒精摄入。饮食成分中除限制脂肪酸的摄入外,要特别注意减少精制碳水化合物摄入,增加纤维含量丰富的低糖饮食如全谷类的粗粮摄入。降低 TG 的药物主要包括烟酸类药物、贝特类药物及高纯度 ω-3 多不饱和脂肪酸(ω-3 脂肪酸)。这三类药物均可用于严重高 TG 血症患者,减少胰腺炎发生。但三类药物对 ASCVD 预防的临床试验结果并不一致。烟酸类药物的临床研究结果均为阴性,已不推荐作为预防 ASCVD 的降 TG 药物。贝特类药物干预研究的一级终点为中性结果,但单项研究或荟萃的分层分析结果提示,对于基线 TG > 2.3 mmol/L 的人群,贝特类药物治疗组 ASCVD 风险下降接近统计学显著意义。高选择性过氧化物酶增殖物激活受体 α(PPARα)激动剂显示出强效降低 TG 作用,其相关的临床终点研究(PROMINENT)纳入他汀类药物治疗后,LDL-C 达标且基线 TG 轻中度升高(200~499 mg/dL)和 HDL-C≤40 mg/dL 的糖尿病患者随机接受安慰剂和 PPARα 激动剂治疗,结果未显示两组临床事件差异,这为贝特类药物降低 TG 是否降低 ASCVD 风险提出挑战。

ω-3 脂肪酸指主要含二十碳五烯酸(EPA)和(或)二十二碳六烯酸(DHA)的鱼油制剂。二十碳五烯酸乙酯(IPE)为乙酯化的 EPA。高纯度 ω-3 脂肪酸降低 TG 的临床终点研究结果存在较大差异。IPE 降低心血管事件干预试验(REDUCE-IT)和日本二十碳五烯酸脂质干预研究(JELIS)显示在他汀类药物基础上联合高纯度 IPE 或 EPA 可显著降低 ASCVD 风险,而他汀类药物联合高纯度 ω-3 脂肪酸(EPA + DHA)的研究只有在荟萃分析中显示出降低 ASCVD 趋势。

(五)治疗过程的监测

降脂治疗中监测的目的:① 观察是否达到降脂目标值;② 了解药物的潜在不良反应。对采取饮食控制等非药物治疗者,开始的 3~6 个月应复查血脂水平,如血脂控制达到建议目标值,则继续非药物治疗,但仍需每6个月至1年复查1次,长期达标者可每年复查1次。首次服用降脂药物者,应在用药4~6周内复查血脂、肝酶和肌酸激酶。如血脂参数能达到目标值,且无药物不良反应,逐步改为每3~6个月复查1次。如治疗1~3个月后,血脂仍未达到目标值,须及时调整降脂药物剂量或种类或联合应用不同作用机制的降脂药物。每当调整降脂药物种类或剂量时,都应在治疗4~6周内复查。治疗性生活方式改变和降脂药物治疗必须长期坚持,才能有更佳的临床获益。

（六）药物治疗

临床上可供选用的降脂药物有许多种类,降脂药通常既能降低胆固醇,又能改变其他血脂组分。根据其主要作用分为主要降低TC的药物和主要降低TG的药物。其中部分降脂药既能显著降低TC,又能明显降低TG。临床实践中通常根据血脂异常类型、基线水平以及需要达到的目标值决定是否启动降脂药物的联合应用。

1. 主要降低TC的药物

这类药物的主要作用机制是抑制肝细胞内TC的合成和（或）增加肝细胞LDLR,或减少肠道内TC吸收,或加速LDL分解代谢,包括他汀类药物、胆固醇吸收抑制剂、PCSK9抑制剂、普罗布考、胆酸螯合剂及其他降脂药（脂必泰、多廿烷醇）等。

（1）他汀类药物:他汀类药物亦称3-羟基-3-甲基戊二酰辅酶A还原酶抑制剂,能够抑制胆固醇合成限速酶,即3-羟基-3-甲基戊二酰辅酶A还原酶,减少TC的合成,同时上调细胞表面LDLR,加速血清LDL分解代谢。因此,他汀类药物能显著降低血清TC、LDL-C和ApoB水平,也能轻度降低血清TG水平和升高HDL-C水平。

他汀类药物问世在人类ASCVD防治史上具有里程碑式的意义。他汀类药物可显著降低ASCVD患者的心血管事件,而且在ASCVD高危人群的一级预防中也具有降低心血管事件的作用。目前国内临床上有洛伐他汀、辛伐他汀、普伐他汀、氟伐他汀、阿托伐他汀、瑞舒伐他汀和匹伐他汀。不同种类与剂量的他汀类药物降TC幅度有一定差别,但任何一种他汀类药物剂量倍增时,LDL-C进一步降低幅度仅约6%,即所谓"他汀类药物疗效6%效应"。他汀类药物尚可使TG水平降低7%~30%,HDL-C水平升高5%~15%。他汀类药物治疗的临床益处主要来自于LDL-C水平的降低。需要首先进行个体ASCVD总体风险的评估并确定治疗目标,鼓励患者参与ASCVD风险管理决策,为患者选择预计可使LDL-C达标的他汀类药物治疗方案。如在应用中等强度他汀类药物基础上仍不达标,则考虑联合治疗[联合胆固醇吸收抑制剂和（或）PCSK9抑制剂]。同时,需要强调在决定他汀类药物种类和剂量时还应综合考虑患者的临床状况、合并用药、药物耐受性及药物成本等因素。

他汀类药物可在任何时间段每天服用1次,但晚上服用时LDL-C降幅可稍有增加。他汀类药物应用取得预期疗效后应继续长期应用,如能耐受应避免停用,其目的是减少患者LDL-C的终身暴露量。有研究提示,停用他汀类药物可增加心血管事件。如应用他汀类药物后发生肝酶增高等不良反应,可换用另外一种代谢途径的他汀类药物、减少剂量、隔日服用或换用非他汀类药物或小剂量他汀类药物与非他汀类药物联合应用等方法处理。

胆固醇治疗研究者协作组分析结果表明,在ASCVD危险分层不同的人群中,他汀类药物治疗后,LDL-C每降低1 mmol/L,MACE相对风险减少20%~23%,全因死亡率降低10%,而非心血管原因引起的死亡未见增加。

血脂康虽被归入降脂中药,但其降脂机制与他汀类药物类似,系按照现代药品生产质量管理规范标准工艺,由特制红曲加入稻米生物发酵精制而成,主要成分为 13 种天然复合他汀,系无晶型结构的洛伐他汀及其同类物,并含有麦角甾醇以及多种微量元素和黄酮类等物质。中国冠心病二级预防研究(CCSPS)及其他临床研究证实,血脂康能够降低 LDL-C,并显著降低冠心病患者总死亡率、冠心病死亡率以及心血管事件发生率,不良反应少。

他汀类药物的不良反应是临床应用中常常受到关注的问题,目前报道的不良反应主要包括肝功能异常、他汀类药物相关肌肉并发症、新发糖尿病以及其他不良反应等。

肝功能异常主要表现为转氨酶升高,呈剂量依赖性。服用他汀类药物期间出现肝功能异常,首先须查明并纠正引起肝功能异常的其他原因,如考虑确由他汀类药物引起的肝功能异常,临床处理中须采取个体化原则,如血清谷丙转氨酶和(或)谷草转氨酶升高达正常值上限(ULN)3 倍以上及合并总胆红素升高患者,应酌情减量或停药。对于转氨酶升高在 3 倍 ULN 以内者,可在原剂量或减量的基础上进行观察,也可换用另外一种代谢途径的他汀类药物,部分患者经此处理转氨酶可恢复正常。失代偿性肝硬化及急性肝功能衰竭是他汀类药物应用的禁忌证。

他汀类药物相关肌肉并发症包括肌痛、肌炎、肌病以及横纹肌溶解,发生率为 1%~5%(RCT 结果)或 5%~10%(观察性研究结果),横纹肌溶解罕见。当服用他汀类药物期间出现肌肉不适和(或)无力伴或不伴 CK 升高,均需首先查明并纠正导致上述情形的其他原因,如临床考虑确为他汀类药物相关肌肉症状,且连续检测 CK 呈进行性升高时,应减少他汀类药物剂量或停药,并定期监测症状及 CK 水平。当 CK < 4 × ULN 时,如没有症状,可考虑继续他汀类药物治疗并密切监测;如伴有症状,则停用他汀类药物,监测症状和 CK 水平,待症状消失且 CK 恢复正常后可考虑重启他汀类药物,建议换用另外一种代谢途径的他汀类药物。当 CK > 4 × ULN 时,建议停用他汀,并密切监测症状及 CK 水平;如 CK > 10 × ULN,则须警惕横纹肌溶解可能,须检测有无血红蛋白尿及肾功能损伤,并立即停用他汀类药物并给予水化治疗,连续监测 CK 至正常水平。对于这类患者建议联合用药或换用非他汀类药物。

长期服用他汀类药物有增加新发糖尿病的风险,属他汀类效应。使用高强度他汀类药物时,新发糖尿病发生率高于常规剂量他汀类药物(9% 比 12%)。他汀类药物对 ASCVD 的总体益处远大于新增糖尿病风险,无论是糖尿病高危人群还是糖尿病患者,有他汀类药物治疗适应证者都应坚持服用此类药物。

在应用他汀类药物期间,须关注其与其他药物间的相互作用。因他汀类药物多通过肝脏主要代谢酶系细胞色素(cytochrome, CY)P450 代谢(包括 CYP3A4、CYP2C8、CYP2C9、CYP2C19、CYP2C6)。当通过 CYP3A4 途径代谢的他汀类药物与抗排异药物(如环孢菌素等)、抗真菌药物、大环内酯类药物、钙拮抗剂、其他药物(包括胺碘酮、吉非罗齐等)以及西柚汁等联用时,可能增加肌病或肌溶解的风险,故应避免使用大剂量他汀类药物并监测不良反应。

他汀类药物不耐受是指他汀类药物应用后出现与他汀类药物相关的临床不良反应和(或)实验室检测指标异常,一般是指同时满足以下 4 个条件:① 主观症状和(或)客观血液检查不正常;② 不能耐受 ≥2 种他汀类药物,其中一种他汀类药物的使用剂量为最小剂量;③ 存在因果关系;④ 排除其他原因。

(2)胆固醇吸收抑制剂:胆固醇吸收抑制剂在肠道刷状缘水平通过与尼曼匹克 C1 相互作用,从而抑制饮食和胆汁胆固醇在肠道的吸收,而不影响脂溶性营养素的吸收,包括依折麦布和海博麦布。

研究证实依折麦布与他汀类药物联合时,相较于安慰剂,LDL-C 水平可进一步降低 18%~20%。依折麦布的推荐剂量为 10 mg/d,可晨服或晚上服用,其安全性和耐受性良好。轻度肝功能不全或轻至重度肾功能不全患者均无须调整剂量,危及生命的肝功能衰竭极为罕见。不良反应轻微,且多为一过性,主要表现为头疼和消化道症状。与他汀类药物联用也可发生转氨酶增高和肌痛等不良反应,禁用于妊娠期和哺乳期。海博麦布的作用机制、用法和降脂疗效等与依折麦布相似。

(3)PCSK9 抑制剂:PCSK9 是肝脏合成的分泌型丝氨酸蛋白酶,可与 LDLR 结合并使其降解,从而减少 LDLR 对血清 LDL-C 的清除。抑制 PCSK9 可阻止 LDLR 降解,促进 LDL-C 的清除。

PCSK9 单抗的作用机制系靶向作用于 PCSK9 蛋白。PCSK9 抗体结合血浆 PCSK9,减少细胞表面的 LDLR 分解代谢,从而降低循环 LDL-C 水平。目前获批上市的有 2 种全人源单抗,分别是依洛尤单抗和阿利西尤单抗。

依洛尤单抗 140 mg 或阿利西尤单抗 75 mg,每两周 1 次皮下注射,安全性和耐受性好,最常见的副作用包括注射部位发痒和流感样症状。PCSK9 结合抗体对心血管高危人群认知健康影响的评估试验未发现 PCSK9 单抗对于神经认知功能的影响。

(4)普罗布考:普罗布考通过掺入 LDL 颗粒核心中,影响脂蛋白代谢,使 LDL 易通过非受体途径被清除。该药主要适用于 FH 患者,尤其是 HoFH 及黄色瘤患者,有减轻皮肤黄色瘤的作用。常见不良反应为胃肠道反应,也可引起头晕、头痛、失眠、皮疹等,极为少见的严重不良反应为 QT 间期延长。室性心律失常、QT 间期延长、血钾过低者禁用。目前主要联合其他降脂药物用于治疗 FH 患者,以减轻皮肤黄色瘤发生及严重程度。

(5)胆酸螯合剂:胆酸螯合剂为碱性阴离子交换树脂,可阻断肠道内胆汁酸中胆固醇的重吸收。与他汀类药物联用,可明显提高降脂疗效。常见不良反应有胃肠道不适、便秘、影响某些药物的吸收。此类药物的绝对禁忌证为异常 β 脂蛋白血症和血清 TG >4.5 mmol/L。

(6)其他降脂药:脂必泰是一种红曲与中药(山楂、泽泻、白术)的复合制剂,具有降低胆固醇的作用,该药的不良反应少见。多廿烷醇是从甘蔗蜡中提纯的一种含有 8 种高级脂肪伯醇的混合物,降脂作用起效较弱且慢,不良反应少见。

2. 主要降低 TG 的药物

(1)贝特类药物:贝特类药物通过激活 PPARα 和激活 LPL 而降低血清 TG 水平和升高 HDL-C 水平。常用的贝特类药物有(含缓释剂型):非诺贝特片 0.1 g/次,3 次/d;微粒化非诺贝特 0.2 g/次,1 次/d;苯扎贝特 0.2 g/次,3 次/d;苯扎贝特缓释片 0.4 g/次,1 次/d;吉非贝齐 0.6 g/次,2 次/d。常见不良反应与他汀类药物相似,包括肝脏、肌肉和肾毒性等,血清 CK 和谷丙转氨酶水平升高的发生率均 <1%。临床试验结果及荟萃分析提示,贝特类药物可显著降低 TG 和升高 HDL-C,但心血管获益尚不肯定。

Pemafibrate 是一种新型 PPARα 激动剂,该药通过选择性结合 PPARα 受体调控 PPARα 的表达,从而降低血清 TG 水平。用于治疗成人高 TG 血症。推荐剂量为每次 0.1~0.2 mg,2 次/d。Pemafibrate 的大规模国际多中心 RCT 以心血管结局为主要终点的 3 期临床试验 PROMINENT 研究因未获得预期结果提前终止,推测可能与其同时升高 LDL-C(12.3%)和 ApoB(4.8%)有关。

(2)高纯度 ω-3 脂肪酸:ω-3 脂肪酸通过减少 TG 合成与分泌、TG 掺入 VLDL 和增强 TG 从 VLDL 颗粒中清除来降低血清 TG 浓度。ω-3 脂肪酸羧酸制剂(含 DHA 和 EPA),ω-3 脂肪酸乙酯化制剂(含

DHA 和 EPA 及只含 EPA 的 IPE），均被美国 FDA 批准用于严重高 TG 血症（≥5.6 mmol/L）的成人患者。

3. 新型降脂药物

作用于新靶点的降脂药物不断问世，其中微粒体 TG 转移蛋白抑制剂 Lomitapide 和 ApoB100 合成抑制剂 Mipomersen 早在 2012 和 2013 年即被美国 FDA 批准用于治疗 HoFH，但 Lomitapide 已于 2019 年撤市，而 Mipomersen 还未在我国上市。近年来又有多种新型降脂药物在国外先后获批或拟获批于临床使用，但均未在我国上市。

4. 降脂药物的联合应用

降脂药物联合应用是血脂异常干预策略的基本趋势，主要目的是提高血脂达标率，进一步降低 ASCVD 风险，减少降脂药物的不良反应发生率。

（1）降低 ASCVD 风险的降脂药物联合应用。

他汀类药物与胆固醇吸收抑制剂联合应用。两类药物分别影响胆固醇的合成和吸收，可产生良好协同作用。RCT 荟萃分析显示，较之于他汀类药物单用，依折麦布与不同种类他汀类药物联用可使 LDL-C 进一步下降 15%~23%，依折麦布与中高强度他汀类药物联用 LDL-C 降幅可大于 50%，且不增加他汀类药物的不良反应。海博麦布为我国研发的胆固醇吸收抑制剂，国内试验数据显示，海博麦布 10 mg/d 单用 LDL-C 降幅约 15%（较安慰剂），20 mg/d 联合他汀类药物较单用他汀类药物 LDL-C 进一步降低，安全性和耐受性良好。

他汀类药物与 PCSK9 抑制剂联合应用。PCSK9 抑制剂通过减少 LDLR 降解、增加 LDLR 数量而增加血浆 LDL 清除，在降脂机制上与他汀类药物、胆固醇吸收抑制剂互补协同。

他汀类药物与高纯度 IPE 联合应用。对于已接受他汀类药物治疗 LDL-C 基本达标但 TG 轻中度升高的 ASCVD 患者或合并至少 1 项 ASCVD 危险因素的糖尿病患者，联合高纯度 IPE 4g/d 可进一步显著降低 MACE 相对风险。因此，该联合可用于他汀类药物治疗后 LDL-C < 2.6 mmol/L 但存在 TG 轻中度升高的患者以进一步降低 ASCVD 风险，其方案总体上不增加各自的不良反应。然而，EPA 4g/d 存在一定程度的出血和新发心房颤动风险，也增加糖尿病和肥胖患者的热卡摄入，选择该方案时应予以个体化权衡考虑。

降脂中成药联合他汀类药物或依折麦布。他汀类药物联合贝特类药物或高纯度 ω-3 脂肪酸（含 EPA 和 DHA）的心血管获益存在争议。此外，国内联用他汀类药物与非诺贝特的安全性尚可，但更长期联用的安全性尚有待进一步验证。吉非贝齐与他汀类药物联用发生肌病风险相对较高，建议尽量避免二者联用。

（2）严重高甘油三酯血症的降脂药物联合应用。

TG 严重升高（≥5.6 mmol/L），生活方式及单一降脂药物不能良好控制 TG 水平时，可采用贝特类药物、大剂量（2~4 g/d）高纯度 ω-3 脂肪酸、烟酸类药物之间的两两或以上联合。联合高纯度 ω-3 脂肪酸和烟酸类药物基本不进一步增加贝特类药物单用的肝肾安全性风险，常见不良反应有胃肠道反应、出血、房颤（与 ω-3 脂肪酸应用剂量正相关）以及颜面潮红（与烟酸类药物相关）等。

（七）其他措施

1. 脂蛋白分离

脂蛋白分离（lipoprotein apheresis，LA）是 FH，尤其是 HoFH 患者重要的辅助治疗措施，可使 LDL-C

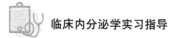

水平降低 55% ~ 70% 。英国和德国指南推荐 Lp(a) > 150 nmol/L 的进展性冠心病患者进行 LA。长期治疗可使皮肤黄色瘤消退。最佳的治疗频率是每周 1 次,但多采用每 2 周 1 次。妊娠期间 LA 仍可应用。但因该治疗措施价格昂贵、耗时及存在感染风险而限制了该治疗在临床的广泛应用,尤其是在中国。不良反应包括低血压、腹痛、恶心、低钙血症、缺铁性贫血和过敏性反应,但发生率低。

2. 肝移植和外科手术

肝移植可使 LDL-C 水平明显改善,为避免心血管并发症发生,主张在心血管受累前进行。单纯肝移植或与心脏联合移植,虽然是一种成功的治疗策略,但因移植术后并发症多和死亡率高、供体缺乏、须终身服用免疫抑制剂等,临床极少应用。

【思考问题】

(1) 如何通过日常生活习惯预防脂代谢异常?

(2) 哪些人更容易出现脂代谢异常? 有哪些危险因素?

(3) 脂代谢异常与肥胖、糖尿病之间的关联是什么?

参 考 文 献

[1] 中国垂体腺瘤协作组. 中国肢端肥大症诊治共识(2021 版)[J]. 中华医学杂志, 2021,101(27):2115 - 2126.

[2] MELMED S, CASANUEVA F F, HOFFMAN A R, et al. Diagnosis and treatment of hyperprolactinemia: an Endocrine Society Clinical Practice Guideline[J]. J Clin Endocrinol Metab, 2011,96(2): 273 - 288.

[3] 中华医学会妇产科学分会内分泌学组. 女性高催乳素血症诊治共识[J]. 中华妇产科杂志, 2016,51(3):161 - 168.

[4] COHEN P, ROGOL A D, DEAL C L, et al. Consensus statement on the diagnosis and treatment of children with idiopathic short stature: a summary of the Growth Hormone Research Society, the Lawson Wilkins Pediatric Endocrine Society, and the European Society for Paediatric Endocrinology Workshop[J]. J Clin Endocrinol Metab, 2008,93(11):4210 - 4217.

[5] COOK D M, YUEN K C, BILLER B M, et al. American Association of Clinical Endocrinologists medical guidelines for clinical practice for growth hormone use in growth hormone - deficient adults and transition patients - 2009 update[J]. EndocrPract, 2009,15(Suppl 2):1 - 29.

[6] 中华医学会儿科学分会内分泌遗传代谢学组. 中枢性性早熟诊断与治疗共识(2015)[J]. 中华儿科杂志,2015,53(6):412 - 418.

[7] 葛均波,徐永健,王辰. 内科学[M]. 9 版. 北京:人民卫生出版社,2018.

[8] ROSS D S, BURCH H B, Cooper D S, et al. 2016 American Thyroid Association Guidelines for Diagnosis and Management of Hyperthyroidism and Other Causes of Thyrotoxicosis[J]. Thyroid, 2016,26 (10):1343 - 1421.

[9] 中华医学会内分泌学分会. 成人甲状腺功能减退症诊治指南[J]. 中华内分泌代谢杂志, 2017,33(2):167 - 180.

[10] 孟迅吾,沙利进. 原发性甲状旁腺功能亢进症 [M]//史轶蘩. 协和内分泌和代谢学. 北京:科学出版社,1999:1464 - 1477.

[11] BILEZIKIAN J P, KHAN AA, POTTS J T J R, et al. Guidelines for the management of asymptomatic primary hyperparathyroidism: summary statement from the thirdinternational work[J]. J Clin Endocrinol Metab, 2009,94:335 - 339.

[12] CHU X, ZHU Y, WANG O, et al. Clinical and genetic characteristics of pseudohypoparathyroidism in the Chinese population [J]. Clin Endocrinol (Oxf), 2018,88:285 - 294.

［13］中华医学会骨质疏松和骨矿盐疾病分会.原发性骨质疏松症诊疗指南(2017)［J］.中华骨质疏松和骨矿盐疾病杂志,2017,10(5):413－444.

［14］中华医学会妇产科学分会绝经学组.绝经期管理与激素补充治疗临床应用指南(2012版)［J］.中华妇产科杂志,2013,48(10):795－799.

［15］American Diabetes Association. Improving care and promoting health in populations:standards of medical care in diabetes－2020［J］. Diabetes Care, 2020,43(Suppl1):S7－S13.

［16］中国医疗保健国际交流促进会营养与代谢管理分会,中国营养学会临床营养分会,中华医学会糖尿病学分会,等.中国超重/肥胖医学营养治疗指南(2021)［J］.中国医学前沿杂志,2021,13(11):1－55.

［17］王勇,王存川,朱晒红,等.中国肥胖及2型糖尿病外科治疗指南(2019版)［J］.中国实用外科杂志,2019,39(4):301－306.

［18］HUSEBYE E S, PEARCE S H, KRONE N P, et al. Adrenal insufficiency［J］. Lancet, 2021, 397(10274):613－629.

［19］中华医学会内分泌学分会,中华医学会糖尿病学分会,中国医师协会内分泌代谢科医师分会,等.中国成人糖尿病前期干预的专家共识［J］.中华内分泌代谢杂志,2020,36(5):371－380.

［20］中华医学会糖尿病学分会.中国2型糖尿病防治指南(2017年版)［J］.中华糖尿病杂志,2018,10(1):4－67.

［21］中华医学会糖尿病学分会,中华医学会内分泌学分会.中国成人2型糖尿病患者糖化血红蛋白控制目标及达标策略专家共识［J］.中华糖尿病杂志,2020,12(1):1－12.

［22］中华医学会糖尿病学分会.中国高血糖危象诊断与治疗指南［J］.中华糖尿病杂志,2013,5(8):449－461.

［23］中华医学会糖尿病学分会视网膜病变学组.糖尿病视网膜病变防治专家共识［J］.中华糖尿病杂志,2018,10(4):241－247.

［24］中华医学会糖尿病学分会,中华医学会感染病学分会,中华医学会组织修复与再生分会.中国糖尿病足防治指南(2019版)(Ⅱ)［J］.中华糖尿病杂志,2019,11(3):161－189.

［25］中国成人血脂异常防治指南修订联合委员会.中国成人血脂异常防治指南(2016年修订版)［J］.中华心血管病杂志,2016,44(10):833－853.

［26］吴文铭,陈洁,白春梅,等.中国胰腺神经内分泌肿瘤诊疗指南(2020)［J］.中国实用外科杂志,2021,41(6):601－617.

［27］中华医学会内分泌学分会.嗜铬细胞瘤和副神经节瘤诊断治疗专家共识(2020版)［J］.中华内分泌代谢杂志,2020,36(9):737－750.

［28］中华医学会内分泌学分会.原发性醛固酮增多症诊断治疗的专家共识(2020版)［J］.中华内分泌代谢杂志,2020,36(9):727－736.

［29］中华医学会糖尿病学分会,中国医师协会内分泌代谢科医师分会,中华医学会内分泌学分会,等.中国1型糖尿病诊治指南(2021版)［J］.中华糖尿病杂志,2022,14(11):108.

［30］中华医学会糖尿病学分会.中国2型糖尿病防治指南(2020年版)［J］.中华糖尿病杂志,2021,13(4):95.

［31］中国营养学会肥胖防控分会,中国营养学会临床营养分会,中华预防医学会行为健康分会,等.中国居民肥胖防治专家共识［J］.中华流行病学杂志,2022,43(5):18.

［32］中国血脂管理指南修订联合专家委员会.中国血脂管理指南(2023 年)［J］.中国循环杂志,2023,38(3):237-271.

［33］中国医师协会内分泌代谢科医师分会.多囊卵巢综合征诊治内分泌专家共识［J］.中华内分泌代谢杂志,2018,34(1):1-7.